03 Mars

Pharmacie
& surveillance infirmière

ÉTUDIANTS IFSI
COLLECTION DIRIGÉE PAR NICOLE LORAUX

4e édition

Pharmacie & surveillance infirmière

Denis Stora

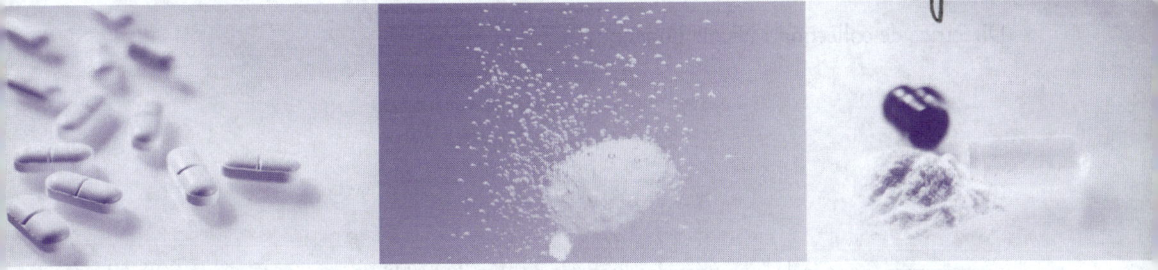

les fondamentaux

EDITIONS LAMARRE

Directrice de collection : Nicole Loraux

ISBN 2-7573-0009-1

Sommaire

table des matières

introduction

Cet ouvrage est le fruit de plusieurs années d'enseignement de la pharmacie en IFSI et d'une analyse des besoins de formation en pharmacologie pour la pratique infirmière hospitalière.
Spécialement conçu pour une utilisation de terrain, cet ouvrage, rédigé par Denis Stora, docteur en pharmacie, apporte à l'infirmière et à l'équipe soignante toutes les informations nécessaires à une bonne surveillance des médicaments.
Sont indiqués :
- le but du traitement ;
- les modalités d'administration du médicament ;
- la surveillance du médicament ou du traitement ;
- les exemples de prescriptions fréquemment rencontrées lors des évaluations.

Des conseils au patient favorisent et améliorent le suivi et la réussite des traitements.
Le législateur accorde aux connaissances pharmaceutiques des étudiants en soins infirmiers une grande importance, soulignée dans le décret du 11 février 2002 relatif aux actes professionnels et à l'exercice de la profession d'infirmier. Le rôle de l'infirmière, en effet, ne s'arrête pas à la distribution des médicaments (art. 5 du décret du 11 février 2002) : « Dans le cadre de son rôle propre, l'infirmier aide à la prise des médicaments, vérifie leur prise et surveille leurs effets. » C'est la raison pour laquelle l'auteur s'est attaché à clarifier la relation qui lie l'infirmière aux médicaments, en l'expliquant et en la justifiant.
Nul doute que cet ouvrage facilite à la fois l'étude et la compréhension de la pharmacie pendant les trois années d'études et demeure un ouvrage de référence d'une grande utilité pour les infirmières en exercice.
Dans cette nouvelle édition, tous les modules étudiés en 1re, 2e et 3e année d'IFSI ont été traités. Cinq nouvelles parties y ont été introduites. Il s'agit de la néphrologie, l'urgence et la réanimation, la transfusion, la rhumatologie et la psychiatrie II.
Les principaux nouveaux médicaments sont présents, et un soin particulier a été apporté à la présentation des génériques chaque fois qu'il en a été possible.
Remarque : compte tenu de la complexité des domaines ainsi que de l'évolution des progrès scientifiques, *Pharmacie et Surveillance infirmière* ne saurait être tenue pour responsable d'une information erronée ou omise qui aurait pu entraîner des conséquences dommageables.

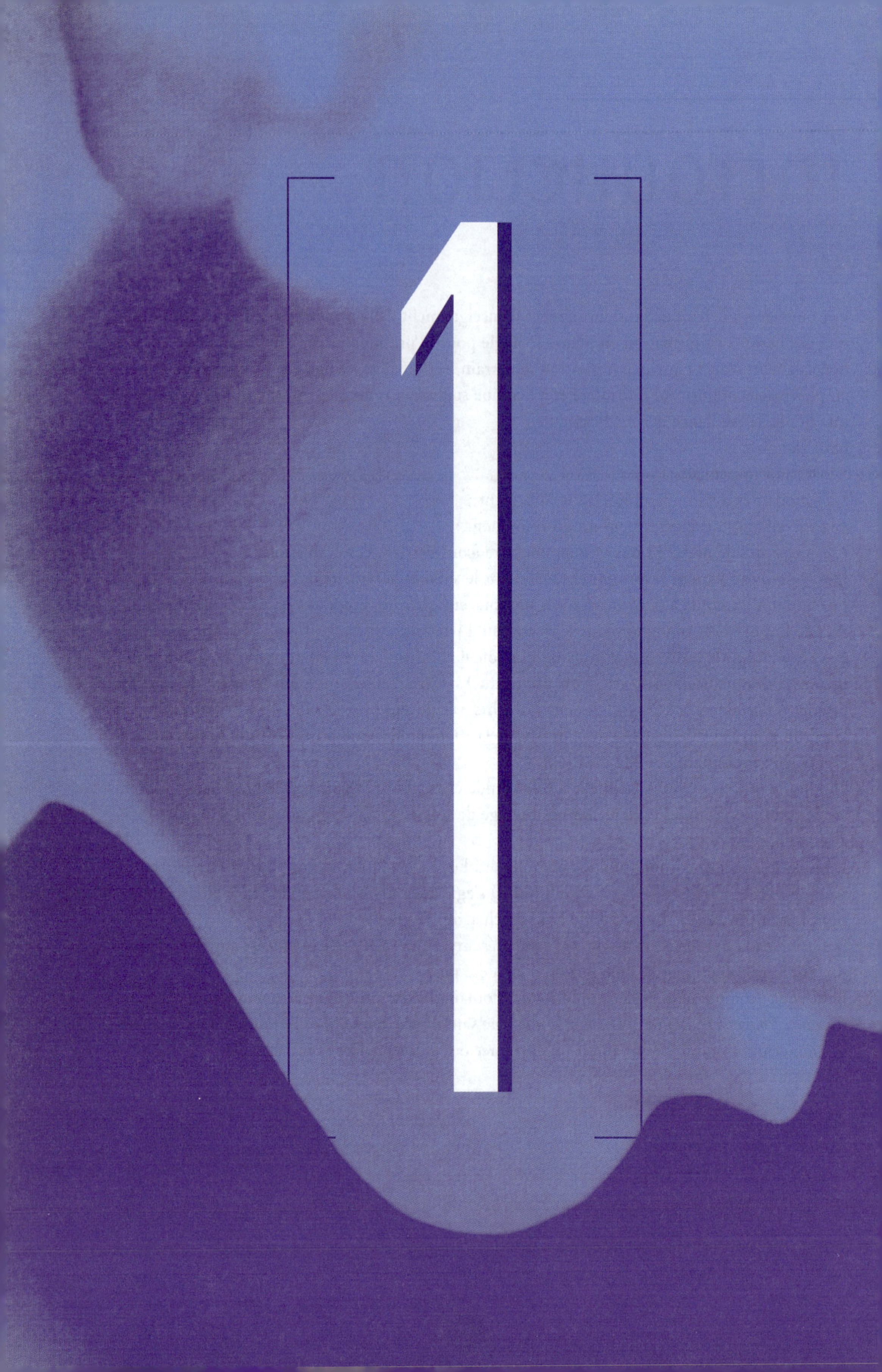
1

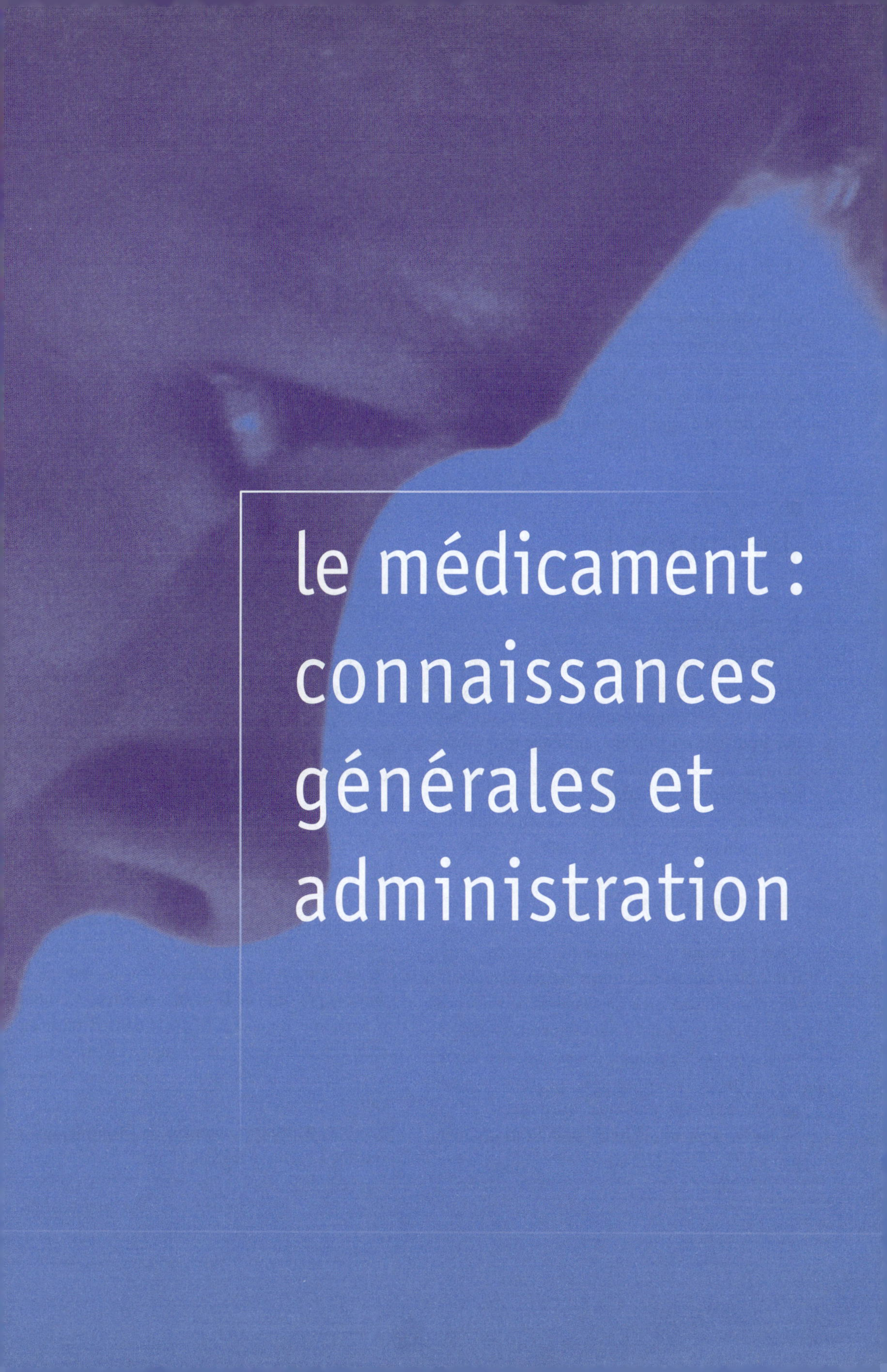

le médicament : connaissances générales et administration

1 le médicament

Durant ses études, comme au cours de son exercice professionnel, l'élève infirmière, puis l'infirmière, utilise des médicaments. Il est souhaitable, avant d'aborder la surveillance d'un traitement, d'appréhender les médicaments par leur aspect technique et réglementaire. Il en est de même pour l'infirmière diplômée qui souhaite utiliser cet ouvrage dans l'exercice de sa profession.

Définition

Réglementaire

« On entend par médicament toute substance ou composition présentée comme possédant des propriétés curatives ou préventives, à l'égard des maladies humaines ou animales, ainsi que tout produit pouvant être administré en vue d'établir un diagnostic médical, de restaurer ou de modifier une fonction organique » (art. L. 511 du Code de la santé publique).

Pharmacologique

Un médicament est constitué d'un principe actif et d'une ou plusieurs substances inertes adaptées à la voie d'administration à laquelle il est destiné et que l'on appelle excipients. La substance active est présente à une concentration donnée appelée dosage. Elle possède des propriétés pharmacologiques qu'elle exerce sur une cible organique ou fonctionnelle, d'où résulteront les indications thérapeutiques.

Les dénominations

Substances actives

La dénomination chimique

Toutes les molécules sont décrites par leur structure chimique. Chaque élément ou radical constituant cette formule est détaillé. Les médicaments sont rarement nommés de cette manière dans l'usage commun.
Exemples : acide acétylsalicylique (aspirine), éthanol (alcool).

La dénomination commune internationale (DCI)

C'est le nom scientifique de la substance active. La molécule est connue de tous par ce nom, que l'on écrit en lettres minuscules.
Exemple : aspirine.

Le médicament commercialisé

Le nom de spécialité est le nom que le laboratoire a donné au conditionnement de la substance active lors de sa commercialisation. C'est le nom de la « boîte », pas celui de la substance active. Ce nom est suivi soit d'une étoile*, soit d'un R dans un cercle (®), pour *registered* en anglais. Il est montré par ce sigle que le laboratoire est propriétaire de ce nom.
Exemple : Aspégic® contenant de l'aspirine, qui a pour DCI l'acide acétylsalicylique.

Les principales catégories de médicaments

La spécialité

C'est un médicament préparé par un laboratoire. Il est présenté sous un conditionnement particulier, avec un dosage précis, destiné à une voie spécifique, et caractérisé par un nom de fantaisie. Sur la « boîte » figurent plusieurs éléments :

- **la formule :** le principe actif est indiqué avec son dosage en millilitres (mL), en unités internationales (UI) ou en milligrammes (mg). Sont précisés également les composants de l'excipient ;
- **le « carré » :** la couleur de ce cadre correspond à la liste de substances vénéneuses à laquelle appartient le médicament. Il peut être vert ou rouge. S'il n'y a pas de cadre, le médicament n'appartient pas aux listes des substances vénéneuses ;
- **son nom et son dosage** sont présents sur plusieurs faces de la boîte. Sous le nom de fantaisie du médicament figure la DCI de la substance active ;
- **la date de péremption :** l'infirmière a l'obligation de vérifier la date de péremption des médicaments ; celle-ci se retrouve également gravée sur les plaquettes de comprimés ou de gélules, ainsi que sur les étiquettes des flacons et des ampoules, etc. ;
- **le numéro de lot :** il sert à retrouver le lot auquel appartient le médicament en cas de problèmes ; il est également gravé sur les plaquettes de comprimés ou de gélules et sur les étiquettes des flacons et des ampoules, etc. ;
- **le prospectus :** il comporte, de manière résumée, les indications, les effets secondaires et les précautions d'emploi du médicament ;
- **le code CIP et le numéro d'AMM :** chaque spécialité est identifiable par un code interprofessionnel pharmaceutique (CIP), présenté le plus souvent sous forme de code-barres. Le numéro réglementaire d'autorisation de mise sur le marché (AMM) est celui attribué par l'agence du médicament. Il ne faut pas confondre ce numéro avec le numéro de lot ;
- **la vignette :** elle comporte, entre autres, le prix et le taux de remboursement du médicament par l'Assurance maladie. Elle est bleue pour les remboursements à 35 % et blanche pour les remboursements à 65 %. Le mot « vignette » y est inscrit pour la différencier d'une simple étiquette ;
- **le nom du laboratoire** et son adresse permettront d'identifier le fabricant.

Les génériques

Il s'agit de médicaments dont la licence de fabrication (brevet) date de plus de vingt ans, donc tombés dans le domaine public. Tout laboratoire peut alors fabriquer et commercialiser cette spécialité. En revanche, le nom du médicament ne pourra pas être un nom de spécialité. La boîte porte le nom de la substance active suivi du nom du laboratoire. Dans certains cas particuliers, le générique porte un nom de fantaisie suivi de « Gé ». Le générique est une copie conforme, en qualité et en quantité, de la spécialité originale (princeps, référence). Le générique possède un prix obligatoirement inférieur à celui de la spécialité princeps.

Les médicaments hospitaliers

Les médicaments réservés à l'usage hospitalier

Certaines spécialités ou substances actives sont présentées sous des formes et des conditionnements dits « agréés collectivités publiques ». Elles ne peuvent être obtenues que par les pharmacies hospitalières, ne peuvent être utilisées que dans les hôpitaux et doivent être prescrites par un médecin hospitalier.

Les médicaments à prescription initiale hospitalière

Ces médicaments doivent avoir une première prescription émanant d'un service hospitalier. C'est le cas des médicaments du sida. Le renouvellement peut se faire dans une officine avec une ordonnance de ville mais sur présentation simultanée de l'ordonnance initiale hospitalière datant de moins de un an.

Les médicaments à surveillance particulière

L'autorisation de mise sur le marché (AMM) de ces médicaments stipule qu'un certain nombre d'examens, selon une périodicité déterminée, doivent être effectués en raison de la gravité des effets secondaires qu'ils procurent. Le médicament ne peut être administré que si ces examens ont été pratiqués, à l'hôpital généralement ou en ville.

Les médicaments avec autorisation temporaire d'utilisation (ATU)

Les ATU, délivrées par l'Afssaps (Agence française de sécurité sanitaire des produits de santé), permettent d'utiliser à l'hôpital des médicaments n'ayant pas encore obtenu d'AMM. Ces médicaments ne peuvent être obtenus par le patient qu'auprès de la pharmacie de l'hôpital d'où provient l'ordonnance.

Les préparations hospitalières

La Pharmacie centrale des hôpitaux met à disposition des préparations ou des conditionnements destinés à être utilisés dans les services (alcool à 70°, teinture d'iode, etc.). La pharmacie de l'hôpital fabrique également des médicaments sur prescription. Il est possible d'effectuer, pour un patient, une préparation magistrale dont la formule est détaillée par le prescripteur (crème, lotion, gélules, etc.). On retrouve aussi cette pratique à l'officine sur prescription de ville. Ce sont les préparations magistrales.

Les voies d'administration du médicament

Définitions

La voie d'administration

C'est le chemin qu'emprunte le médicament pour pénétrer dans l'organisme vers la circulation sanguine ou pour agir localement.

Les formes médicamenteuses

Cette expression désigne la présentation du médicament. Elle provient du mot « formulation » utilisé pour décrire les modalités de préparation spécifique à chaque voie.

La voie orale

Définition

C'est la voie la plus couramment utilisée. Le médicament est pris par la bouche, emprunte la voie digestive, traverse la barrière intestinale pour passer dans le sang.

Devenir du médicament

Par la voie orale, le médicament passe dans le sang après avoir traversé la barrière intestinale. Il est d'abord transporté par la veine porte vers le foie où il est en partie métabolisé ou partiellement détruit. C'est l'effet de premier passage. Puis il va vers sa cible par la circulation générale. Il sera à nouveau métabolisé à chaque passage et éliminé progressivement, en général par le rein ou le foie.

Avantages et inconvénients de la voie orale

Ses avantages sont un coût faible et une facilité de maniabilité.

Les inconvénients relèvent de l'interférence du médicament avec l'appareil digestif : irritation du tube digestif, altération des principes actifs par les sécrétions gastriques, goût désagréable, impossibilité d'administration à un comateux ou un nouveau-né, etc.

Exemples de formes orales

Comprimés, gélules, solutés buvables, poudres, gels, sachets, etc.

La voie parentérale (ou injectable)

Définition

Elle correspond au passage du médicament à travers la peau, directement vers la circulation générale, à l'aide d'une seringue et d'une aiguille.

Différentes voies

Il existe différents types de voies injectables en fonction du site d'injection (voie intradermique, voie sous-cutanée, voie intraveineuse directe ou par perfusion, voie intramusculaire).

Devenir du médicament

Par la voie injectable, le médicament est directement disponible, sans avoir à subir l'effet de premier passage dans le foie.

Conditions à respecter

Les médicaments injectables doivent être stériles et apyrogènes. Les injectables par voie intraveineuse (IV) sont limpides, sans particules en suspension et isotoniques au sang (même pression). Les préparations injectables doivent être neutres, c'est-à-dire posséder un pH proche de celui du sang (pH 7,5).

Avantages et inconvénients de la voie parentérale

➡ Avantages

L'arrivée directe dans le sang évite l'effet du premier passage hépatique. Elle permet l'utilisation de substances normalement dégradées par l'estomac ou l'intestin. C'est la seule voie disponible pour les personnes ne pouvant pas avaler (coma, nourrisson).

Par la voie intraveineuse, l'action est rapide et l'organe ciblé est atteint rapidement. C'est la voie de l'urgence. Néanmoins, par les voies intramusculaire et sous-cutanée, les effets sont retardés et progressifs.

➡ Inconvénients

C'est une voie d'administration onéreuse. Elle nécessite l'aide d'une infirmière ou d'un médecin pour l'injection (sauf pour l'injection d'insuline réalisée le plus souvent par le diabétique lui-même). L'activité pharmacologique est plus marquée que par la voie orale. Il y a des risques de surdosage et d'apparition d'effets secondaires s'exprimant de manière nette.

L'administration peut être douloureuse. Il peut y avoir aussi une crainte de la piqûre.

Elle nécessite une aiguille et une seringue. Il y a un risque infectieux en cas de manque d'asepsie.

La voie transmuqueuse

Le lieu d'administration est la muqueuse. Le médicament est déposé sur la muqueuse et l'action recherchée est locale. Lorsque la substance active va au-delà de la muqueuse, elle passe dans la circulation générale et possède alors une action systémique. Cette action peut être recherchée ou au contraire procurer des effets secondaires. En fonction de la muqueuse choisie, il y a plusieurs voies possibles (voie sublinguale, voie rectale, voie oculaire, voie vaginale, voie pulmonaire, etc.), chacune avec ses spécificités, ses avantages et ses inconvénients.

Exemples :

- **voie sublinguale** (le médicament est déposé sous la langue) : comprimé, spray, lyoc, granules (homéopathie) ;
- **voie rectale :** suppositoire, gel rectal, pommade avec canule rectale, lavement et mini-lavement ;

- **voie oculaire** (application dans l'œil sous forme de collyre ou de gel) : flacon compte-gouttes, unidose, tube, capsule ophtalmique ;
- **voie vaginale** : ovule, comprimé ou capsule gynécologique, gel ou solution gynécologique ;
- **voie pulmonaire** : aérosol, inhalation (poudre ou liquide), aspiration par aérosol doseur avec embout buccal ;
- **voie ORL** : gouttes nasales, spray, inhalation-fumigation, gouttes auriculaires, aérosol doseur avec embout nasal, collutoire en flacon pulvérisateur ou pressurisé.

La voie cutanée

C'est sur ou à travers la peau que le médicament peut agir.

Les crèmes sont composées d'une émulsion constituée d'huile et d'eau. Cet excipient favorise la pénétration à travers la peau et assure une bonne hydratation. Les crèmes sont destinées aux lésions suintantes.

La pommade, pour sa part, présente une phase huileuse importante. Les pommades et les crèmes épaisses sont employées pour traiter les dermatoses sèches ou hyperkératosiques.

Les lotions ou solutions pour usage externe contiennent des substances actives dissoutes dans l'eau ou dans l'alcool de degré faible. Les lotions, gels, sprays sont préférés aux autres formes pour les lésions macérées des plis, le cuir chevelu, les régions pilaires et les muqueuses.

Les dispositifs transdermiques ou patchs contiennent un réservoir d'où la molécule diffusera puis sera absorbée à travers la peau. Le tout est recouvert d'un adhésif. Les dispositifs transdermiques présentent l'avantage d'assurer une bonne observance, de pallier les inconvénients de la voie orale et de garantir des taux stables et continus en principe actif.

La classification des médicaments

Définitions

Les médicaments sont classés par regroupement de propriétés identiques. Ces propriétés peuvent être des propriétés thérapeutiques, pharmacologiques, chimiques. Il peut s'agir également de regroupement par lieu d'action ou par mécanisme d'action.

Classification par spécialité médicale

Elle permet de regrouper les médicaments par spécialité médicale, là où ils sont utilisés le plus fréquemment.

Exemples : médicaments de cardiologie, de pneumologie, etc.

Classification par action thérapeutique

Elle regroupe différentes familles de médicaments permettant de traiter une pathologie.

Exemple : les antimigraineux regroupent deux familles chimiquement différentes, de mécanisme d'action différent, permettant dans les deux cas de traiter la migraine.

Classification par propriétés pharmacologiques

Dans les classes pharmacologiques sont regroupés des médicaments à propriétés identiques permettant d'être utilisés dans différentes indications.

Exemple : les diurétiques, qui éliminent l'eau, sont classés en urologie comme traitement de l'insuffisance rénale, et peuvent être utilisés comme anti-hypertenseurs, anti-œdème.

Classification par structure chimique

Elle regroupe des médicaments à propriétés chimiques identiques. Les effets secondaires sont communs à toute la classe chimique. La famille chimique est caractérisée par une molécule de base identique pour tous les représentants de cette famille. Les médicaments sont différents en raison des radicaux chimiques variables, disposés en plus ou en moins sur cette molécule de base.

Les médicaments ont alors les mêmes mécanismes d'action, les mêmes effets secondaires, les mêmes contre-indications, etc. Dans ce cas, les dénominations communes internationales (DCI) des médicaments de cette famille homogène présentent une particularité : toutes les DCI de cette famille se termineront par le même radical.

Exemple : les bêtabloquants se terminent tous par « -olol ».

Classification par mécanisme d'action

Il s'agit du regroupement de médicaments ayant des propriétés pharmacologiques ou thérapeutiques identiques, mais procédant de mécanismes d'action différents.

Ces familles portent le nom du mécanisme d'action. Malheureusement, ces noms sont peu utiles dans la compréhension de leurs propriétés pharmacologiques ou de leurs propriétés thérapeutiques. Elles sont fréquemment rencontrées et nécessitent de rechercher leur réelle utilisation, sans tenir compte de manière excessive de leur mécanisme d'action.

Exemple de classification

Voici un exemple qui illustre la classification d'un médicament :

- cardiologie (spécialité médicale) ;
- antihypertenseur (famille thérapeutique) ;
- vasodilatateur (propriété pharmacologique) ;
- inhibiteur de l'enzyme de conversion IEC (classe pharmacologique, par mécanisme d'action) ;
- IEC du type nifédipine (DCI) (famille chimique) ;
- nifédipine substance active ;
- Adalate® (spécialité) ;
- Nifédipine + nom du laboratoire® (générique d'Adalate®).

Conduite pratique

En cas de doute, on aura recours, tout d'abord, au prescripteur et, en son absence, à un dictionnaire des médicaments ou au pharmacien hospitalier pour :

- vérifier la correspondance entre la DCI et le nom de spécialité ;
- s'informer sur les indications du médicament ;
- connaître les modes d'utilisation ;
- détecter les interactions médicamenteuses et les contre-indications d'emplois ;
- prévoir les effets secondaires ;
- établir un schéma de conseil en fonction du médicament.

Définition

La pharmacocinétique étudie le devenir du médicament dans l'organisme.

Le trajet du médicament dans l'organisme

Le médicament a pour but d'agir dans l'organisme au niveau de sa cible. Il parcourt un chemin qui le mènera dans différents compartiments :

- il pénètre dans l'organisme par la voie d'administration. C'est le chemin qu'emprunte le médicament pour passer dans la circulation sanguine ou pour agir localement (voie orale, voie injectable, etc.) ;
- après absorption, la substance active se trouve dans le compartiment de transport qui est le sang ;
- elle peut aller agir au niveau d'une cible ou bien rejoindre le compartiment de stockage ;
- tout au long de sa présence dans l'organisme, elle sera régulièrement métabolisée ;
- puis enfin elle sera éliminée.

On distingue donc cinq phases de pharmacocinétique : l'absorption, le transport, la diffusion, le métabolisme et l'élimination.

L'absorption

Le médicament, composé de l'excipient et de la substance active, arrive au niveau du lieu d'absorption grâce à l'aspect qu'il possède. La substance active pénètre dans le sang en passant à travers une muqueuse. La facilité de pénétration à travers cette muqueuse dépend de sa constitution cellulaire et de la structure chimique de la substance active. Les médicaments sont liposolubles dans leur grande majorité : cela conditionne la traversée des muqueuses. En effet, la membrane des cellules de ces muqueuses est constituée de phospholipides (graisses). Il est donc aisé pour les molécules liposolubles (solubles dans les graisses) d'intégrer la membrane et de la franchir.

Le transport dans le sang

Une fois dans le sang, une partie de la substance active se fixe sur des protéines sanguines, assurant le transport. Le pourcentage de fixation est variable selon les médicaments.

Deux formes de substance active circulent alors : la forme libre, active, et la forme liée aux protéines, inactive, qui sont en équilibre. Sous forme libre, la substance active peut agir au niveau de sa cible. Tant qu'elle reste liée, la substance active est inactivée. La libération progressive et lente explique le maintien de l'activité pharmacologique d'un médicament.

La diffusion

La substance active ne se concentre pas de manière homogène dans tout l'organisme. Elle se dirige préférentiellement vers un ou plusieurs organes. On parle de « tropisme ». Elle peut aussi rejoindre les zones de stockage, conférant un effet retard à la molécule.

Le métabolisme

Les substances actives sont la plupart du temps lipophiles. Pour être éliminées dans l'urine, lieu hydrophile, elles sont transformées en métabolites hydrosolubles, d'élimination plus facile.

C'est le but du métabolisme hépatique. Le médicament de départ est alors transformé en métabolite inactif, le plus souvent moins efficace et moins toxique. Dans certains cas, c'est l'inverse qui se produit. Quand le médicament n'est pas actif initialement mais le devient par un de ces métabolites, on parle de promédicament.

On distingue trois types de réactions du métabolisme qui se produisent au niveau du foie, et que nous ne détaillerons pas ici :

- la captation ;
- la réaction de phase I : oxydation, réduction, hydroxylation ;
- la réaction de phase II ou de conjugaison : glycuroconjugaison, sulfuroconjugaison, acétylation, méthylation.

Ces réactions sont réalisées par des systèmes enzymatiques. Les médicaments, pour être métabolisés, devront utiliser ce système enzymatique. Si ce système fonctionne mal, ou s'il est monopolisé par un autre médicament, cela va conduire au surdosage des médicaments en attente de métabolisation. Il existe des inducteurs ou des inhibiteurs de ce système enzymatique.

L'élimination

Le médicament subit une élimination, soit directe sans métabolisme sous forme inchangée, soit après métabolisation sous forme de métabolites hydrosolubles. Le rein est le principal organe d'excrétion des médicaments. Les trois types de mécanisme rénal d'élimination des médicaments sont :

- la filtration glomérulaire (filtration) ;
- la sécrétion tubulaire (transport actif) ;
- la réabsorption tubulaire (diffusion passive).

La **demi-vie** d'une substance active est le temps au bout duquel on retrouve la moitié de la concentration de départ. Plus la demi-vie est élevée, plus l'élimination est lente, et plus la substance active s'accumule dans l'organisme. Ces chiffres de demi-vie peuvent être retrouvés dans la rubrique « Pharmacocinétique » des monographies du dictionnaire Vidal® des médicaments.

Un temps de demi-vie élevé implique souvent que l'intervalle de temps entre deux administrations d'un même médicament soit long pour éviter l'accumulation dans l'organisme.

Exemple : une prise le matin seulement, et non matin, midi et soir, si la demi-vie du médicament est élevée.

L'effet de premier passage hépatique

Par voie orale, le médicament pénètre dans l'organisme, et la substance active est absorbée au niveau de la muqueuse intestinale.

Elle est d'abord transportée par la veine porte vers le foie, où elle est en partie métabolisée ou partiellement détruite. C'est l'effet de premier passage. Puis elle va vers sa cible par la circulation générale. Il n'y a donc qu'une fraction de la dose absorbée qui est disponible. Après le foie, les substances actives sont « biodisponibles » pour agir, en étant distribuées par le sang.

La substance active revient plusieurs fois dans le foie où elle est de nouveau métabolisée. Parallèlement, elle est éliminée par les reins, régulièrement, jusqu'à épuisement total.

Par voie intraveineuse, sublinguale ou rectale, le médicament est directement disponible, sans avoir à subir l'effet de premier passage dans le foie.

Les mécanismes d'action des médicaments

Le médicament peut agir de manière directe sur les cellules de l'organe qu'il a pour cible.

Il peut agir d'une autre manière, en modifiant les systèmes de contrôle neurologique ou hormonal régissant le fonctionnement de l'organe. Il s'agit alors d'une action indirecte.

L'action directe

À partir du sang, le médicament traverse l'espace extracellulaire et pénètre dans les cellules, où il se fixe sur un site membranaire. La fixation sur ce site active ou inhibe le fonctionnement de la cellule. Les systèmes enzymatiques contenus dans la cellule vont alors fonctionner ou rester inactifs : la fixation sur la cellule pouvant avoir comme conséquence soit la mise au travail de celle-ci ou bien sûr l'inverse, c'est-à-dire sa mise au repos.
Exemple : la trinitrine agit directement sur les cellules artérielles coronaires et provoque une vasodilatation coronaire.

L'action indirecte

Le fonctionnement des organes est sous contrôle des systèmes de régulation neurologique ou hormonale.

Le système nerveux autonome

Il régit les organes à fonctionnement automatique : cœur, poumons, etc. Il est composé du système sympathique, qui gère l'Action, et du système parasympathique, qui concerne le Repos.

Notion de récepteur

À partir de centres nerveux bulbaire ou rachidien, des influx nerveux aboutissent aux cellules des organes. L'arrivée de l'influx se traduit à ce niveau par la libération de substances chimiques dans l'espace – appelé la synapse – situé entre la terminaison nerveuse et la cellule. Ces substances sont les neuromédiateurs. Ils se fixent sur les récepteurs membranaires des cellules. La cellule va réagir à cette fixation. Les médicaments peuvent se substituer à un neuromédiateur et occuper sa place sur le récepteur membranaire. Ainsi, le neuromédiateur est inactif et la cellule ne réagit pas à l'influx provenant du système nerveux autonome. On parle d'antagoniste.
Inversement, un médicament peut remplacer le neuromédiateur produit en quantité insuffisante et activer les cellules. Ces médicaments sont dits agonistes.

Les principaux neuromédiateurs

Selon leur localisation, on rencontre :
- au niveau du système nerveux central, les communications interneuronales sont effectuées par des neurones dopaminergiques, dont le médiateur est la dopamine ;
- le système sympathique a pour neuromédiateur la noradrénaline. Celle-ci se fixe sur des récepteurs alpha ou bêta ;
- le système parasympathique a comme neuromédiateur l'acétylcholine. Cette transmission est appelée cholinergique. Le blocage du système parasympathique est effectué par un parasympatholytique. Il a pour conséquences :
  – sécheresse buccale ;
  – constipation ;
  – rétention urinaire ;
  – troubles visuels.

Le contrôle hormonal

Il existe des glandes endocrines situées un peu partout dans l'organisme : elles sécrètent des hormones permettant de faire fonctionner certains organes. Les médicaments hormonaux peuvent se substituer à ces hormones physiologiques, quand leur sécrétion est insuffisante. Inversement, les médicaments anti-hormones bloquent la synthèse des hormones lorsque leur sécrétion est excessive.

Conséquences

Si le médicament perturbe le fonctionnement, on parle d'**inhibition**, et s'il l'active, ce sera une **potentialisation**.

Selon la réglementation, les médicaments sont classés en plusieurs catégories et ils doivent répondre à un certain nombre d'exigences pour être commercialisés.

Les substances vénéneuses et les listes de médicaments

Définition

Sont nommées « vénéneuses » des substances dont l'administration peut engendrer des effets nocifs, à l'occasion de leur utilisation thérapeutique. Ces effets proviennent des propriétés irritantes, cancérigènes, tératogènes (provoquant des malformations chez le fœtus), mutagènes, stupéfiantes (responsables de dépendances) ou psychotropes (provoquant des effets psychiques néfastes et graves) des substances vénéneuses.

Elles sont classées en fonction de leur toxicité et sont inscrites sur des listes de substances vénéneuses. Mais le classement dans une liste est également utilisé pour soumettre une substance à un régime réglementaire indépendamment de sa toxicité intrinsèque. En effet, les médicaments de la liste I, de la liste II et de la liste des stupéfiants possèdent des restrictions concernant la prescription, la délivrance, l'étiquetage et le rangement.

Les substances non inscrites sur la liste des substances vénéneuses sont non toxiques, dans des conditions normales d'utilisation, et en vente libre sans ordonnance. Néanmoins, il peut s'agir de substances vénéneuses mais exonérées, c'est-à-dire présentées à des dosages inférieurs à leur seuil toxique.

Ces médicaments doivent être prescrits sur une ordonnance infalsifiable.

L'ordonnance infalsifiable permet de sécuriser leur prescription. Elle est réalisée sur du papier filigrané. Elle comporte une numérotation d'identification, et un carré préimprimé en microlettres où pourra être indiqué le nombre de médicaments prescrits.

Les médicaments de la liste I

Les substances contenues dans cette liste ont un potentiel fortement toxique, si ce n'est mortel. Leur zone thérapeutique est étroite. Le seuil toxique de cette substance est proche de son seuil thérapeutique. Y sont inscrits aussi des médicaments dont on ne souhaite pas le renouvellement, malgré leur toxicité faible (antibiotiques, dermocorticoïdes, etc.). Ces médicaments doivent être soumis aux restrictions suivantes :

- l'ordonnance est obligatoire et date de moins de 3 mois ;
- le cadre indiqué sur la boîte de la spécialité est rouge ;
- les tiroirs de l'armoire à pharmacie du service sont étiquetés de couleur rouge ;
- la durée de prescription est au maximum de 6 mois ;
- le renouvellement est impossible, sauf si le médecin prescripteur stipule un nombre précis de renouvellements, généralement 3 ou 4 mois, voire 6 mois (plus rarement).

Les médicaments de la liste II

Les substances de cette liste sont dangereuses, sans toutefois engager le pronostic vital. Elles doivent être soumises aux restrictions suivantes :

- l'ordonnance est obligatoire et date de moins de 3 mois ;
- le cadre situé sur la boîte de la spécialité est vert ;

- les tiroirs de l'armoire à pharmacie du service sont étiquetés de couleur verte ;
- la durée de prescription est au maximum de 6 mois ;
- le renouvellement est possible dans la limite de ces 6 mois. Dans le cas contraire, le médecin appose la mention « Ne pas renouveler ».

La liste des stupéfiants

Elle est étudiée dans la partie « Les antalgiques et les anti-inflammatoires », au chapitre « La morphine » *(voir chap. 21)*.

Cas particulier des hypnotiques et anxiolytiques

Pour éviter la surconsommation et l'état de dépendance, l'obtention des somnifères est limitée à une période de 28 jours, même si la prescription est renouvelable pour une durée supérieure à 1 mois. De même, les anxiolytiques ne pourront pas être renouvelés au-delà de 3 mois. Dans les deux cas, il faudra une nouvelle prescription.

L'AMM

Chaque médicament doit obtenir, pour être commercialisé par le laboratoire, **une autorisation de mise sur le marché** (AMM) délivrée par l'Afssaps. La demande d'AMM est un dossier comportant plusieurs éléments que le laboratoire doit fournir. L'Afssaps, qui dépend du ministère de la Santé, est chargée de contrôler ce dossier. Il comporte une expertise analytique, une expertise pharmaco-toxicologique et des expertises cliniques. Elle donne un avis en 120 jours. La commission d'AMM donne son accord sur un document de référence pour le prescripteur, le RCP (renseignements caractéristiques du produit).

Par ailleurs sont déterminés le taux de remboursement et le prix souhaitable pour le médicament.

Les essais cliniques

Ils sont réalisés sous l'impulsion du laboratoire. Ils sont mis en place dans les services hospitaliers après autorisation d'un comité chargé de garantir la protection des personnes lors des essais thérapeutiques. L'investigateur est un médecin hospitalier choisi par le laboratoire en fonction de ses compétences relatives aux spécificités de la substance qu'il veut expérimenter. Le médecin, généralement chef de service, et son équipe soignante participent à la mise au point de la posologie, à l'évaluation des effets secondaires et à la détermination des indications.

Il est nécessaire d'obtenir le consentement écrit du patient avant de démarrer l'administration du médicament à l'essai. Pour cela, il a à sa disposition un texte informatif précisant les risques, les examens à subir, les effets secondaires, etc. Des données préalables sont élaborées, sur animaux et sur volontaires sains, lors des phases précédant l'essai à l'hôpital.

Les médicaments sont confiés à la pharmacie de l'établissement hospitalier qui mène l'essai. Le but de l'essai est de prouver que la nouvelle substance apporte un « plus » dans l'arsenal thérapeutique. Elle doit par ailleurs être d'efficacité supérieure aux substances existantes. Le lot destiné à un patient est déterminé de façon aléatoire, sans que le patient ou le médecin puisse savoir s'il s'agit du médicament à l'essai ou d'un placebo.

Le placebo est un produit présenté comme un médicament mais ne contenant pas de substances actives. Il n'a pas d'effet pharmacologique ; il est composé uniquement d'excipient. Il est seulement utilisé dans les essais thérapeutiques en double aveugle, pour évaluer l'effet placebo. En effet, la

guérison spontanée et l'effet psychologique de la prise d'un médicament permettent d'obtenir un effet positif, appelé effet placebo.
Il est prévu des protocoles de sortie de l'essai dans le cas d'aggravation de la maladie.

La pharmacovigilance

Définition

La pharmacovigilance désigne l'ensemble des techniques d'identification, d'évaluation et de prévention du risque d'effets indésirables des médicaments mis sur le marché, donc après obtention de l'AMM.
L'Agence française de sécurité sanitaire des produits de santé (Afssaps, anciennement Agence du médicament) assure la mise en œuvre de la pharmacovigilance.
Les centres régionaux de pharmacovigilance sont chargés de recueillir les déclarations que doit leur adresser le personnel soignant et d'assurer un rôle de formation et d'information des membres des professions de santé. Il existe un système d'alerte permettant d'informer rapidement du retrait de lots de médicaments en ville ou à l'hôpital.

But de la pharmacovigilance

L'effet indésirable inattendu est un effet non signalé dans les caractéristiques du médicament. Il ne peut être révélé qu'après sa mise sur le marché. En effet, son incidence est très faible, et elle ne pourra être mise en évidence qu'après administration à un très grand nombre de patients.
S'il s'agit d'effets indésirables graves, leur mise en évidence pourra aboutir à un retrait du marché par le laboratoire ou à un retrait de l'AMM par le ministère de la Santé. Dans certains cas, on a abouti à une restriction de la commercialisation ou de la prescription.

Rôle de l'infirmière

Toute infirmière ayant eu connaissance d'un effet indésirable grave ou inattendu dû à un médicament ou un matériel médical doit le déclarer aussitôt aux centres régionaux de pharmacovigilance. Cette déclaration doit être faite sur un formulaire spécifique.

4 la distribution et l'administration du médicament

« Dans le cadre de son rôle propre, l'infirmier ou l'infirmière accomplit les actes suivants : vérification de la prise des médicaments et surveillance de leurs effets » (art. 2 et 5 du décret du 11 février 2002 relatif aux actes professionnels et à l'exercice de la profession d'infirmier).

L'infirmière est responsable de la préparation, de la distribution, du contrôle de la prescription, de l'administration du médicament au patient et de la surveillance des traitements.

L'infirmière est chargée de distribuer au patient les médicaments qui lui sont prescrits et de les lui faire prendre ou de les lui administrer.

L'armoire à pharmacie du service

C'est le lieu de stockage de la dotation globale et de la dotation pour soins d'urgence des médicaments. Elle doit répondre à certaines conditions :

- **être facilement accessible aux soins ;**
- **être suffisamment éloignée du public** : l'infirmière doit prendre toutes les précautions pour éviter que des personnes non autorisées puissent avoir accès aux médicaments et produits qu'elle est amenée à utiliser dans le cadre de son exercice ;
- **pouvoir se fermer à clef.**

Des conseils de rangement doivent être respectés :

- **la classification :** l'ordre alphabétique des DCI, des noms de spécialités, ou d'un mélange de DCI et de noms de spécialités est fréquemment utilisé. Une liste, située généralement contre la porte de l'armoire, fait la correspondance ;
- **le rangement par tiroir :** les tiroirs ne contenant qu'un type de médicament sont préférables aux boîtes mises l'une à côté de l'autre. Sur l'étiquette du tiroir doit figurer le nom du produit en DCI ou en nom de spécialité, sans oublier son dosage ainsi que sa forme et sa voie d'administration. Les tiroirs sont étiquetés par couleur, rouge, verte ou blanche, selon la liste à laquelle ils appartiennent (I, II ou pas de liste). Les tiroirs présentent le risque d'y ranger plusieurs dosages d'un même produit ;
- **ne pas déconditionner :** rien ne ressemble plus à une gélule qu'une autre gélule. Le conditionnement comporte un certain nombre d'éléments légaux indispensables au contrôle. La date de péremption est inscrite en clair sur la boîte, les plaquettes ou blisters de gélules et sur chaque ampoule injectable. Si la date est présente sur les formes unidoses, on peut déconditionner, sinon on ne doit pas le faire, de façon à pouvoir, à chaque administration, contrôler la date de péremption et le numéro de lot.

Si le fabricant ou l'Afssaps s'aperçoit d'un problème avec un médicament, on doit pouvoir retirer les lots incriminés immédiatement, grâce au numéro de lot.

Le coffre des toxiques est situé dans l'armoire à pharmacie :

- il doit être banalisé ;
- il doit être fermé à clef. Les clefs sont sous la responsabilité du cadre infirmier ; en son absence, une autre personne, qu'elle désigne, en sera responsable.
- il contient les stupéfiants, le registre des stupéfiants ou relevé nominatif, les ordonnances de stupéfiants, et les ampoules vides de stupéfiants dispensés aux patients.

Les contrôles à réaliser avant l'administration

La prescription

L'ordonnance est le support écrit de la prescription. Elle est nominative. Elle comporte le nom du patient et son prénom, ainsi que l'âge et le poids pour les enfants.
Elle doit être signée et datée par le médecin prescripteur. Elle porte le nom de l'établissement hospitalier et/ou le nom du médecin prescripteur. Elle doit comporter :
- le nom du médicament ;
- sa forme ;
- son dosage ;
- sa voie d'administration ;
- la posologie et la durée du traitement.

Le contrôle de la prescription

L'infirmière vérifie la présence sur l'ordonnance de l'identité du malade et la conformité des éléments concernant les médicaments.
Les médicaments administrés sont inscrits sur la fiche de transmission et la prescription est conservée dans le dossier médical du patient. Il est préférable de traiter les médicaments à partir de la prescription plutôt que sur la base d'un document recopié successivement parfois par plusieurs personnes.
Pour les médicaments injectables le médecin indique :
- l'heure d'administration ;
- le nombre d'injections par 24 heures ;
- le type d'injection ;
- la quantité à injecter ;
- la durée de l'injection ;
- le liquide de dilution et sa quantité.

Exemple de prescription : Clamoxyl®, 2 g dans 100 mL de sérum physiologique à 0,9 %, à passer en 30 minutes, 3 fois par jour, en intraveineuse.
La prescription verbale ou téléphonique doit être exceptionnelle et dans tous les cas être régularisée très rapidement par une prescription écrite (art. 4 du décret n° 93-345 du 15 mars 1993).

En cas de doute

Des doutes existent si l'ordonnance est mal écrite, si le dosage est absent ou si l'on suspecte une interaction. Il en est de même si la posologie ne semble pas standard. Dans ces cas, l'infirmière doit demander une confirmation au prescripteur ou à un autre médecin en cas d'absence du premier.
Si l'infirmière est dans une situation d'urgence, elle se référera au protocole d'urgence prévu à cet usage.

La préparation de la distribution

En fonction des hôpitaux, la dispensation est effectuée soit dans le service par l'infirmière, soit par la pharmacie de l'établissement sous forme de dispensation journalière, individuelle et informatisée. Faire une préparation demande de la rigueur et de la vigilance. Le respect de conseils simples évite des erreurs aux conséquences graves.

Les casiers individuels

Les médicaments sont déposés dans un casier individuel destiné à un patient et étiqueté à son nom. Il peut permettre la répartition sur 24 heures.

La préparation

À partir de l'ordonnance ou du dossier du patient les médicaments sont pris dans les tiroirs de l'armoire, un par un, dans l'ordre de la prescription, et sont mis dans son casier individuel. L'infirmière doit préparer une seule ordonnance à la fois, en entier, avant de passer à la suivante.

Il est important de vérifier les dates de péremption des médicaments. Il ne faut pas utiliser de récipient préparé contenant des unités déconditionnées non identifiables et sans date de péremption.

On évite de préparer longtemps à l'avance les solutions pour injection et les perfusions. Il y a un risque de rupture de stérilité et de modifications chimiques.

Le chariot

Il assure le transport des casiers individuels auprès du malade. Ces casiers sont rangés dans le chariot selon l'ordre alphabétique des noms des malades plutôt que par numéro de lit ou de chambre.

Le chariot ne doit pas être laissé sans surveillance et doit pouvoir se fermer. En effet, l'infirmière a l'obligation d'éviter l'accès de toute personne non autorisée aux médicaments.

Les principales causes d'erreurs d'administration

Des erreurs de plusieurs types peuvent être faites aux différents niveaux de la distribution.

Erreurs sur le médicament

Médicaments mal orthographiés ou illisibles

La connaissance de chaque médicament permet d'analyser la prescription dans sa globalité. Une confirmation auprès du médecin prescripteur est nécessaire lorsqu'un médicament peut être confondu avec un autre dont l'orthographe est proche. Il est aussi souhaitable que la prescription comporte le moins possible d'abréviations.

Rangement inapproprié

L'infirmière doit vérifier le nom de chaque médicament lorsqu'il est sorti du tiroir avant de le mettre dans le casier du patient, pour éviter toute erreur de distribution ou tout risque d'erreur en raison d'un rangement inapproprié.

Mauvaise correspondance entre le nom du médicament et sa DCI

Pour éviter toute mauvaise correspondance entre le nom du médicament et sa DCI (dénomination commune internationale), on recommande de consulter la liste qui établit la correspondance entre les DCI et les noms de spécialités. Actuellement, de nombreux génériques remplacent les spécialités.

Absence de vérification de la date de péremption

Il ne faut pas utiliser un médicament dont la date de péremption n'est pas identifiable. La date de péremption est inscrite sur la boîte de médicament mais aussi sur les plaquettes (blisters) de gélules. Il en est de même pour chaque ampoule injectable sur laquelle est inscrite la date de péremption. Aussi est-il préférable de ne pas déconditionner les médicaments de leur emballage.

Contrôle de la présence du numéro de lot

Si le fabricant ou l'Afssaps s'aperçoit qu'il y a un problème avec le médicament, on doit pouvoir retirer les lots incriminés de toute urgence grâce au numéro de lot.

Erreurs sur le dosage

Elles ont pour causes :

- rangement d'un dosage dans un tiroir destiné à un autre dosage ou mélange de dosages dans le même tiroir (dans chaque tiroir, il ne doit y avoir qu'un seul dosage) ;
- non-vérification du dosage du médicament avant de le déposer dans le casier du patient ; l'infirmière doit vérifier à chaque sortie de tiroir si le dosage du médicament qui s'y trouve correspond bien au dosage prescrit par le médecin ;
- absence d'indication du dosage sur l'étiquette du tiroir ;
- absence de précision du dosage par le médecin ou dosage recopié de manière incorrecte sur le dossier médical.

Erreurs concernant le nom du malade

À l'origine de ces erreurs, on trouve :

- médicaments d'un malade mis dans le casier d'un autre malade, si la préparation est faite pour plusieurs malades à la fois ;
- confusion dans les noms de deux malades de consonance proche si la préparation est réalisée pour plusieurs patients en même temps ;
- médicaments mis plusieurs fois dans le casier individuel si la prescription n'est pas suivie dans l'ordre ;
- étiquetage incomplet des perfusions (le nom du patient, le médicament perfusé et l'heure de pose doivent figurer sur l'étiquette de la perfusion).

Erreurs lors de la distribution

Absence de vérification de la dispensation nominative préparée à la pharmacie

En fonction des hôpitaux, la dispensation est effectuée soit dans le service par l'infirmière, soit par la pharmacie de l'établissement sous forme de dispensation journalière, individuelle et informatisée.

Confusion dans les numéros de lit

Le nom du patient sera inscrit sur le casier nominatif plutôt que le numéro de lit ou de chambre (cas du malade qui a changé de chambre).

Inversion des casiers nominatifs

L'infirmière doit demander au patient son nom et lui faire confirmer sa date de naissance, avant de lui distribuer ou de lui administrer les médicaments contenus dans son casier nominatif. Il serait souhaitable néanmoins que le patient puisse être identifiable par un bracelet informatisé, comme c'est le cas pour les nouveau-nés.

Erreurs dans les horaires de prise

Les erreurs dans les horaires de prise surviennent souvent lors de l'administration du soir, qu'il ne faut pas confondre avec l'administration au coucher, c'est-à-dire avant de dormir.

Erreur de la voie d'administration IV/IM

Grave de conséquences, elle ne doit jamais exister. Les solutions huileuses de la voie IM sont responsables d'embolie si elles sont administrées par voie IV.

Erreurs après l'administration

- L'infirmière doit constater la prise effective du médicament pour éviter le stockage et les tentatives de suicide éventuelles. En psychiatrie, l'infirmière sera particulièrement vigilante dans la prise des médicaments psychotropes. Aucune exception ne sera tolérée compte tenu des conséquences.

- Oubli d'inscription de la prise effectuée, qui peut alors être renouvelée par l'équipe suivante.
- Inscription sur le dossier de la prise de médicaments avant l'administration et non administrés réellement.
- L'infirmière doit établir correctement pour chaque patient un dossier de soins infirmiers contenant le suivi du patient. On doit veiller à la protection contre toute indiscrétion des fiches de soins et des prescriptions concernant les patients.
- L'infirmière doit prendre toutes les précautions pour éviter que des personnes non autorisées puissent avoir accès aux médicaments. L'armoire, généralement située dans la salle de soins, doit être fermée à clef.
- Absence ou mauvaise surveillance des effets des médicaments.

L'observance

Définition

L'observance se définit comme la manière dont le patient prend correctement ou pas les médicaments prescrits par son médecin. On parle d'une bonne ou d'une mauvaise observance.

La mauvaise observance

La sous-consommation

Il existe plusieurs raisons à la sous-consommation de médicaments. Soit le patient estime qu'il prend trop de médicaments eu égard à la gêne occasionnée, soit, les symptômes disparaissant, le patient ne voit plus l'utilité de prendre autant de médicaments, soit encore les effets secondaires sont tels que le patient arrête ou supprime les médicaments sans en référer à son médecin traitant.

Un arrêt ou une diminution du traitement entraîne une rechute et la prescription d'un traitement plus lourd.

L'oubli d'une prise de médicaments entraîne un retard dans l'amélioration des troubles. Le médicament doit à nouveau atteindre une concentration suffisante dans le sang pour franchir un seuil thérapeutique. En cas d'oubli de courte durée d'une prise de médicaments, il ne faut pas doubler la dose suivante mais poursuivre normalement le traitement.

La surconsommation

Le patient peut augmenter de lui-même les doses et le nombre de prises en fonction des symptômes qu'il ressent. Cela peut entraîner l'apparition d'effets secondaires néfastes et/ou un début de dépendance.

La présentation inadaptée du médicament

Les formes des médicaments présentent parfois un obstacle à la prise correcte du traitement. Les gélules ou les comprimés sont trop gros ou difficiles à avaler. Quand ils sont trop petits, s'ils ne sont pas sécables, ils sont alors difficiles voire impossibles à couper. Les gouttes buvables ne sont pas appropriées pour une personne qui tremble.

L'erreur de médicament

Elle peut se produire lorsque le patient confond des médicaments dont les noms ou les boîtes se ressemblent. Un même médicament peut également avoir plusieurs dosages.

Une ordonnance mal écrite est à l'origine d'erreurs et d'incompréhensions. Une ordonnance peut aussi manquer de précision et être mal détaillée, laissant libre cours à l'interprétation.

Les erreurs d'horaire

Elles concernent la dénomination « soir ». Le patient avance vers 17-18 heures la prise du soir ou celle du coucher. La couverture thérapeutique durant la nuit peut alors être insuffisante. Ces erreurs concernent également le moment de la prise, c'est-à-dire, avant, pendant, après ou en dehors des repas.

Améliorer l'observance

L'infirmière a un rôle d'éducation vis-à-vis du patient. Elle doit lui indiquer le nom et le but du médicament qu'elle lui administre.
Elle est le lien entre le médecin et le patient. Une parole, une critique, une petite gêne est plus facilement exprimée à l'infirmière pendant le temps qu'elle consacre au patient lors de l'administration des médicaments. Elle doit avertir le médecin d'un éventuel effet secondaire, avant que le patient ne stoppe de lui-même son traitement. Elle vérifie la prise effective et l'aidera si nécessaire. Elle peut lui proposer d'utiliser un boîtier-distributeur horaire (appelé aussi pilulier). Elle peut également lui préparer un aide-mémoire regroupant toutes les indications que comporte l'ordonnance.
Prendre du temps pour écouter le patient, comprendre ses rapports avec les médicaments, ses difficultés, est un moyen privilégié pour l'infirmière d'améliorer l'observance du traitement.

5 la surveillance infirmière d'un traitement

Les objectifs du traitement

Un traitement peut être prescrit à titre curatif ou préventif :

- à titre curatif, il a pour but de guérir une maladie ou de diminuer les signes de la pathologie ;
- à titre préventif, les médicaments n'agissent pas sur des symptômes pour les faire disparaître mais s'opposent à leur apparition. Par ailleurs, ils peuvent être prescrits pour éviter les risques consécutifs à une intervention chirurgicale ou à l'hospitalisation.

L'infirmière vérifie la prise régulière et effective du médicament par le patient et lui explique l'intérêt de la prescription.

La surveillance du traitement

Lors de l'administration

L'infirmière applique et respecte la prescription médicale écrite, datée et signée par le médecin prescripteur, ainsi que les protocoles thérapeutiques et de soins d'urgence que celui-ci a déterminés.

La vérification de la prescription

L'infirmière doit vérifier la prescription. Elle doit demander au médecin prescripteur un complément d'information chaque fois qu'elle le juge utile. La posologie maximale par 24 heures ou par prise est fixée par la pharmacopée française ou européenne. Si le médecin décide de dépasser cette dose il le précise par la mention « je dis ».
Elle doit s'informer auprès du médecin en cas de doute. L'administration se fera selon la prescription, en respectant les horaires et la posologie. Les dosages et les unités de prise peuvent varier d'une fois sur l'autre. C'est le cas lorsque la posologie est instaurée progressivement ou lorsque le traitement est arrêté par paliers dégressifs.
Il est important de bien suivre les protocoles s'il y en a et de respecter l'alternance des traitements quand elle est demandée.

La vérification de l'absence de contre-indication

L'absence d'antécédent d'allergie est confirmée auprès du patient avant l'administration.
Les analyses biologiques ou bactériologiques sont vérifiées à ce moment, car des résultats peuvent nécessiter de différer le traitement et de modifier ou moduler la posologie. La prise en compte des paramètres et l'examen de l'état général du patient peuvent être nécessaires avant de poursuivre ou de démarrer un traitement.
La recherche de l'absence d'allergies doit être systématique pour certaines substances telles que les sulfamides, pénicillines, aspirine et dérivés, etc. L'infirmière devra rechercher dans le dossier du patient ses antécédents familiaux ou personnels.
Face à une insuffisance rénale ou hépatique, certains traitements sont déconseillés. En présence d'une femme enceinte, la contre-indication « grossesse » doit être recherchée systématiquement, dans les dictionnaires des médicaments (Vidal®, etc.).

Le contrôle de la date de péremption et du mode d'emploi

Ces deux critères, pour les médicaments ou matériels utilisés, seront vérifiés et respectés.

Il ne faut jamais utiliser un médicament qui ne puisse être identifié et dont les modalités d'emploi ne sont pas connues.

Constater l'efficacité du traitement

L'infirmière communique au médecin prescripteur toute information en sa possession susceptible de permettre une meilleure adaptation du traitement en fonction de l'état de santé du patient et de son évolution.

L'observation de l'état général

L'amélioration ou la disparition des signes de la maladie sont les critères recherchés pour vérifier l'efficacité du traitement. Il en est de même de l'observation et de la surveillance des troubles du comportement.

La vigilance est de rigueur en ce qui concerne l'apparition de complications révélatrices de l'insuffisance ou de l'échec du traitement.

La surveillance biologique

La normalisation des constantes biologiques est constatée au vu des résultats des examens biologiques ou bactériologiques (ionogramme, créatinine, etc.) demandés sur prescription.

Le recueil des données biologiques obtenues par les techniques à lecture instantanée ou bandelettes dans les urines ou dans le sang (glycémie et glycosurie, acétonémie et acétonurie, protéinurie, recherche de sang, pH) sont du domaine du rôle propre de l'infirmière.

Mettre en place la surveillance

Un certain nombre de paramètres servent à suivre l'évolution de la maladie et à constater la guérison. La mise en place des traitements peut générer des effets secondaires qui seront détectés également par la variation de ces paramètres.

La mesure de ces paramètres relève du rôle propre de l'infirmière. Elle est effectuée en fonction de la pathologie en cause ou de l'apparition potentielle d'effets secondaires :

- température ;
- pulsations ;
- pression artérielle ;
- rythme respiratoire ;
- volume de la diurèse ;
- évaluation de la douleur ;
- poids, mensurations ;
- réflexes pupillaires ;
- réflexes de défense cutanée ;
- observation des manifestations de l'état de conscience.

D'autres moyens de surveillance seront mis en place sur prescription (ECG, examens biologiques, radiologiques, etc.).

Surveillance d'une perfusion

Elle est pluriquotidienne.

Surveillance du matériel

Le débit doit être stable. La chambre compte-gouttes est toujours remplie aux trois-quarts. Il ne doit pas y avoir de sang dans la tubulure et elle ne doit jamais être bouchée ni coudée. Il faut « avoir un œil » sur le niveau de remplissage du flacon perfusé.

Surveillance locale

Surveillance du point d'injection et du bras perfusé : rougeur, douleur, gonflement, induration veineuse. Ces signes doivent alerter l'infirmière, qui devra envisager l'ablation de la perfusion et effectuer les soins locaux : pansements alcoolisés à renouveler 3 à 4 fois par 24 heures.

Surveillance de l'état du pansement, qui doit rester propre.

Surveillance du malade

La surveillance générale porte sur une éventuelle apparition d'effets secondaires spécifiques à la substance injectée, notamment des signes d'allergie.

Retrait du cathéter

L'infirmière retire le cathéter. Elle désinfecte la zone d'injection avec un antiseptique (type povidone iodée) et place une compresse stérile sur le point d'injection.

Dépister les effets secondaires

Les effets secondaires d'un médicament sont des effets indésirables qui apparaissent lors de son utilisation. Ils entraînent des symptômes ou déclenchent des maladies.

Définition

L'effet indésirable est une réaction nocive et non voulue, se produisant aux posologies normalement utilisées chez l'homme pour la prévention, le diagnostic ou le traitement d'une maladie ainsi que pour la modification d'une fonction physiologique. L'effet indésirable peut également résulter d'une utilisation non conforme aux recommandations d'utilisation du médicament. Les manifestations cliniques non souhaitables résultant de la prise de médicaments sont appelées troubles iatrogènes. Ils sont dus à la mauvaise observance, l'automédication, les imprudences thérapeutiques et l'apparition inopinée d'effets secondaires.

L'origine des effets secondaires

➡ Le surdosage

Les effets secondaires proviennent d'un surdosage quand la concentration maximale thérapeutique est dépassée. D'autres actions que celles recherchées par le médicament sont les conséquences de ce dépassement. Elles se produisent si les prises sont excessives, les dosages trop élevés, si la substance active s'accumule dans l'organisme en raison d'une mauvaise élimination ou d'interactions médicamenteuses.

➡ L'hypersensibilité au médicament

Plusieurs facteurs influencent la sensibilité d'une personne à un médicament. L'âge, l'état nutritionnel et les particularités génétiques modifient le comportement de l'organisme vis-à-vis du médicament. En outre, la fragilité d'une fonction, comme l'insuffisance hépatique ou rénale, peut être responsable de la réaction d'intolérance. Pour une dose classiquement admise, le seuil toxique est plus bas chez ce patient que dans la majorité des cas.

➡ L'activité accompagnatrice

Un médicament n'est pas toujours totalement spécifique. Les récepteurs cellulaires qui sont sa cible sont situés dans plusieurs organes. Un médicament prescrit pour modifier un trouble déterminé va agir sur la cible visée mais aussi à d'autres niveaux de l'organisme, créant d'emblée un effet secondaire.

La fréquence des effets secondaires

L'apparition d'un effet secondaire n'est pas systématique. Il existe un pourcentage moyen d'apparition d'un effet secondaire, déterminé lors des essais avant AMM.

➡ Au début du traitement

Dès les premières prises, il peut s'instaurer des effets secondaires qui disparaissent généralement au bout de quelques jours. Cela est dû au délai nécessaire au foie pour régler le métabolisme du médicament.

En général, le médicament est bien toléré et possède peu ou pas d'effets secondaires.

➡ La nécessité de l'arrêt du traitement

Un effet nocif peut mettre en jeu le pronostic vital et ne cessera pas par lui-même. L'effet indésirable grave est un effet potentiellement mortel. Le médicament est susceptible d'entraîner des séquelles se traduisant par une invalidité. Cela implique l'arrêt de la prise du médicament pour le patient ou le passage à une autre classe thérapeutique.

Les cas rares

Pour moins de 2 % des cas, on peut voir apparaître ce qui est nommé un « cas rare ».

Les types d'effets secondaires

Ils sont regroupés par organe ou par atteinte d'une fonction. Cette classification permet de les rechercher d'une manière rationnelle. Néanmoins, il ne suffit pas de citer le groupe d'effets secondaires (troubles digestifs, troubles cardiaques, troubles métaboliques, etc.), il faut connaître les différents effets secondaires contenus dans ce regroupement, par exemple :

- **troubles digestifs** : nausées, vomissements, diarrhée, troubles hépatiques, etc. ;
- **troubles neurosensoriels** : céphalées, vertiges, troubles visuels, toux, etc. ;
- **troubles hématologiques** : modification de la formule sanguine, aplasie médullaire, anémie, etc. ;
- **troubles métaboliques** : hyperkaliémie, hyperglycémie, etc. ;
- **troubles cardiaques** : hyper- ou hypotension, troubles du rythme, troubles circulatoires, etc.

Les effets tératogènes

Le passage transplacentaire de certains médicaments pendant la grossesse est responsable de malformations du fœtus. C'est au cours du premier trimestre de la grossesse qu'elles se produisent. Pendant les deux derniers mois de la grossesse, les médicaments qui passent la barrière placentaire sont susceptibles de créer des dysfonctionnements dans l'organisme du fœtus. Dans les deux cas, ces médicaments sont contre-indiqués pendant la grossesse.

Perturbation de la vigilance

Certains médicaments sont responsables de somnolence, de difficulté de concentration et de troubles de la mémoire. Ils peuvent alors altérer la capacité à conduire une automobile, ou à utiliser une machine ou un ordinateur. Dans ce cas, un pictogramme composé d'un triangle rouge contenant une voiture est présent sur la boîte.

Les conseils au patient

En matière d'éducation du patient, le décret du 11 février 2002 précise que l'infirmière est chargée d'informer le patient ou son entourage. Ce rôle est particulièrement important pour favoriser la réussite du traitement.

Le traitement

Le respect de la prescription

En prescrivant un traitement, le médecin prévoit une guérison à court, moyen ou long terme. Pour cela, il établit une ordonnance contenant un certain nombre d'indications qu'il souhaite voir respecter afin que le traitement soit une réussite. Si, pour une raison ou une autre, un des éléments de l'ordonnance n'est pas respecté, cela entraîne une rechute et la mise en œuvre ultérieure de nouveaux traitements encore plus astreignants.

Les modalités du traitement de l'ordonnance seront expliquées au calme, une deuxième fois, en dehors du contexte médecin-patient, parfois stressant pour une personne angoissée par sa maladie.

Le respect des prises, des posologies et de la durée du traitement

➡ Les prises de médicament

Les précisions du type « avant », « pendant » ou « après les repas », sont en relation avec l'absorption optimale du médicament. Le nombre des prises assure, en fonction de la substance active, une concentration constante dans l'organisme.

➡ Les posologies

Le médicament doit être pris de manière régulière, sans que le patient modifie lui-même la posologie.

Il peut en résulter un surdosage ou un manque d'efficacité.

➡ **La durée du traitement**

Un traitement, s'il est prolongé au-delà de la durée prescrite, peut engendrer une accoutumance. Un traitement arrêté trop tôt peut s'avérer inefficace. Il y a un risque d'effet rebond lorsque le traitement est arrêté brutalement.

➡ **En cas d'oubli**

Le patient prendra la prochaine dose à l'heure prévue, sans doubler les quantités.

Les visites régulières chez le médecin

Elles ont pour but de surveiller l'évolution de la maladie sous traitement et de dépister l'apparition de complications. Les effets secondaires pourront être évalués par rapport aux bénéfices attendus du médicament.
Le patient est informé de l'importance des prises de sang régulières pour éviter les surdosages, adapter la posologie des médicaments et vérifier l'évolution favorable de la maladie.

L'automédication

Plusieurs substances ne doivent pas être prises en même temps en raison du risque de potentialisation des effets identiques qu'elles possèdent.
Certains médicaments présentent de très nombreuses interactions médicamenteuses qui obligent à une grande vigilance. Il faut contrôler l'absence d'interactions majeures avant de prendre un médicament de son propre chef.
Le mieux est de demander conseil à son pharmacien.

Les règles hygiéno-diététiques

L'alimentation

Les conseils seront adaptés aux différentes pathologies. Dès qu'il en ressent le besoin, le patient peut prendre contact avec une diététicienne, apte à le renseigner dans les détails.
Il peut lui être conseillé d'arrêter le tabac pour limiter le risque coronarien et cancéreux. La prise d'alcool doit être limitée, voire arrêtée dans certains cas (troubles hépatiques, psychiques, etc.).

Les exercices physiques

Ils doivent être réguliers et sans compétition, comme la marche ou la gymnastique. Les exercices physiques améliorent les capacités respiratoires et musculaires.
Des séances de kinésithérapie seront programmées en fonction des impératifs de la thérapeutique mise en place. Elles sont souvent bénéfiques.

Éviter le stress

Vivre au calme, limiter les émotions permet de se mettre à l'abri des facteurs susceptibles de provoquer la rechute d'une maladie et/ou favorise la pérennité de la réussite d'un traitement. Un sommeil régulier est réparateur et rééquilibrant. Un facteur psychogène est souvent associé aux affections.

Définition

Le générique est un médicament ayant la même composition qualitative et quantitative en principes actifs qu'une spécialité de référence.
Lorsqu'un laboratoire pharmaceutique découvre un médicament, il le protège par un brevet qui lui assure l'exclusivité commerciale, et ce pendant vingt à vingt-cinq ans. Au-delà de cette période, la licence de fabrication de ce médicament de référence tombe dans le domaine public. Un autre laboratoire peut alors commercialiser un générique, comparable au médicament de référence.
Le Code de la santé publique définit le médicament générique comme : « celui qui a la même composition qualitative et quantitative en principe actif, la même forme pharmaceutique, et dont la bioéquivalence avec la spécialité de référence est démontrée par des études de biodisponibilité appropriées ».
On entend par biodisponibilité la quantité de substance active disponible au niveau des sites d'action. Il est toléré un écart de 20 % de biodisponibilité, c'est-à-dire [– 10 % ; + 10 %], entre un médicament générique et une spécialité.

Les appellations du médicament générique

Les génériques sont identifiés de deux manières :

- ils portent le nom de leur dénomination commune internationale (DCI), c'est-à-dire le nom de la molécule qu'ils contiennent, suivi du nom du fabricant :

  DCI + nom du laboratoire®.

  Exemple : Allopurinol Bayer®, générique du Zyloric® ;

- ils peuvent également être désignés par une dénomination de marque mais suivie de l'abréviation « Gé ». Grâce à la présence de ce terme, « Gé », le générique est aisément différencié du médicament de référence :

  Nom de fantaisie® suivi de « Gé ».

  Exemple : Dialgirex® Gé, générique du Di-Antalvic®.

Comme dans la plupart des autres pays européens, les prescriptions en DCI commencent à s'imposer. La DCI va rapidement devenir la dénomination la plus courante du générique.

Le prix du générique

Le générique est une copie conforme en qualité et en quantité de la spécialité d'origine, mais avec un prix inférieur correspondant à l'absence d'investissement de recherche et de développement.
Néanmoins, les différences de prix entre génériques déjà présents depuis un moment et spécialités de référence ont subi l'érosion de la concurrence. Les laboratoires qui fabriquent les médicaments de référence ont fini par baisser leurs prix pour ne pas laisser leurs produits se faire distancer par les génériques.
Les économies réalisées permettent de financer la recherche de nouveaux médicaments, d'améliorer

la prise en charge de certaines maladies et d'équiper les hôpitaux en appareils coûteux (scanners, etc.).

La substitution par les génériques

Le générique est destiné à se substituer au médicament original.

Prescription des génériques par le médecin

Le médecin informe le patient lorsqu'il prescrit un générique à la place du produit de référence habituel. Le médecin peut prescrire les médicaments à partir de leur dénomination commune internationale (DCI) et non plus en se basant sur le nom de marque donné par le fabricant. Le médecin peut également prescrire des génériques portant un nom de marque suivi du suffixe « Gé ».

Si le médecin s'oppose formellement à la substitution, il doit alors inscrire sur l'ordonnance et en toutes lettres la mention « Non substituable » devant le nom de la spécialité prescrite.

Le droit de substitution par le pharmacien

Depuis 1999, le pharmacien a la possibilité de substituer des médicaments génériques entre eux, ou un médicament générique à un médicament de référence.

Pour la substitution, le pharmacien se réfère au répertoire national des génériques officiellement reconnu permettant le remboursement par l'Assurance maladie. Il est publié au *Journal officiel* chaque année.

Efficacité et qualité du médicament générique

Concrètement, pour le patient, rien ne change : le principe actif, la posologie, la voie d'administration, la durée du traitement sont identiques. Les génériques respectent ainsi strictement le but thérapeutique recherché. Seuls le nom de marque, l'emballage extérieur, certains excipients et le prix changent.

Les excipients sont des substances inertes qui, associées à la substance active, constituent le médicament. Les laboratoires de génériques ont la possibilité d'utiliser des excipients nouveaux par rapport à ceux de la spécialité de départ. Un générique d'une spécialité de référence peut présenter un changement de forme, de couleur ou de goût sans modifier l'efficacité attendue et prouvée.

La composition en excipients d'un générique est souvent similaire à celle du produit de référence. Il existe des laboratoires qui commercialisent des génériques à l'identique du médicament de référence, en termes de forme, goût, couleur ou excipient.

Notes

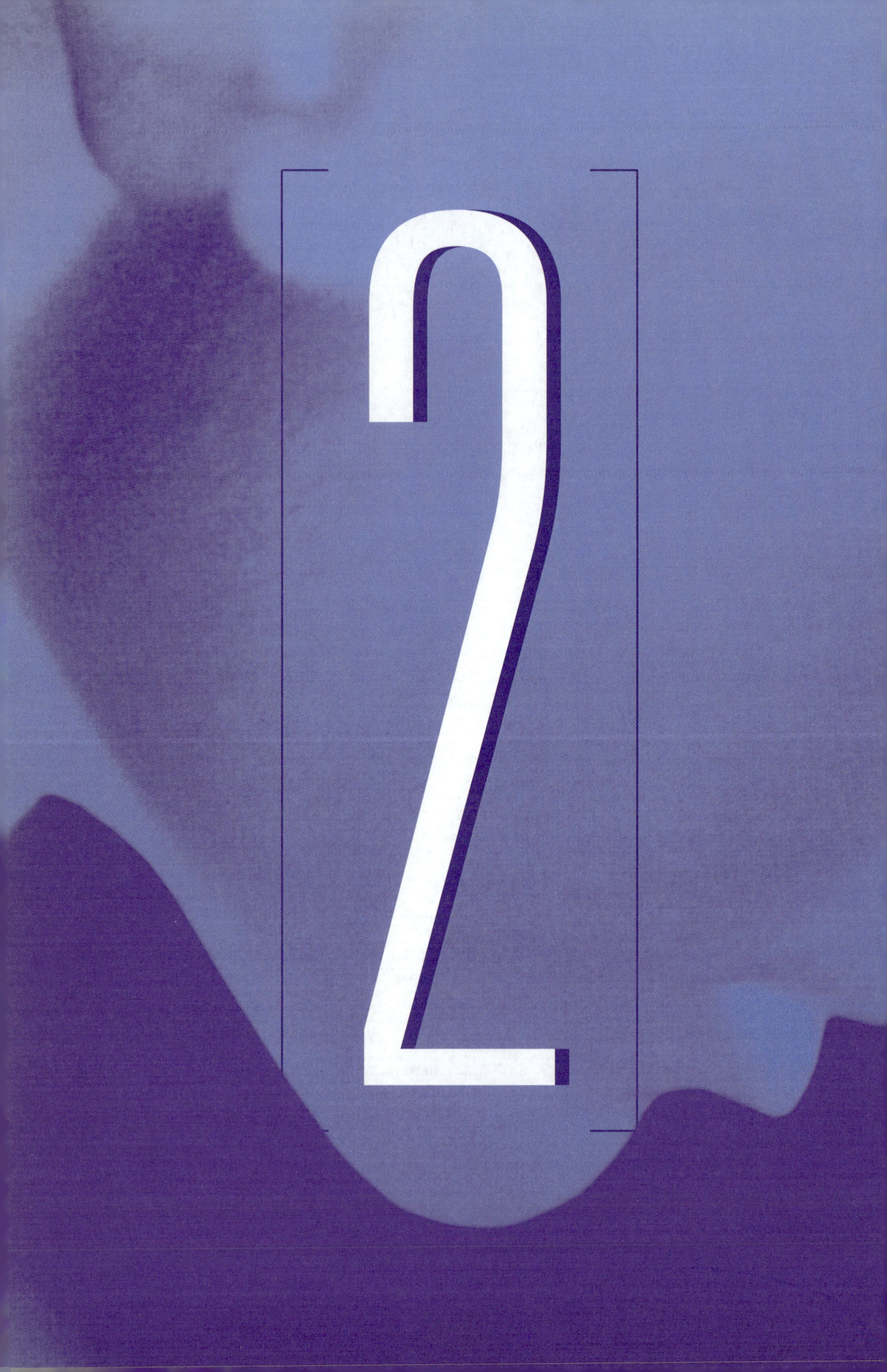

2

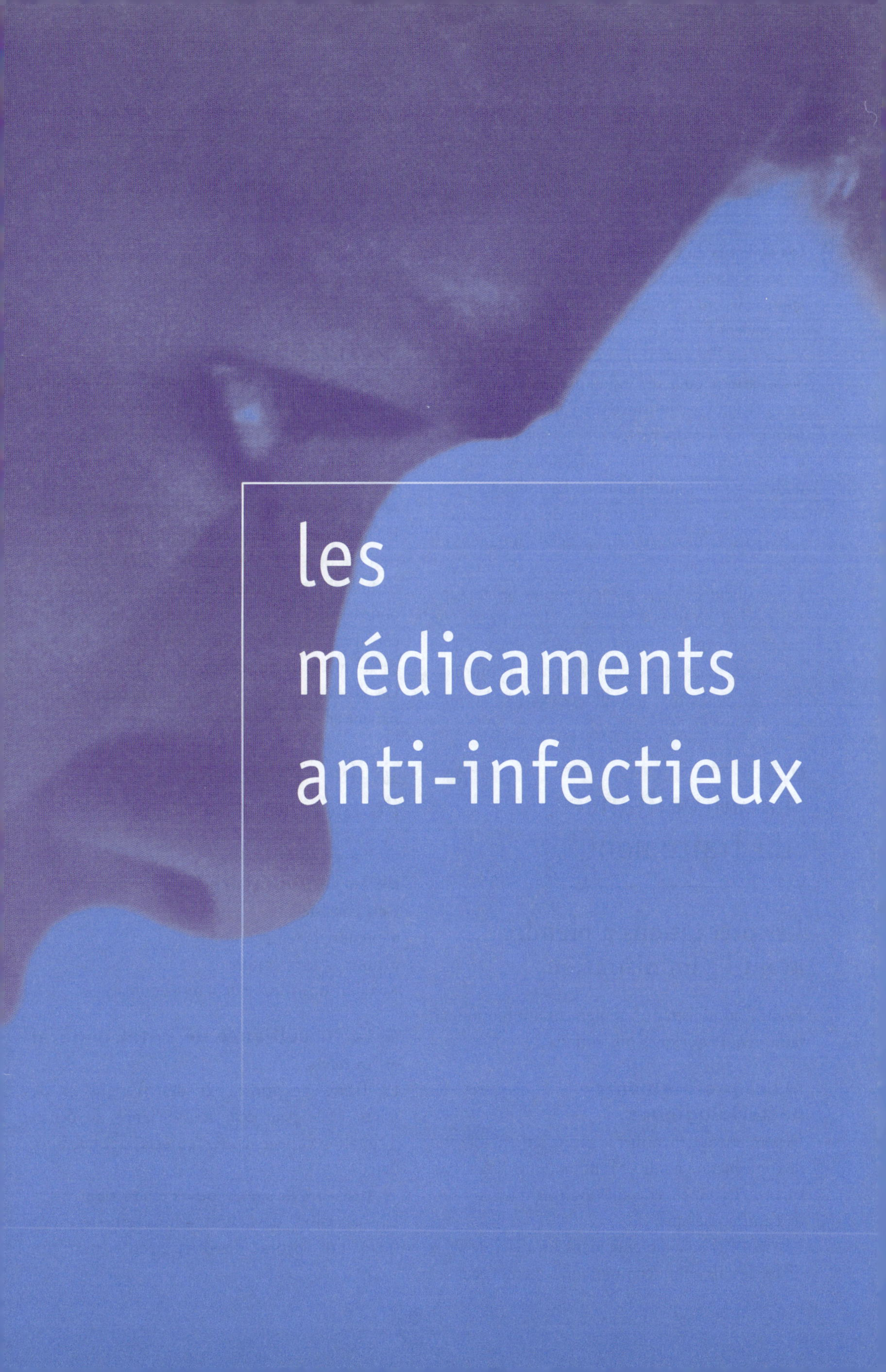

les médicaments anti-infectieux

Les objectifs du traitement

Ils sont doubles et dépendent de la situation pour laquelle ils ont été prescrits. Un antibiotique traite ou prévient l'infection :

- dans un but curatif, l'objectif thérapeutique est la disparition ou la régression des signes infectieux. La guérison est confirmée par l'absence de germes pathogènes dans les prélèvements bactériologiques ;
- la prévention du risque infectieux est liée à la pathologie et à l'intervention. Le traitement chirurgical peut être responsable de complications infectieuses, surtout si l'état général du patient est altéré (les défenses immunitaires sont diminuées) ;
- par ailleurs, il faut prendre toutes les mesures pour éviter l'infection nosocomiale. En effet, un patient est exposé à l'infection nosocomiale s'il est porteur de matériel invasif ou s'il présente une cicatrice, portes d'entrée possibles des germes hospitaliers *(voir chap. 59)*.

La surveillance du traitement

Les précautions à prendre avant l'administration

Avant d'administrer un traitement antibiotique, il faut prendre quelques précautions.

Les prélèvements bactériologiques

Ils permettent d'identifier le germe responsable afin de confirmer ou modifier l'antibiotique. Il faut s'assurer qu'ils ont été effectués avant la mise en route de l'antibiothérapie.

Les résultats sont obtenus dans un délai de 24 à 48 heures. Ils seront communiqués au médecin dès leur retour du laboratoire. En effet, si un germe est résistant, l'antibiothérapie en cours est inutile et l'infection peut s'aggraver.

L'absence d'allergie

L'absence d'antécédent d'allergie à l'antibiotique est à vérifier. Cette information figure sur le dossier du patient, mais doit être confirmée verbalement par le patient.

La vérification de la prescription

Il faut procéder à une vérification de la prescription : la durée du traitement est fonction des cas pathologiques à traiter. Chaque service a élaboré, pour la prévention du risque infectieux, un protocole d'antibiothérapie, lié à la spécificité de la spécialité médicale du service.

Les doses sont prescrites en fonction du poids du patient et de la pathologie concernée.

Évaluer l'efficacité du traitement

La surveillance de la température

Cela consiste à :

- prendre la température ;
- noter la température ;
- établir une courbe de température.

La surveillance de l'état général

➡ La fièvre

La fièvre s'exprime par des frissons et des sueurs. Elle peut être accompagnée de délires, d'agitation et peut aboutir à un état de choc infectieux.

➡ L'absence de signes locaux d'infection

L'observation des éliminations est nécessaire (hématurie, pyurie, diarrhée, crachats purulents, etc.).

➡ Une cicatrisation satisfaisante

La réfection du pansement et l'ablation des mèches seront réalisées avec une asepsie rigoureuse. Les sérosités ne devront pas être sanguinolentes, purulentes ou odorantes. Contrôler l'état de la cicatrisation.

➡ Au point d'injection

Il convient de surveiller l'absence de rougeur, de chaleur et de douleur.

La surveillance de la perfusion

Certaines précautions sont à prendre :

- surveiller le débit, le point d'injection, le reflux, etc. ;
- respecter une asepsie rigoureuse lors de l'injection. Il faut au minimum un lavage aseptique des mains pour toute manipulation des perfusions, des redons, ou pour le changement de pansements. Il est préférable en cas de doute d'utiliser des gants, un masque et une surblouse (prévention du risque nosocomial).

La surveillance biologique

Plusieurs opérations concourent à assurer la surveillance biologique :

- prélèvements bactériologiques réguliers : ECBU (examen cytobactériologique des urines), coproculture, hémoculture ;
- antibiogramme : il décrit le comportement des principaux antibiotiques vis-à-vis d'un germe pathogène isolé à partir d'un prélèvement bactériologique :

– le germe est sensible à l'antibiotique (S) si l'antibiotique est actif sur ce germe,

– il est dit résistant (R) si l'antibiotique n'a pas d'action sur lui. Les résultats doivent être lus par l'infirmière et transmis rapidement, dès leur réception ;

- NFS : elle renseigne sur la quantité de leucocytes et sur la vitesse de sédimentation (VS). L'augmentation des leucocytes est un signe d'infection. Lorsque la VS augmente, dans un contexte infectieux, il y a réaction inflammatoire due à l'infection ;
- CRP (protéine C-réactive, en anglais : C-reactive protein) : elle est le témoin d'une réaction inflammatoire due à l'infection. Elle augmente dans ce cas ;
- bilan biologique spécifique en fonction de l'antibiotique utilisé. Le bilan rénal, hématologique et le bilan hépatique peuvent être nécessaires pour ajuster la posologie en fonction de l'antibiotique utilisé.

Dépister les effets secondaires

Les antibiotiques possèdent des effets secondaires en commun. Ils sont plus ou moins marqués en fonction de l'antibiotique. D'autre part, chaque famille d'antibiotiques possède des effets secondaires spécifiques qui les caractérisent.

Communs aux antibiotiques

➡ Le risque allergique

Les signes cutanés de l'allergie sont le prurit, l'urticaire, les rougeurs et les éruptions cutanées.

Il y a œdème des paupières, de la face et des membres. Dans les cas graves, il peut se produire un œdème de Quincke (œdème de la glotte). Il est fréquent d'avoir une hyperéosinophilie dans la NFS. L'accident allergique se traduit par un malaise, un choc anaphylactique (baisse de la pression artérielle, accélération du pouls, pâleur, cyanose des extrémités).

➡ Les troubles digestifs

Dans 75 % des cas, l'antibiothérapie n'est pas responsable d'intolérance digestive. Dans le cas contraire on observe :

- des nausées, des vomissements ;
- de la diarrhée. C'est l'effet secondaire fréquent de l'antibiothérapie. Le plus souvent elle est bénigne, conséquence de l'appauvrissement de la flore intestinale du patient. Le patient se plaint alors de simple modification de la consistance des selles, associée à des douleurs abdominales et à un

ballonnement. Elles sont alors traitées par un pansement gastrique (Smecta®, Actapulgite®...). Les diarrhées peuvent s'aggraver en colites pseudomembraneuses. Elles disparaissent à l'arrêt du traitement. On peut prévenir leur apparition par l'administration de flore de substitution, sur prescription (Ultra-Levure®, yaourts au dessert...).

➡ La candidose par modification de la flore saprophyte

Le *Candida albicans* est un saprophyte de la muqueuse digestive. Il devient pathogène dès qu'il existe un déséquilibre de la flore intestinale ou si l'immunité s'effondre.

Les candidoses digestives profondes sont responsables de diarrhées et sont difficiles à soigner. De ce foyer digestif, le *Candida* va migrer et ensemencer régulièrement les muqueuses.

Les troubles rencontrés au niveau des muqueuses sont l'apparition d'un muguet buccal ou d'une candidose vaginale.

➡ L'hyperthermie

Elle est due à la libération massive de toxines contenues dans les bactéries, lorsque celles-ci sont détruites par un antibiotique bactéricide. La température augmente dès le début de l'antibiothérapie puis redescend rapidement, signe de réussite du traitement.

Spécifiques de chaque classe d'antibiotique

➡ Les pénicillines

Exemples : Clamoxyl® (génériques : Amoxicilline Merck® etc., Agram® Gé, Flémoxine® Gé), Oracilline®, etc.

Les pénicillines sont responsables d'accidents allergiques. Les pénicillines présentent un risque rare de néphrotoxicité. Elles sont toxiques pour les cellules tubulaires rénales à travers lesquelles elles sont transportées pour être éliminées. En cas d'insuffisance rénale la posologie est réduite en fonction des résultats de la créatininémie (sur prescription).

On rencontre de rares cas de neutropénie, anémie hémolytique et thrombopénie.

Un risque d'hépatotoxicité est possible avec l'association amoxicilline et acide clavulanique (Augmentin®, etc.).

➡ Les céphalosporines

Exemples : Alfatil®, générique : Céfaclor Arrow® etc. ; Oracéfal®, générique : Céfadroxil Teva® etc. ; Zinnat® (cefuroxine).

Elles présentent des risques d'hématotoxicité et de néphrotoxicité (rares).

Il est à signaler une allergie croisée entre les céphalosporines et les pénicillines. Lorsqu'un patient est allergique aux pénicillines, il l'est aussi aux céphalosporines. Ces deux familles ont en effet un cycle chimique en commun dans leur molécule, et celui-ci est reconnu par les IgE présentes chez le patient allergique.

➡ Les aminosides

Exemples : Gentalline® collyre, Trobicine® injectable.

L'ototoxicité est cumulative et irréversible. Elle est annoncée par des bourdonnements d'oreilles, des vertiges et de l'hypoacousie. Elle évolue rapidement vers la perte de l'audition, parfois définitive. La surveillance par l'aminosidémie (dosage sanguin de l'aminoside concerné) est nécessaire si le traitement est prolongé ou si les doses sont élevées. Il y a majoration des risques chez l'insuffisant rénal et la personne âgée. La durée du traitement est en principe inférieure à 7 jours.

➡ Les tétracyclines

Exemples : Vibramycine®, génériques : Doxycycline Biogaran® etc. et Spanor® Gé ; Mynocine®, générique : Minocycline Sandoz® etc.

La photosensibilisation qu'elles induisent nécessite une protection par une crème écran solaire en cas d'exposition au soleil.

Elles présentent un risque de coloration jaune des dents, ce qui contre-indique leur usage chez l'enfant de moins de 8 ans et chez la femme enceinte.

➡ Les macrolides

Exemples : Érythrocine®, Zeclar®, Rovamycine®.

Leurs effets secondaires sont une sensation vertigineuse et un risque de troubles digestifs accru.

➡ Les quinolones

Exemples : Ciflox®, Oflocet®, Péflacine®, etc.

Ces antibiotiques provoquent des troubles tendineux qui se traduisent par de l'arthralgie, de la myalgie et des tendinites. Chez l'adolescent ou le sportif, il y a un risque de rupture du tendon d'Achille.

Ils présentent également un risque de photosensibilisation, de troubles digestifs (nausées, vomissements, diarrhées, gastralgies) et de troubles neurosensoriels (céphalées, vertiges, insomnies, etc.), de leucopénie, de thrombopénie.

➡ Les antianaérobies

Exemple : Flagyl®, etc.

Ils ont pour effet secondaire des troubles digestifs marqués en présence d'alcool.

Les autres moyens de lutte contre les affections infectieuses

La vaccination

➡ Son but

C'est une méthode de prévention de certaines affections infectieuses qui consiste à injecter en sous-cutané un antigène infectieux (bactéries, virus). Il peut être vivant, atténué ou détruit. L'organisme déclenche alors la fabrication d'anticorps destinés à lutter spécifiquement contre ce virus ou cette bactérie. Exemple : DTCP (diphtérie, tétanos, coqueluche, poliomyélite).

Le vaccin procure une immunité à long terme. Dans certains cas, la vaccination doit être renouvelée chaque année, comme c'est le cas pour la vaccination antigrippale.

➡ Sa surveillance

Il faut surveiller la température en raison de la fièvre qui peut apparaître en réaction à la présence bactérienne ou virale. Une induration accompagnée de douleurs peut se produire. Elle sera traitée par des compresses alcoolisées.

Exemple : vaccin antitétanique. Pratiquer la 1re injection sous-cutanée et programmer les rappels.

La sérothérapie

C'est l'administration à but curatif de sérum immunisant. Elle assure une protection immédiate contre la bactérie incriminée.

Cette injection (IM) permet d'attendre que la vaccination, généralement pratiquée en même temps, soit efficace.

Exemple : gammaglobulines antitétaniques intramusculaires, une injection à faire le jour même de la blessure.

Exemples de prescriptions

Les prescriptions fréquemment rencontrées lors des évaluations et en stage sont les suivantes :

- Amiklin® (antibiotique, aminoside), 500 mg à passer en 60 minutes, à diluer dans 200 mL de sérum glucosé isotonique ;
- Augmentin® comprimés de 500 mg (antibiotique), 1 g 3 fois par jour **par voie orale**. L'Augmentin® est une association d'amoxicilline et d'un inhibiteur des bêtalactamases. Les bêtalactamases sont des enzymes produites par les bactéries et capables de détruire les antibiotiques possédant un cycle lactame dans leurs molécules. Ces bactéries deviennent donc résistantes à la pénicilline. En associant cet inhibiteur des bêtalactamases à l'amoxicilline, on lui confère ainsi une activité sur

les bactéries résistantes à l'amoxicilline ; générique : Amoxicilline + Acide clavulanique Winthop® etc. ;
• Augmentin® 1 g (antibiotique), 1 g en **intraveineuse directe**, 3 fois par 24 heures ;
• Augmentin® (antibiotique), **perfusion**, 1 ampoule dans 100 mL de sérum physiologique, à passer en 20 minutes, 3 fois par 24 heures ;
• Clamoxyl® 500 mg, 2 comprimés 2 fois par jour pendant 6 jours ; générique : Amoxicilline Teva® etc. ;
• Clamoxyl® 1 g (antibiotique, amoxicilline), 1 ampoule à passer en 30 minutes dans 50 mL de sérum physiologique, 3 fois par jour ;
• Claforan® (antibiotique, bêtalactamine), 1 g en intraveineuse directe, 3 fois par jour ;
• Flagyl® 500 mg (antibiotique, antibactérien), 1 flacon en intraveineuse lente à passer en 30 minutes, 2 fois par jour ;
• Oflocet® 200 mg (antibiotique), 2 comprimés par jour ; générique : Ofloxacine Arrow® etc. ;
• Oflocet® intraveineux (antibiotique), 2 flacons par jour en 30 minutes, 2 fois par jour ;
• Péflacine® 400 mg, en intraveineux, 2 poches souples de 125 mL par 24 heures.
• Rocéphine® 1 g (antibiothérapie par voie intraveineuse), 1 g à diluer dans 40 mL de glucosé à 5 % et à passer en seringue électrique sur 15 minutes ; générique : Ceftriaxone Biogaran® etc. injectable ;
• Vancomycine Merck® 500 mg (antibiotique), 1 ampoule à dissoudre dans 10 mL de solvant, à passer en 1 heure dans 100 mL de sérum physiologique, 4 fois par 24 heures et pendant 6 jours.

Les conseils au patient

Le patient doit respecter la durée du traitement, les doses, les horaires et les modalités de prise. Une mauvaise observance des prescriptions par le malade à domicile peut favoriser l'apparition de souches résistantes. Une bactérie devient résistante à un antibiotique si elle peut survivre en présence de cet antibiotique.

Le patient est également tenu :
• de prévenir le médecin en cas d'effets secondaires ;
• de ne pas interrompre le traitement même si les signes d'infection ont disparu. La disparition des signes d'infection ne correspond pas toujours à la guérison bactériologique ;
• de ne pas utiliser d'antibiotiques provenant des prescriptions précédentes sans avis médical, même si les symptômes sont semblables à ceux pour lesquels il a été prescrit.

Les objectifs du traitement

Les antifongiques assurent spécifiquement le traitement des **mycoses**. Il s'agit de maladies infectieuses dont l'agent causal est un champignon. Le traitement antifongique est souvent uniquement externe. Toutefois, il peut être accompagné d'un traitement complémentaire par voie orale. Les cas graves sont traités par voie parentérale. Un traitement antifongique peut être plus rarement préventif dans le cadre d'une corticothérapie ou d'un traitement immunosuppresseur.

La surveillance du traitement

Les mycoses requièrent une attention particulière en raison de leur fréquence de plus en plus importante et de la durée de leur traitement, l'arrêt prématuré étant source de rechutes et de résistances.

Les précautions à prendre avant l'administration

Vérifier la prescription

Le respect de la durée du traitement s'avère important, car les antifongiques sont fongistatiques. Ils font diminuer la population fongique. Si le traitement est arrêté prématurément, la croissance fongique reprend et la mycose réapparaît (rechute). Dans certains cas, le traitement doit être renouvelé 15 jours plus tard.

Adapter la forme pharmaceutique à la pathologie

La forme pharmaceutique sous laquelle se présente l'antifongique permet de traiter les différents types de lésions :

- les lésions sèches non macérées et de taille limitée sont traitées par la crème (candidose dermique, teignes…), tandis que les lésions nombreuses (pityriasis versicolor) nécessitent une solution ou une lotion ;
- les mycoses des muqueuses et des peaux fragiles nécessitent l'usage d'une émulsion fluide (anciennement appelée lait dermique) ;
- les lésions macérées des plis sont traitées par la poudre qui est pulvérisée sur les lésions. Elle peut également être appliquée dans les chaussures et les chaussettes en cas de mycose des pieds ;
- les mycoses des poils et des cheveux sont traitées par une lotion, souvent utilisée comme shampooing ;
- les mycoses des ongles (onyxis, périonyxis) nécessitent un traitement long de 1 à 2 mois (voire plus), avec un vernis traitant ou une crème en usage externe. Ce traitement local est souvent accompagné d'un antifongique par voie orale ;
- les mycoses vaginales sont traitées avec des ovules. Les ovules sont mis en place le soir au coucher pour favoriser leur diffusion.

Respecter les modalités d'emploi

Pour une crème, il faut masser de façon douce jusqu'à pénétration complète. Il n'est pas conseillé d'utiliser les gels ou les solutions sur les muqueuses en raison de la présence d'alcool qui pourrait être douloureuse.

Écarter les contre-indications

Ne pas utiliser de corticoïdes à usage local sur une mycose sans un traitement antifongique préalable. En effet les corticoïdes sont immunosuppresseurs et favorisent ainsi le développement d'une mycose. Vérifier l'absence d'antécédents d'allergie aux antifongiques.

Constater l'efficacité du traitement

La disparition des signes de la mycose

Ils dépendent de la localisation :

- les candidoses buccales (muguet, perlèche, glossite, etc.) sont à traiter localement et par voie orale. Il est recommandé de traiter simultanément l'origine digestive et la mycose externe qui est apparue. On évite ainsi l'apparition ultérieure d'une nouvelle candidose à partir du foyer digestif ;
- les candidoses dermiques sont souvent des lésions de macération comme la mycose interdigitale des orteils. Il faut traiter le pied mais aussi les chaussettes et les chaussures pour éviter la recontamination ;
- dans le cas de la vaginite à candidose, les symptômes disparaissent rapidement (irritation prurigineuse intense de la vulve et leucorrhées blanches peu abondantes). Le traitement du partenaire n'est pas obligatoire ;
- les teignes dermiques (dermatophyties) sont d'aspect caractéristique en cible. Sur le cuir chevelu elles sont responsables de tonsures. Elles vont mettre du temps à partir, après le traitement ;
- le pityriasis versicolor (dû à Pityrosporum ovale) est contagieux. Il s'exprime par de petites taches décolorées sur la peau. Le traitement doit se poursuivre jusqu'à restitution d'une peau saine ;
- les mycoses digestives se traduisent par des diarrhées. Le traitement antibiotique modifie la composition de la flore saprophyte, favorisant le développement du candida.

La surveillance bactériologique

La durée d'incubation des champignons est de 48 heures et doit se faire sur un milieu de culture spécifique (milieu de Sabouraud). Elle peut également se faire par examen direct au microscope.

Dépister les effets secondaires

Ils dépendent du type d'antifongique utilisé. Il y a deux familles principales d'antifongiques : les imidazolés et l'amphotéricine B (Fungizone®).

Les effets secondaires généraux des imidazolés

Ils concernent l'administration par voie orale ou injectable des antifongiques à large spectre de la famille des imidazolés (Triflucan®, Nizoral®, Lamisil®, etc.). De plus, lors d'une application locale (gel, crème, pommade) il y a risque de passage dans le sang si la peau présente une lésion ou si la surface d'application est importante. Les effets secondaires sont les suivants :

- hépatotoxicité : augmentation des transaminases, et risque d'hépatite s'exprimant par asthénie, anorexie, nausées, vomissements, ictère ;
- troubles gastro-intestinaux du type nausées, vomissements, douleurs abdominales, diarrhées ;
- réactions allergiques et cutanées s'exprimant par un rash cutané, un prurit, de l'urticaire ;
- effets généraux : céphalées, vertiges, alopécie ;
- réactions cutanées sévères rares à type de toxidermies bulleuses (syndrome de Lyell) ;
- troubles hématologiques rares : leucopénies et thrombopénies.

Les traitements locaux dermiques et buccaux

Rares cas d'intolérance avec sensation de brûlure, prurit et rougeurs.

Les traitements gynécologiques

Les ovules sont peu allergisants. Sensation de chaleur avec les imidazolés.

Le cas de l'amphotéricine B (Fungizone®)

Cet antifongique est bien toléré par voie orale, mais il est responsable de nombreux troubles graves par voie injectable (troubles neurologiques, cardiaques, rénaux, pulmonaires, etc.) lorsqu'il est utilisé dans le traitement des candidoses viscérales.

Exemples de prescriptions

Les prescriptions fréquemment rencontrées lors des évaluations et en stage sont les suivantes :

- Mycostatine® (nystatine), comprimé ou suspension buvable, 1 g par jour pendant 3 à 4 semaines ;
- Fungizone® (amphotéricine B) comprimé, suspension buvable ;
- Triflucan® 50 (fluconazole). Candidoses profondes : 100 à 200 mg ;
- Nizoral® (kétoconazole), 200 mg par jour en 1 prise ; candidoses profondes graves : 400 mg par jour. Les formes locales servent de traitement d'appoint ;
- Kétoderm® (kétoconazole), Trosyd® (tioconazole) lait ou crème, Myk® (sulconazole), Pevaryl® (éconazole) lait ou crème, en application locale ; générique : Éconazole Merck® etc.

Les conseils au patient

Il est déconseillé d'utiliser un savon acide comme le savon de Marseille, car il favorise le développement du candida. La préférence est donnée aux savons alcalins doux (Hydralin®, Saforelle®…). On doit s'appliquer à supprimer les facteurs favorisants :

- supprimer la macération grâce à un séchage soigneux et l'aération des lésions. Il faut utiliser des sous-vêtements en coton, qui absorbent la transpiration ;
- éradiquer les sources de contamination :
  - traitement de toutes les lésions (pieds),
  - traitement des membres de la famille,
  - décontamination des vêtements, chaussettes, chaussures, etc.,
  - désinfection à l'eau de Javel des bacs de douche ;
- éviter les causes des mycoses :
  - les mycoses vaginales sont déclenchées par certains soins locaux excessifs (savons acides, douches vaginales), les tampons vaginaux. Les rapports sexuels sont contaminants car les mycoses vaginales sont des MST,
  - déséquilibres d'un diabète ou de la grossesse,
  - modification de la flore saprophyte par les traitements antibiotiques.

Les objectifs du traitement

Le sida est une maladie dont le traitement évolue de jour en jour. Des progrès considérables ont été faits dans la prise en charge de la maladie depuis le début de l'épidémie. On considère actuellement que le traitement du sida doit être global, c'est-à-dire qu'il faut :

- combattre le virus et rétablir l'immunité ;
- traiter les manifestations de la maladie : les infections opportunistes et les cancers ;
- apporter un soutien psychologique au patient ;
- favoriser son maintien ou son retour dans le monde du travail ;
- assurer une communication constante pour éviter l'apparition de nouvelles contaminations (adolescent, jeune adulte).

La surveillance biologique

Le dépistage

L'intérêt

Le test de dépistage est recommandé devant des pratiques à risque. Il s'agit de conduites sexuelles avec de multiples partenaires et rapports non protégés. Il en est de même devant une suspicion de prise de toxiques IV avec échange de seringues souillées.

Les tests

La sérologie du VIH peut se faire par trois tests :

- recherche de l'antigène P24 ;
- le test ELISA ;
- le test Western-Blot.

Durant la primo-infection, il y a apparition des anticorps anti-VIH détectés par ELISA et Western-Blot.

Les protocoles

Un test de dépistage ne peut être pratiqué qu'avec l'accord de la personne concernée. Le personnel médical dans son ensemble est soumis au secret professionnel.

La charge virale

La mesure de la charge virale est assimilée à la quantification de l'ARN VIH plasmatique. Cette approche est la meilleure pour évaluer la multiplication du virus et permet de mesurer de manière indirecte la quantité de virus dans l'organisme.

La variation des résultats de la mesure de la charge virale est prédictive de l'évolution de l'infection par le VIH et met en évidence l'échec ou la réussite thérapeutique.

- Les résultats de la charge virale sont exprimés en nombre de copies d'ARN viral par millilitre, ou en logarithmes décimaux du nombre de copies d'ARN viral par millilitre.

– Une charge virale est basse si elle est inférieure à 4 log (c'est-à-dire que le log décimal du nombre de copies d'ARN viral par millilitre est égal à 4), soit 10 000 copies par mL.

– Elle est élevée à partir de 5 log (100 000 copies/mL).

– La charge virale est indétectable au-dessous de 2,7 log (500 copies/mL).

- En traitement continu, avec une charge virale au-dessous de 4 log (10 000 copies/mL) et au mieux indétectable (2,7 log soit 500 copies/mL), le risque de développer des symptômes est extrêmement faible.

Le taux de CD4

Le taux des CD4 est exprimé en nombre de CD4 par millilitre. La lymphopénie CD4 est caractéristique de l'infection par le VIH. Elle conduit, en moyenne en dix ans depuis la primo-infection, à une déplétion totale en lymphocytes CD4. Plus les CD4 baissent, plus les maladies apparaissent et plus elles sont graves et difficiles à traiter.

La surveillance biologique des médicaments

Elle est fonction des effets secondaires des médicaments utilisés et des modifications métaboliques attendues (bilan hépatique, neurologique, rénal, etc.).

Situer le stade de la maladie

Il y a plusieurs phases d'évolution jusqu'au stade de la maladie déclarée.

- **Stade 1 : c'est la primo-infection.** Le malade présente un syndrome grippal avec céphalées, courbatures et affection des ganglions lymphatiques, mais l'organisme se défend par la production d'anticorps. Le taux de CD4 est normal, la charge virale qui a augmenté considérablement diminue en une semaine.
- **Stade 2 : c'est la phase d'équilibre ou asymptomatique.** Le malade ne ressent plus de symptômes, et un équilibre s'installe entre la production virale et l'élimination du virus par le système immunitaire. Cette situation peut durer plusieurs années.
- **Stade 3 : c'est la phase symptomatique.** La maladie s'installe. Apparaissent alors des infections opportunistes car l'organisme ne peut plus se défendre. Le taux de CD4 diminue et la charge virale est en hausse. Il s'agit du sida déclaré, de la maladie en tant que telle.

Cas de contact avec du sang contaminé

Le personnel soignant peut se contaminer en cas de blessure ou se piquer avec un instrument souillé par du sang contaminé (VIH).

Soins immédiats

Piqûre ou coupure

Nettoyer à l'eau et au savon, rincer, désinfecter pendant au moins 5 minutes avec de l'alcool à 70°, de la povidone iodée (Betadine®) ou de l'eau de Javel à 12° chlorométrique diluée au 1/10.

Projection sur une peau lésée

Nettoyer à l'eau et au savon, rincer, désinfecter avec de la povidone iodée ou de la chlorhexidine (Hibiscrub®).

Projection dans les yeux

Rincer abondamment à l'eau ou avec du sérum physiologique pendant au moins dix minutes et consulter l'ophtalmologiste pour appliquer un collyre antiseptique.

Consultation médicale

Cette démarche consiste à :

- consulter un médecin référent de l'hôpital pour vérifier en urgence les sérologies VIH, hépatites B et C du patient et de la personne blessée ;

- mettre en œuvre un suivi sérologique (sérologie immédiate, à 6 semaines, 3 mois et 6 mois) ;
- mettre à jour la vaccination contre le virus de l'hépatite B si cela n'a pas été fait.

En cas de blessure occasionnée lors de soins administrés à un patient séropositif, le médecin référent pourra proposer une bithérapie antirétrovirale habituellement par zidovudine (Retrovir®), 1 gélule à 300 mg 2 fois par jour, associée à lamivudine (Epivir®), 150 mg 2 fois par jour, à débuter avant la 4e heure qui suit l'exposition, pour une durée de 1 mois. Les autres modalités (trithérapie, autres antirétroviraux) seront discutées en fonction de la charge virale du patient et des traitements antirétroviraux antérieurement reçus par le patient (risque de résistance à l'un des antirétroviraux).

Suivi médico-administratif

Il faut :

- notifier l'accident sur le cahier de la salle de soins ;
- faire une déclaration d'accident du travail et prévenir le médecin du travail.

Les mesures préventives

Des mesures préventives permettant la sécurité optimale des soignants sont appliquées rigoureusement :

- après usage, ne pas recapuchonner les aiguilles : éliminer le matériel contaminé dans des récipients spéciaux ;
- le port de gants jetables est obligatoire dès que l'on est au contact du sang et de produits biologiques. En cas de risques de projections (par exemple lors d'une opération), il est nécessaire de porter des lunettes de protection ainsi qu'une blouse à usage unique ;
- nettoyer le sang et les liquides biologiques avec un linge à usage unique, et désinfecter les surfaces souillées à l'eau de Javel.

Les antirétroviraux

Rappel physiopathologique

Le sida, ou syndrome de l'immunodéficience acquise, est dû à un virus, le VIH, virus de l'immunodéficience humaine. C'est un virus à ARN. Le VIH a pour cible les lymphocytes CD4 ou T *helper*. Ceux-ci sont les cellules du système immunitaire responsables de la défense naturelle de l'organisme contre les agressions des bactéries, des parasites, des champignons et des virus. En absence de CD4 il n'y a pas d'immunité et donc pas de vie possible.

Le VIH utilise les CD4 qu'il a infectés pour se multiplier en détournant leur activité à son profit. Le VIH est un rétrovirus caractérisé par la présence d'une enzyme, la transcriptase inverse (*reverse-transcriptase* en anglais), capable de transformer l'ARN viral en ADN viral. Cela permet au génome viral de s'intégrer dans le chromosome humain et de détourner la synthèse protéique. La cellule infectée va produire à ses dépens une quantité énorme de virus. L'éclosion des nouveaux virus hors du CD4 infecté produit des trous dans la membrane cytoplasmique de la cellule, par lesquels s'échappent les substances essentielles à sa survie, aboutissant ainsi à sa mort.

Les rétrovirus, tel le VIH, ont la caractéristique de s'adapter à l'attaque des antiviraux par des modifications génétiques de leur génome. Leur changement d'aspect constant constitue ainsi un obstacle à la réussite des traitements.

Définition et description

Ce sont des médicaments utilisés contre les virus VIH dans le but de ralentir la progression de la maladie. Ils sont classés selon leurs mécanismes d'action antiviraux. Les antiviraux agissent à plusieurs niveaux du cycle du virus.

Les inhibiteurs de la transcriptase inverse

Les inhibiteurs de la transcriptase inverse (*reverse-transcriptase* en anglais) bloquent l'enzyme virale nécessaire à l'intégration du virus dans la cellule hôte. Il existe deux types d'inhibiteurs de la transcriptase inverse :

- les analogues nucléosidiques qui sont incorporés dans la chaîne d'ADN virale en formation à la place des nucléosides naturels, constituants de l'ADN (exemples : Videx® 100 mg, Retrovir® 250 mg, Zerit® 40 mg, Epivir® 150 mg, Viread®, etc.) ;
- les analogues non nucléosidiques qui perturbent directement le fonctionnement de l'enzyme (Viramune® 200 mg, Sustiva®, Hivid® 0,375 mg et 0,750 mg, etc.).

Les antiprotéases virales

Les antiprotéases ont pour cible une enzyme du VIH, appelée protéase. En bloquant l'activité de la protéase, les nouveaux virus produits sont défectueux et ne peuvent plus infecter de nouvelles cellules.

La dose par 24 heures doit impérativement être respectée, ainsi que les espacements des prises, et cela afin de maintenir une quantité d'antiprotéases capables de contenir l'arrivée constante de nouveaux VIH.

Exemples : Norvir® 100 mg, Crixivan® 200 mg, etc.

Les associations d'antiviraux

Exemples : Combivir®, Trivizir®, Kaletra®.

Les inhibiteurs de la fusion du VIH

Exemples : Fuzeon (enfuvirtide) injectable utilisé en cas d'échec à d'autres antirétroviraux.

Mise en place du traitement

La trithérapie

La trithérapie est constituée par l'association de trois antirétroviraux choisis par le médecin en fonction du patient.

Les posologies sont très variables, elles dépendent de la tolérance, du stade de la maladie et de la formule sanguine du patient.

Les résultats sont très bons et la qualité de vie des malades a beaucoup évolué.

Les trithérapies ont des limites dues à la toxicité des produits, à la résistance des VIH et aux risques d'interactions médicamenteuses.

La durée du traitement dépend du délai d'apparition des résistances et de la manifestation des effets secondaires majeurs.

Les prises doivent se faire à jeun, c'est-à-dire 30 minutes avant le repas ou 2 heures après en raison de la diminution de l'absorption par les aliments.

Les vacances thérapeutiques

La trithérapie assure le traitement du sida, mais les patients doivent supporter des effets secondaires pénibles. Dans certaines conditions, le traitement peut être arrêté pendant quelque temps pour limiter les effets secondaires des médicaments, il s'agit de « vacances thérapeutiques ». Si les patients ont récupéré de bonnes défenses immunitaires et une charge virale indétectable, le traitement est arrêté d'un commun accord entre le médecin et le patient. Une prise de sang régulière permet de contrôler la charge virale et les défenses immunitaires. Le traitement sera repris lorsque les CD4 (voir plus haut) recommenceront à diminuer.

Dépister les effets secondaires d'une trithérapie

Il est difficile d'attribuer à l'une ou l'autre des trois substances utilisées en trithérapie les effets secondaires retrouvés. Ils sont fonction des médicaments utilisés.

Les troubles digestifs

Ils sont presque toujours constants : nausées et vomissements, douleurs abdominales, altération du goût. La diarrhée est très fréquente et, si elle devient chronique, le traitement doit être arrêté pour éviter une perte de poids trop importante. On peut aussi constater une perte totale du goût, des stomatites et de l'anorexie.

Les troubles hématologiques

Ils sont surtout dus à l'AZT. La formule sanguine présente souvent une baisse du nombre de globules rouges et du taux d'hémoglobine (anémie). L'autre anomalie de la formule sanguine est la baisse des polynucléaires neutrophiles (neutropénie). Elle favorise l'apparition d'infections, avec fièvre et frissons.
Si l'hémoglobinémie est inférieure à 7,5 g/100 mL et si la neutropénie est inférieure à 750/mm^3, le traitement est interrompu.

Les neuropathies périphériques

Il s'agit d'engourdissements. Elles s'expriment par des fourmillements, des pertes de sensibilité et des douleurs généralement localisées au niveau des pieds ou des mains.

Les troubles hépatiques

L'atteinte hépatique nécessite la vigilance. On peut craindre une atteinte hépatique avec augmentation des transaminases. Il est recommandé de réaliser un bilan hépatique régulier au cours du traitement.

Les pancréatites

La pancréatite est une complication peu fréquente mais sérieuse : des pancréatites fatales ont été rapportées. La présence d'une élévation de l'amylasémie (2 fois la valeur normale), accompagnée de l'élévation des triglycérides et du dérèglement de la glycémie, présage d'une pancréatite imminente. Elle se manifeste par des douleurs abdominales ; elle peut être mortelle.

La perturbation de l'état général

Les patients souffrent le plus souvent de fièvre avec frissons, de céphalées, d'asthénie, d'insomnies, d'anxiété et de nervosité, ainsi que d'ulcérations de la muqueuse buccale.

Troubles cutanés

Les antiprotéases sont responsables d'anomalies de répartition des graisses. Elles disparaissent de certains endroits du corps, notamment du visage, des bras, des jambes et des fesses, et s'accumulent ailleurs. Les anomalies de répartition des graisses sont gênantes et peuvent avoir des conséquences psychologiques. Elles sont traitées par la chirurgie esthétique.

Le traitement des maladies opportunistes

Les infections opportunistes sont provoquées par des agents infectieux présents dans l'organisme mais qui n'expriment pas leur pouvoir pathogène quand les défenses immunitaires sont normales. Ils appartiennent à toutes les familles de micro-organismes : virus, champignons, bactéries, protozoaires, parasites. La mesure du taux de CD4 est utile pour prévoir l'apparition des infections.

L'herpès et le zona

L'herpès forme de petites vésicules remplies de liquide qui se déchirent pour laisser la place à des érosions de la peau sous forme de croûtes. Elles se développent au-dessus des lèvres, sur le visage, dans la bouche, sur les organes génitaux ou au niveau de l'anus. Le zona se caractérise par des plaques de vésicules en bouquets formant une bande sur la partie gauche ou droite du torse. Il est douloureux et peut nécessiter l'adjonction d'un antalgique fort. Le Zovirax® est utilisé à la posologie de 5 à 10 comprimés par jour en 5 prises pour l'herpès. Pour le zona on peut utiliser la voie injectable, avec une dose de 30 mg/kg/24 heures. Les effets indésirables sont rares. Il y a risque d'insuffisance rénale si l'hydratation est insuffisante.

La toxoplasmose

La toxoplasmose peut se développer lorsque le nombre des CD4 est inférieur à 200 éléments par mm^3. Les toxoplasmes forment des kystes dans le cerveau, les yeux ou les poumons. La maladie s'exprime par de violents maux de tête, des pertes d'attention, des difficultés à se concentrer et des absences.

La prophylaxie primaire de la toxoplasmose s'effectue par la prise d'un comprimé de Bactrim® fort ou faible par jour, à vie. Les effets secondaires du Bactrim® peuvent être gênants.

Les allergies cutanées au Bactrim® peuvent être graves (prurit, rash, dermatose bulleuse). Il faut prévenir le médecin dès le début de l'allergie. Il y a un risque de photosensibilisation. La protection contre la photosensibilisation est nécessaire. Les troubles hématologiques sont rares : agranulocytose, anémie, thrombopénie, hémolyse, leucopénie (par carence en folates, rare). Les effets gastro-intestinaux sont les nausées, vomissements, douleurs abdominales).

La pneumocystose

La pneumocystose est une affection pulmonaire. Elle se déclare quand le nombre de CD4 est inférieur à 250 par mm^3. Les premiers signes sont l'essoufflement, une toux sèche accompagnée de fièvre. Le diagnostic définitif repose sur un lavage broncho-alvéolaire.

Le traitement curatif de la pneumocystose repose sur des perfusions de Bactrim® intraveineux à raison de 3 ampoules toutes les 6 heures pendant 3 semaines, accompagnées de corticoïdes.

Les infections à cytomégalovirus (CMV)

Le CMV est très répandu dans la population. C'est au-dessous de 50 CD4 par mm^3 que le CMV commence à provoquer des symptômes. Il atteint les yeux provoquant une rétinite qui entraîne la perte partielle ou totale de la vision de l'œil concerné. L'attaque du tube digestif par le CMV se traduit par de fortes diarrhées et des douleurs à la déglutition. En traitement d'entretien, le Cymévan® (ganciclovir) est pris à raison de 4 gélules 3 fois par jour, à vie. La rétinite à CMV est soignée par voie intravitréenne (injection directe dans la substance vitrée de l'œil, dans le globe oculaire). Les effets secondaires sont essentiellement hématologiques ; il se produit une neutropénie, une thrombopénie, ainsi qu'une anémie. Dans ce cas, des injections de médicaments stimulant la production de globules blancs (Neupogen®, Granocyte®, etc.) peuvent compenser les effets négatifs du Cymévan®.

Les mycobactérioses atypiques

Les mycobactéries sont des micro-organismes responsables de plusieurs affections comme la tuberculose ou la lèpre. Les mycobactéries atypiques sont des germes qui ne se multiplient que lorsque le taux de CD4 est au-dessous de 100 par mm^3. La mycobactérie atypique du nom de Mycobacterium avium complex (MAC) est la plus fréquemment rencontrée.

La tuberculose

Le traitement antituberculeux est très actif et permet d'obtenir le plus souvent la guérison de la tuberculose (Rimifon®, Rifadine®, Myambutol®, etc.).

Le sarcome de Kaposi

Ce cancer provient soit d'une infection virale inconnue transmise conjointement avec le VIH par voie sexuelle, soit d'un rétrovirus ayant des antigènes communs avec le VIH.
Le sarcome de Kaposi se présente sous la forme de plaques ou nodules cutanés bleus, violacés ou bruns.

Les lymphomes

Les lymphomes sont des tumeurs cancéreuses ganglionnaires qui peuvent toucher tous les organes. Le traitement fait appel à la chimiothérapie, mais celle-ci peut aggraver la défaillance immunitaire.

Exemples de prescriptions

Les prescriptions fréquemment rencontrées lors des évaluations et en stage sont les suivantes :

- suivre régulièrement la trithérapie antirétrovirale suivante :
  - Zerit® (stavudine, D4T), 1 gélule à 40 mg matin et soir,
  - Epivir® (lamivudine, 3TC), 1 comprimé à 150 mg matin et soir,
  - Viracept® (nelfinavir), 3 comprimés à 250 mg 3 fois par 24 heures ;
- autres prescriptions :
  - Viread® (ténofovir) 245 mg,
  - Kaletra® (lopinavir, ritonavir) 3 capsules ou 5 ml de solution buvable 2 fois par jour,
  - Trivizir® (abacavir, lamivudine, zidovudine),
  - Fuzeon® (enfuvirtide) 90 mg/ml.

Les conseils au patient

Concernant son traitement

Le patient qui entreprend un traitement doit être informé des principales règles qui régissent la thérapeutique antivirale. Le traitement ne doit pas être arrêté sans avis médical malgré l'apparition de manifestations toxiques. Il n'est pas recommandé de diminuer soi-même le nombre de comprimés par prise. Le patient devra, s'il ne peut plus continuer à prendre son médicament, prévenir son médecin.
Les antirétroviraux n'entraînent pas actuellement une guérison complète et reconnue de l'infection par le VIH. Le traitement nécessite une surveillance médicale régulière et des examens sanguins de contrôle, à périodes fixes.
L'efficacité des antirétroviraux diminue avec le temps. Si un comprimé ou une prise de médicament est oublié dans la journée, il ne faut pas le prendre plus tard, mais poursuivre le traitement aux heures prescrites sans changer la posologie.

Concernant la vie quotidienne

La prise d'antirétroviraux ne dispense pas du traitement préventif des maladies opportunistes. Les antirétroviraux ne diminuent pas le risque de transmission du VIH par voie sanguine ou sexuelle. Une personne séropositive asymptomatique peut continuer à travailler. Le fait pour une personne d'être séropositive ne peut pas constituer pour l'employeur un motif de licenciement. Un employeur ne peut pas refuser l'embauche d'une personne en raison de sa séropositivité. En France, le sida est une « maladie à déclaration obligatoire ».

Notes

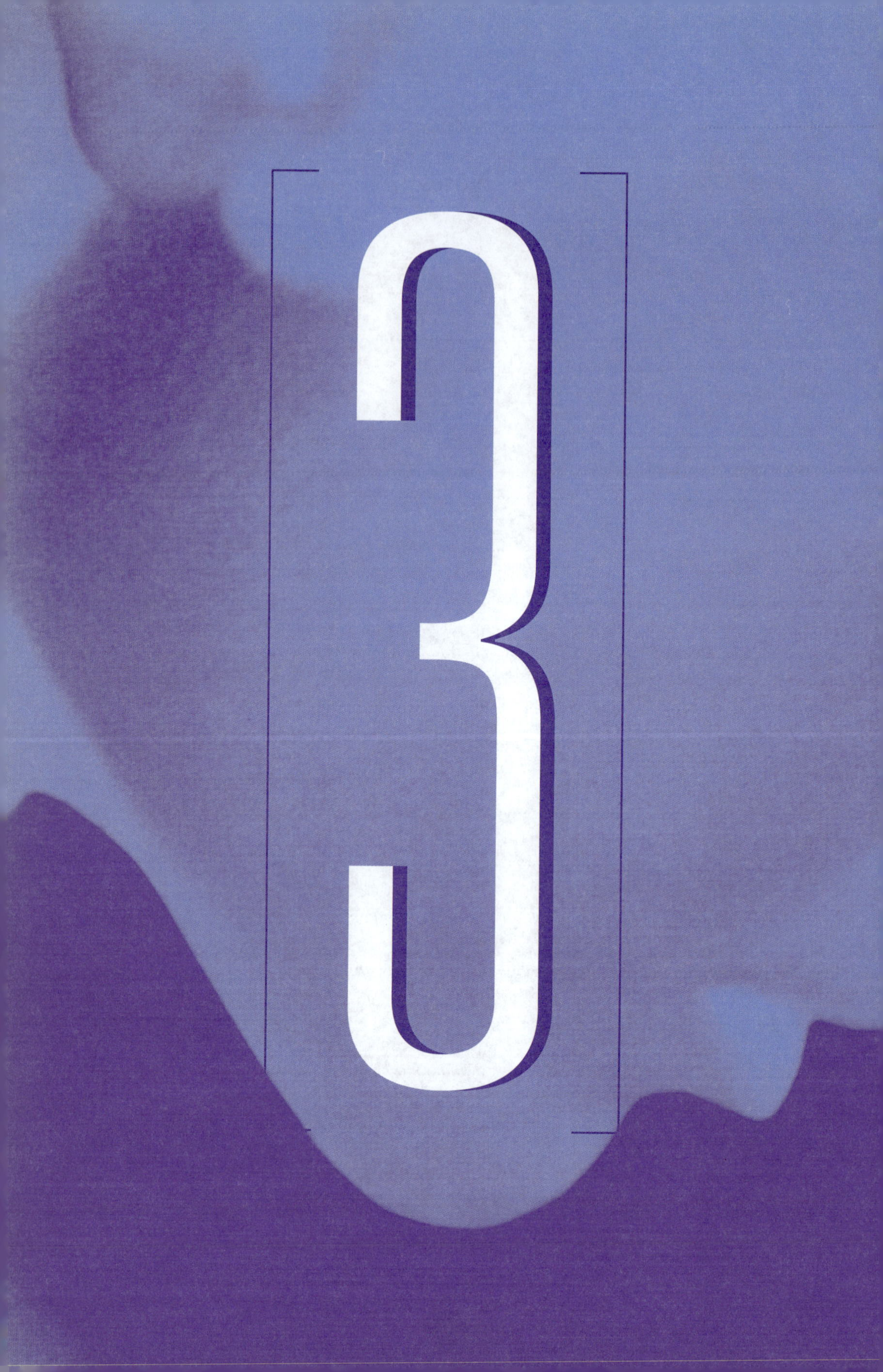
3

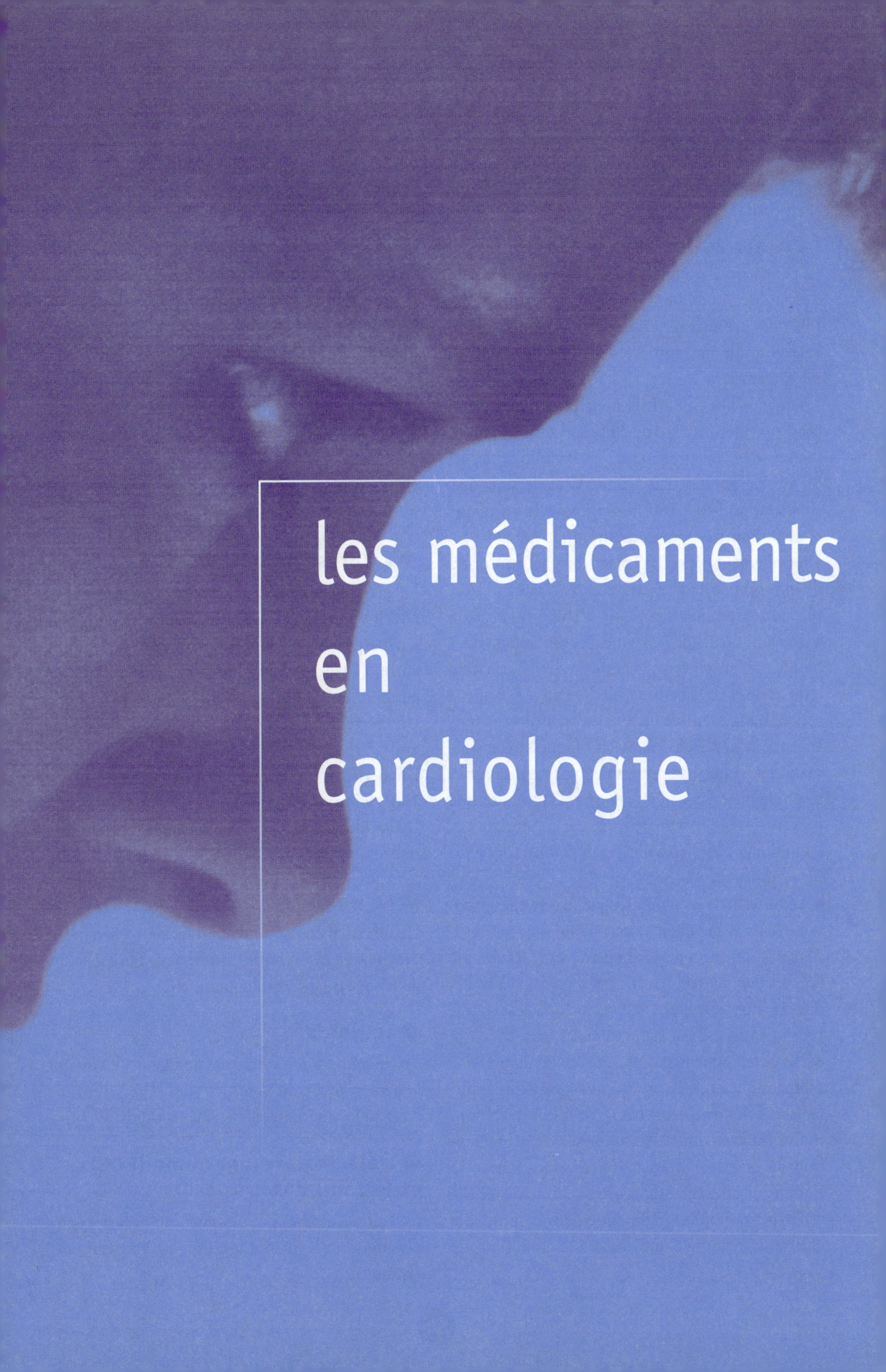
les médicaments
en
cardiologie

Les objectifs du traitement

Ils consistent à normaliser les chiffres tensionnels, c'est-à-dire à stabiliser la pression artérielle.

Elle doit être abaissée en permanence pour limiter l'élévation de pression artérielle lors des poussées d'hypertension.

Les valeurs normales de la pression artérielle sont, pour un sujet jeune, de 120 à 130 mmHg (millimètres de mercure) pour la systolique et de 80 mmHg pour la diastolique. Chez le sujet âgé, elles sont de 140 à 160 mmHg pour la systolique et de 95 mmHg pour la diastolique.

Un traitement est mis en place lorsque trois prises de pression artérielle consécutives révèlent une pression systolique supérieure à 160 mmHg.

- Les inhibiteurs de l'enzyme de conversion (IEC) bloquent l'enzyme qui assure la transformation (conversion) de l'angiotensine I en angiotensine II active. L'angiotensine est une substance vasoconstrictrice et hypertensive. Si on bloque sa transformation, les taux d'angiotensine hypertensive active seront faibles. Celle-ci jouera un rôle moindre et la pression artérielle sera abaissée. Par ce mécanisme, les inhibiteurs de l'enzyme de conversion sont antihypertenseurs.
- Le furosémide est un diurétique. Il active l'élimination rénale. Il favorise le départ d'eau et de sels organiques. Son action antihypertensive résulte de l'élimination du sodium car celui-ci participe à la rigidité des artères. De plus, l'élimination d'eau diminue la pression intra-artérielle sur la paroi des artères.
- Les bêtabloquants freinent l'activité du système sympathique en agissant sur des récepteurs cellulaires appelés récepteurs bêta. Ainsi les artères sont moins réactives donc plus souples, avec augmentation du diamètre artériel. Cette vasodilatation se traduit par une baisse de la pression intra-artérielle et l'hypertension est maintenue dans la limite des chiffres tensionnels normaux en fonction de l'âge.

La surveillance du traitement

Les moyens de surveillance

L'appréciation des paramètres vitaux est l'un des moyens de surveillance du traitement.

La pression artérielle

La pression artérielle est normale au-dessous de 140/90 mmHg (millimètres de mercure).

L'hypertension est limite quand elle est comprise entre 140 et 160 mmHg pour la systolique, et entre 90 et 95 mmHg pour la diastolique.

L'hypertension est dite légère au-dessus de 160/95 mmHg.

L'hypertension est modérée à sévère au-dessus de 180/105 mmHg.

L'effet « blouse blanche » augmente la pression artérielle.

Le pouls

La surveillance du pouls permet de rechercher la présence de tachycardie (insuffisance cardiaque) ou de bradycardie (bêtabloquant, etc.).

Le poids

En présence d'une surcharge pondérale, il faut que le patient perde du poids.

Un risque athéromateux est lié au poids.

L'électrocardiogramme (ECG) et le fond d'œil

Ils sont nécessaires pour évaluer l'impact des complications sur le myocarde ou sur la rétine (sur prescription).

Constater l'efficacité du traitement

La disparition des signes physiques de l'hypertension

Elle se caractérise par l'amélioration de l'état général et par une disparition des céphalées (en casque, occipitale, matinale), de l'épistaxis (parfois fréquent), des troubles oculaires (mouches volantes blanches, brouillard) et des bourdonnements d'oreille.

L'absence de signes de complications

Ces complications apparaissent lorsque l'hypertension n'est pas stabilisée. Il s'agit de lésions vasculaires disséminées. Elles sont d'ordre :

- **neurologique :** accident vasculaire cérébral, hémorragie cérébrale, paralysie totale unilatérale ou transitoire ;
- **sensoriel :** vertiges par hémorragie labyrinthique, hémorragie rétinienne avec perte de la vision d'un œil par décollement rétinien ;
- **cardiaque :** accident coronarien, œdème aigu du poumon ;
- **rénal :** hématurie, insuffisance rénale.

La surveillance biologique

Plusieurs critères permettent d'effectuer une surveillance biologique (sur prescription).

La protéinurie

Elle mesure l'atteinte rénale avec lésion du parenchyme rénal. L'insuffisance rénale aiguë se définit par la baisse du débit de la filtration glomérulaire avec ou sans lésion du parenchyme rénal et l'apparition d'albumine dans les urines.

Le cholestérol et les triglycérides

Ces recherches sont faites dans le contexte de complications coronariennes de l'hypertension. En effet, le cholestérol et les triglycérides sont responsables de la formation de plaques d'athérome, cause physiopathologique de l'insuffisance coronarienne :

- cholestérol total : 1,5 à 2,4 g/L de sang ;
- HDL-cholestérol (« bon » cholestérol) : 0,4 à 0,5 g/L de sang ;
- triglycérides : 0,5 à 1,3 g/L de sang.

L'ionogramme

Il permet de rechercher les taux de potassium et de sodium sanguins ou urinaires susceptibles de varier :

- sodium (natrémie) : 135 à 148 mEq/L de sang (l'excès de sodium est responsable de la dureté des vaisseaux) ;
- potassium (kaliémie) : 3,4 à 5,2 mmol/L de sang (son augmentation fait accroître le risque d'arythmie).

La créatinine

Sa variation est le signe d'une insuffisance rénale. La recherche de la créatinine fait partie du bilan rénal. Elle est le reflet de l'épuration rénale (normales : 7 à 12 mg/L).

Dépister les effets secondaires

L'hypotension orthostatique

Elle apparaît lorsque l'antihypertenseur agit en excès, en raison d'une trop forte posologie ou d'une potentialisation médicamenteuse. Les posologies doivent être progressives au début du traitement. Il s'agit d'une baisse prolongée de la pression artérielle lors de la station debout. La pression artérielle systolique est inférieure à 105 mmHg :

- elle s'exprime par de l'asthénie, des vertiges passagers, des malaises et elle peut être responsable de chutes. La position assise ou couchée ne doit pas être quittée brutalement mais progressivement ;
- une hypotension orthostatique doit être recherchée par la prise de la pression artérielle, patient assis et debout, lors de l'administration des hypo-

tenseurs en raison du risque de chutes qu'elle engendre, notamment chez les personnes âgées ;
- l'alcool potentialise l'hypotension et peut aggraver des troubles du foie préexistants.

Les effets spécifiques de chaque antihypertenseur

➡ Les diurétiques

L'effet principal est le risque de déshydratation. L'hypokaliémie des diurétiques de la famille du furosémide (Lasilix®) est généralement modérée mais nécessite une supplémentation en potassium (Kaleorid®, Nati-K®, Diffu-K®).

➡ Les bêtabloquants

Une bradycardie excessive peut devenir gênante dans la vie quotidienne du patient (asthénie, impuissance, inefficacité à l'effort). Les doses seront progressives au début du traitement.

On peut citer le Sectral® (acébutolol), générique : acébutolol ; la Ténormine® (aténolol), génériques : Betatop® Gé, aténolol ; le Soprol® (bisoprolol), générique : bisoprolol, etc.

➡ Les inhibiteurs de l'enzyme de conversion (IEC)

L'hypotension peut être plus marquée en association avec un diurétique. Une toux sèche, persistante et aggravée en position couchée est souvent constatée. Elle peut même nécessiter le passage à un autre IEC.

Parmi les IEC on peut citer le Lopril® (captopril) 50 mg, génériques : Captirex® Gé, Captopril Biogaran® etc. ; le Renitec® (énalapril) 20 mg, générique : Énalapril Merck® etc. ; le Coversyl® (périndopril) 4 mg.

Généralement, ils sont remplacés par les antagonistes de l'angiotensine (AA) tels que le Cozaar® (losartan) 50 mg, le Kenzen® (candésartan) 8 mg, l'Atacand® (candésartan).

➡ Les inhibiteurs calciques

Des rougeurs de la face et des tachycardies peuvent apparaître avec les dérivés de la nifédipine (Adalate® LP 20 mg, Amlor® 5 mg). D'autres inhibiteurs calciques peuvent être responsables d'œdèmes des membres inférieurs (Tildiem® 60 mg, etc.).

➡ Les antihypertenseurs centraux

Ils agissent sur le centre de contrôle cérébral de la pression artérielle et n'ont pas d'effet sur le cœur ni sur la fonction rénale.

Ils sont responsables de troubles digestifs (nausées, vomissements, constipation) et de troubles neurologiques (insomnie, bouche sèche, congestion nasale).

Il est à signaler que ce type d'antihypertenseur n'est pas contre-indiqué dans l'hypertension de la grossesse (Aldomet®, etc.).

Exemples de prescriptions

Les prescriptions fréquemment rencontrées lors des évaluations et en stage sont les suivantes :
- Hyperium® 1 mg (rilménidine, antihypertenseur), 2 comprimés le soir ;
- Hypertension traitée depuis trois ans :
  – Cibacène® 10 mg (bénazépril, inhibiteur de l'enzyme de conversion, IEC), 1 comprimé le matin ;
  – Lasilix® 40 mg (furosémide, diurétique), 1 comprimé le matin ;
- Lopril® 25 mg (captopril, antihypertenseur), 1 comprimé matin et soir ;
- Lopril® 50 mg (inhibiteur de l'enzyme de conversion), 1 comprimé matin, midi et soir ;
- Renitec® 20 mg (énalapril, antihypertenseur), 1 comprimé par jour ;
- Détensiel® (bisoprolol, antihypertenseur), 1 comprimé le matin.

Les génériques sont fréquemment rencontrés dans le domaine du traitement de l'hypertension, dans la mesure où ces traitements sont instaurés à long terme, permettant ainsi à l'Assurance maladie de faire des économies non négligeables. Tous les médicaments cités en exemples ci-dessus ont chacun leurs génériques.

Les conseils au patient

Améliorer l'observance

Respecter la prescription

Le traitement est long, à vrai dire, à vie.

Respecter le nombre et les horaires des prises ainsi que les posologies

Il y a un risque d'effet rebond avec crise hypertensive, lorsque le traitement est arrêté brutalement.

Les visites régulières chez le médecin

Elles ont pour but de surveiller la pression artérielle et de dépister l'apparition de complications de l'hypertension. La mesure de la pression artérielle par autotensiomètre permet une surveillance régulière par le patient lui-même entre deux visites chez le médecin.

Les règles hygiéno-diététiques

L'alimentation

Le régime sera hyposodé en début de traitement puis normosodé si la pression artérielle est régularisée par le traitement. Il faut alors éviter les fromages, les salaisons et les plats trop salés. Un régime sans sel strict est instauré, jusqu'à la normalisation, quand la pression artérielle est instable malgré les tentatives thérapeutiques. Il faut également supprimer le tabac pour limiter le risque coronarien et l'alcool, considéré comme hypertensif direct. La prise d'aliments hypercholestérolémiants (graisses animales, œufs, fromages) doit être limitée.

Les exercices physiques

Ils doivent être réguliers et sans compétition, comme la marche, la gymnastique, le cyclisme ou la natation.

Éviter le stress

Le patient doit vivre au calme (les émotions ou les colères sont des sources d'élévation de la pression artérielle). En outre, un sommeil régulier est réparateur.

11 les bêtabloquants

Les objectifs du traitement

Les bêtabloquants diminuent le travail du cœur en agissant sur la contractilité de la fibre myocardique. Ils abaissent le seuil de travail du cœur pour prévenir les excès d'effort cardiaque :

- ils sont utilisés dans le traitement de fond de l'angor pour prévenir l'apparition de crises angineuses ;
- on les utilise aussi pour stabiliser une hypertension artérielle ou traiter une crise hypertensive. La pression artérielle est diminuée grâce à un débit plus faible et régulier ;
- certains bêtabloquants agissent sur l'insuffisance cardiaque (bisoprolol) et d'autres sont antiarythmiques (sotalol).

La mise au repos du cœur

Le cœur assure la circulation du sang destiné à irriguer les organes vitaux. Il est lui-même oxygéné grâce aux artères coronaires situées dans le muscle cardiaque (myocarde). Lorsqu'un effort supplémentaire est demandé au myocarde, les coronaires doivent lui apporter plus de sang. Avec une plaque d'athérome sur la paroi de ces artères, le sang passe mal. Le cœur est alors en souffrance qui s'exprime par une **crise d'angor** avec douleur cardiaque caractéristique encore appelée **angine de poitrine**.

Sous bêtabloquant, le cœur ne répondra pas à une demande de travail supplémentaire. Les efforts demandés par l'organisme (course, colère, effort physique) ne peuvent pas se réaliser. C'est le but recherché. En effet, ces efforts auraient demandé au cœur un travail supplémentaire responsable potentiel d'obstruction des coronaires et de déclenchement de la crise d'angor. Les bêtabloquants assurent aussi la prophylaxie des crises d'angor d'effort et le traitement de fond préventif après infarctus du myocarde.

La surveillance du traitement

Lors de l'administration

Il est nécessaire de veiller à ce que les comprimés soient pris de manière régulière par le patient, car l'arrêt brusque du traitement peut être suivi de troubles du rythme graves, d'infarctus ou de mort subite.

Les moyens de surveillance

La pression artérielle

Elle permet de constater les chutes de pression artérielle et de vérifier l'efficacité des bêtabloquants prescrits comme antihypertenseurs.

Le pouls

La prise du pouls permet de rechercher une bradycardie car les bêtabloquants diminuent le rythme cardiaque. Au-dessous de 40 battements par minute, le traitement est en principe arrêté. La thérapeutique antiangoreuse ou antihypertensive sera poursuivie par des médicaments appartenant à une autre famille.

L'électrocardiogramme (sur prescription)

Il permet de surveiller l'apparition de complications coronariennes et de troubles du rythme dont les bêtabloquants peuvent être responsables.

Constater l'efficacité du traitement

Il est nécessaire de prévenir le médecin en cas d'hypertension ou d'hypotension excessive et dès qu'une crise d'angor semble réapparaître malgré le traitement.

Traitement de l'hypertension

Il consiste à surveiller la pression artérielle et à rechercher des signes cliniques de l'hypertension.

Traitement de l'angor

L'angor se signale par des douleurs constrictives au niveau de la poitrine.

Dépister les effets secondaires

Sur la respiration

Les bêtabloquants sont bronchoconstricteurs et c'est pour cela que l'on ne peut pas les utiliser chez l'asthmatique et l'insuffisant respiratoire.

Les troubles cardiovasculaires

L'hypotension est due à la bradycardie. Le patient décrit une sensation de blocage à l'effort ainsi qu'une asthénie. Il constate une fatigabilité plus grande et des essoufflements. Ces signes peuvent être la cause de l'arrêt du traitement. Chez le diabétique, les signes d'hypoglycémie peuvent être masqués par de l'hypotension.
On peut constater l'aggravation d'une claudication intermittente existante, le refroidissement des extrémités (syndrome de Raynaud).

Les troubles digestifs

On les identifie en cas de gastralgie, nausées, vomissements, diarrhée.

Les troubles psychiques

Ils se caractérisent par des insomnies, des cauchemars et de l'impuissance.

Exemples de prescriptions

Les prescriptions fréquemment rencontrées lors des évaluations et en stage sont les suivantes :
- Sectral® 400 mg (bêtabloquant), 1 comprimé par jour le matin ; générique : Acébutolol Qualimed® etc. ;
- Avlocardyl® 40 mg (bêtabloquant antiangoreux), 2 comprimés le matin, 2 comprimés à midi ; générique : Propranolol Merck® etc. ;
- Tenormine® 50 ou 100 mg (bêtabloquant cardiosélectif), 100 mg par jour le matin ; générique : Aténolol Sandoz® etc.

Les conseils au patient

En cas de prise de bêtabloquants, il est important d'observer les précautions suivantes :
- ne jamais interrompre brutalement le traitement sans avis médical : risque de mort subite ;
- apprendre au patient à prendre son pouls ;
- prévoir la surveillance biologique et l'ECG.

Les visites médicales régulières permettent la surveillance du traitement avec mesure de la pression artérielle et prescription par le médecin d'examens complémentaires éventuels et de bilan sanguin (cholestérol, triglycérides et enzymes), bilan hépatique et rénal, etc.

12 les diurétiques

Les objectifs du traitement

Un diurétique augmente l'élimination urinaire de l'eau créant ainsi une diminution du volume sanguin circulant. Il favorise l'élimination des ions (sodium, potassium, calcium, etc.).

Les diurétiques traitent les œdèmes. La diminution des œdèmes est consécutive à l'élimination urinaire de l'eau extracellulaire. Ils sont utilisés dans le traitement de l'œdème aigu du poumon (OAP) : ils réduisent la congestion pulmonaire par l'élimination de l'eau en excès dans les alvéoles.

Dans **l'insuffisance cardiaque**, la diminution du volume sanguin circulant permet de limiter le travail cardiaque par une baisse de la volémie.

L'hypertension est stabilisée grâce à la diminution de la masse volumique circulante et à l'élimination du sodium responsable de l'absence de souplesse des vaisseaux. Il y aura moins de pression dans les artères.

Dans l'insuffisance rénale aiguë, la diurèse forcée permet de corriger l'anurie.

La surveillance du traitement

Les moyens de surveillance

La diurèse

Elle contrôle l'efficacité du diurétique et permet de réajuster sa posologie. Il faut effectuer le bilan des entrées et des sorties des liquides et recueillir toutes les urines des 24 heures.

La pression artérielle

Elle permet de surveiller l'apparition de chute de la pression artérielle (effet secondaire) et de vérifier l'efficacité du diurétique comme traitement antihypertenseur.

Le poids

En raison du risque de déshydratation, la mesure du poids est l'un des moyens qui permettent de contrôler l'action excessive du diurétique.

L'électrocardiogramme

Il est réalisé (sur prescription) face à un risque de troubles graves du rythme, en cas d'hypokaliémie et de complication cardiaque d'HTA ou d'OAP.

La surveillance biologique (sur prescription)

➡ Le bilan rénal

Il permet de mettre en évidence une insuffisance rénale. Le dosage plasmatique et urinaire de molécules principalement éliminées par voie rénale, comme la créatinine ou l'urée, permet d'évaluer le taux de filtration glomérulaire. Il est ainsi possible d'évaluer le bon fonctionnement du rein.

➡ La créatinine

La créatinine provient de la dégradation de la créatine musculaire. Sa concentration plasmatique dépend donc de la masse musculaire et du bon fonctionnement du rein. Dans l'insuffisance rénale, il y a diminution de la créatininurie.

➡ L'urée

Elle provient du métabolisme des protéines d'origine alimentaire. Son taux sanguin permet d'évaluer le taux de filtration glomérulaire du rein. En cas de dysfonctionnement rénal prononcé, l'urémie augmente.

➡ L'ionogramme sanguin et urinaire

L'ionogramme est le dosage des principaux ions présents dans le sang ou dans les urines : Na+, K+, Cl–, bicarbonates, etc. Le rein assure l'équilibre des ions plasmatiques et l'équilibre acido-basique. Ainsi, une perturbation dans l'ionogramme peut refléter une pathologie rénale, des déperditions digestives, cutanées, respiratoires…

En raison du risque d'hypokaliémie (kaliémie < 3,4 mmol/L), le médecin sera prévenu (bilans biologiques plus fréquents) dès l'apparition de crampes ou de bradycardie ayant pour conséquence la survenue de troubles du rythme.

➡ La clairance de la créatinine

Elle mesure la vitesse d'épuration du sang par le rein.

➡ Les valeurs normales du bilan rénal sanguin

Les normales sont les suivantes :

- urée : 0,25 à 0,5 g/L ;
- créatinine : 6 à 12 mg/L ;
- clairance de la créatinine : 80 à 120 ml/min.

➡ La glycémie et l'uricémie

Elles permettent de mettre en évidence les troubles métaboliques du Lasilix® (effets secondaires spécifiques).

Constater l'amélioration de l'état général du patient

Elle s'évalue, en fonction des cas, par la diminution des œdèmes, la stabilisation de la pression artérielle, l'amélioration de l'insuffisance cardiaque ou le retour à une diurèse normale.

Stabilisation de la tension artérielle

L'absence de céphalées, de bourdonnements d'oreille et de « mouches volantes », entre autres, est un signe de diminution de la pression artérielle en cas d'utilisation du diurétique pour traiter l'hypertension.

Disparition de l'OAP (œdème aigu du poumon)

On constatera la diminution de la gêne respiratoire, des essoufflements, de la toux, des encombrements et le retour à une respiration normale.

Diminution des œdèmes périphériques

La diminution des œdèmes et l'augmentation de la diurèse sont les signes à observer en cas d'œdèmes ou d'anurie. L'amélioration des œdèmes sera révélée par l'absence du signe du " godet " (marque enfoncée et persistante du doigt) et par le retour à un aspect normal des membres et du visage.

Absence de complications de l'HTA

Lorsque l'hypertension n'est pas stabilisée, elle est accompagnée de lésions d'ordre neurologique (accident vasculaire cérébral, hémorragie cérébrale, paralysie), sensoriel (vertiges, perte de la vision par hémorragie rétinienne), cardiaque (accident coronarien, œdème aigu du poumon), rénal (hématurie, insuffisance rénale).

Dépister les effets secondaires

Communs à l'ensemble des diurétiques

➡ La déshydratation

L'élimination excessive d'eau, non compensée par des apports extérieurs, se traduit par de la déshydratation.

Les signes de la déshydratation sont la soif, la persistance du pli cutané, la sécheresse de la bouche et des muqueuses, l'enfoncement des globes oculaires. Il faut effectuer la surveillance de la diurèse, du poids, de la pression artérielle.

➡ L'hypokaliémie

Les diurétiques peuvent être hypo- ou hyperkaliémiants. Cette propriété permet de les classer. Les diurétiques le plus fréquemment rencontrés, à l'hôpital ou à l'extérieur, sont de type hypokaliémiant (Lasilix®, générique : Furosémide Biogaran® etc.). En cas d'hypokaliémie, il y a fuite d'ions de potassium. Cela se traduit par l'apparition de crampes musculaires, avec fatigue, nausées, vomissements et une hyperventilation. Des troubles du rythme car-

diaque vont apparaître. Une supplémentation en potassium par voie orale sur prescription (Diffu-K®, Kaleorid® LP 100, sirops de potassium, etc.) permet de corriger ces troubles.
La kaliémie normale est de 3,4 à 5,2 mmol/L. L'hypokaliémie est grave lorsque le potassium sérique est inférieur à 3 mmol/L. La recherche de la kaliémie doit être régulière.

➡ Le risque d'hypotension artérielle

La chute tensionnelle est possible si le diurétique est pris en association avec d'autres antihypertenseurs ou si la personne est âgée ou en insuffisance rénale. Elle s'exprime par de la fatigue, des vertiges, des malaises et des difficultés à l'effort.

Spécifiques à chaque classe de diurétiques

Chaque type de diurétique possède, en plus des effets secondaires connus, majeurs et fréquents, des effets secondaires spécifiques plus rares. Les diurétiques sont classés en fonction de leur effet sur la kaliémie.

➡ Les anti-aldostérone épargneurs potassiques

En s'opposant de manière excessive à l'aldostérone, hormone antidiurétique, ils provoquent des troubles endocriniens, de la gynécomastie, de l'impuissance ou des dysménorrhées, des troubles du métabolisme et de la somnolence (Aldactone® 50, générique : Spironolactone 50 mg Merck® etc.).

➡ Les diurétiques hypokaliémiants du type Lasilix® (diurétiques de l'anse de Henlé)

- Troubles allergiques : la substance active du Lasilix® est apparentée aux sulfamides. Il y a donc des risques d'allergie. Avant administration, il faut vérifier dans le dossier du patient ses antécédents allergiques familiaux ou personnels.
- Troubles métaboliques : il peut y avoir élévation d'uricémie (crise de goutte) et hyperglycémie.
- Troubles cutanés par photosensibilisation : la grossesse est une contre-indication.

Exemples de prescriptions

Les prescriptions fréquemment rencontrées lors des évaluations et en stage sont les suivantes :

- Burinex® (diurétique) : 1 comprimé par jour ;
- Lasilix® 40 mg (diurétique) : 1 comprimé le matin, utilisé comme antihypertenseur ;
- Lasilix® 20 mg (diurétique de l'anse) : 2 ampoules par 24 heures, en intraveineuse directe (traitement de crise hypertensive) ;
- Lasilix® 40 mg intraveineux (diurétique) : 3 fois par jour par voie intraveineuse lente (OAP) ;
- Furosémide Biogaran® 40 mg : 1 comprimé le matin ;
- Diffu-K® (supplémentation en potassium) : 1 gélule matin, 2 à midi et 1 le soir ;
- association de deux diurétiques : un hyperkaliémiant et un hypokaliémiant (hydrochlorothiazide) activent l'élimination rénale et favorisent le départ d'eau et de sels organiques. Cette association permet de compenser la perte en potassium et de limiter les effets secondaires de chacun :
  – Modurétic® (amiloride + hydrochlorothiazide) : 1 comprimé par jour,
  – Aldactazine® (spironolactone + altizide), génériques : Practazin® Gé, Spironolactone-altizide Sandoz® etc. ;
- Fludex® (indapamide, apparenté aux diurétiques) : traitement de l'hypertension, 1 comprimé LP à 1,5 g ou 1 comprimé à 2,5 g par jour.

Les conseils au patient

L'infirmière peut informer le patient sur les points suivants :

- **expliquer les modalités du traitement** : il est préférable de prendre le diurétique le matin et pas le soir pour éviter les levers nocturnes et les fuites urinaires en cas d'incontinence ;
- **apprendre au patient à se peser régulièrement** sur la même balance et dans des conditions identiques d'une prise de poids à l'autre : même heure, mêmes vêtements ;
- **mesurer la pression artérielle régulièrement** afin de détecter une hypotension et de vérifier l'efficacité du traitement antihypertenseur ;
- **alimentation** : outre le respect du traitement présent, il est conseillé de prendre du chlorure de potassium en comprimés (Diffu-K®, Kaleorid® Leo LP, etc.) qui compense les fuites en potassium liées à l'utilisation du Lasilix® et d'adopter une alimentation riche en potassium (chocolat, banane, etc.) ;
- **des rendez-vous réguliers chez le médecin** permettent la surveillance du traitement. Le médecin mesurera la pression artérielle et prescrira d'éventuels examens complémentaires si nécessaire, dont bilan sanguin avec ionogramme (potassium, sodium, etc.), bilan hépatique et rénal.

13 la trinitrine, les dérivés nitrés et les antiangoreux

Les objectifs du traitement

La trinitrine et les dérivés nitrés sont des vasodilatateurs coronariens. Ils permettent le traitement de l'insuffisance coronarienne. Dans cette situation les coronaires n'assurent plus une oxygénation suffisante du myocarde, en raison de leur obstruction par des plaques d'athérome. La souffrance du cœur qui en résulte se traduit par une douleur angineuse caractéristique.

Deux situations se présentent en fonction du degré d'obstruction de la coronaire :

- l'infarctus du myocarde est dû à l'occlusion aiguë et totale d'une artère coronaire par un thrombus ;
- si la coronaire est partiellement obstruée, le repos ou le traitement par les dérivés nitrés vont faire cesser la douleur.

La surveillance du traitement

Lors de l'administration

La trinitrine et les dérivés nitrés existent sous plusieurs formes, adaptées aux différentes situations d'insuffisance coronarienne qui peuvent se présenter :

- la trinitrine en **pulvérisation sublinguale** (sous la langue) est administrée dans le traitement curatif de la crise d'angor. Elle sert de diagnostic à l'infarctus du myocarde car la réponse faible ou nulle est le signe d'une obstruction complète du vaisseau coronaire. Elle peut être également prescrite de façon préventive dans les 2 ou 3 minutes qui précèdent une circonstance susceptible de déclencher une crise d'angor (effort physique, situation stressante, etc.). Le spray est à pulvériser sous la langue, sans inhaler, en cas de douleur. Il faudra fermer la bouche tout de suite après la pulvérisation ;
- la trinitrine en **continu** par seringue électrique à l'hôpital est instaurée dans la phase aiguë de l'infarctus du myocarde ou devant une crise d'angor grave. Elle permet d'assurer, par les coronaires non atteintes, une oxygénation des zones ischémiées ou en voie de l'être ;
- la trinitrine par **voie orale**, sous forme de comprimés à effet retard, sert au traitement de fond de l'angine de poitrine ;
- les **patchs** de trinitrine constituent le traitement au long cours de la prévention des crises d'angor. Le dérivé nitré passe progressivement dans la circulation sanguine par voie transdermique. Les taux de dérivé nitré sont ainsi constants et faibles. Il favorise la dilatation continue des vaisseaux artériolaires coronaires et assure une meilleure oxygénation du muscle cardiaque.

Le patch est mis le matin et retiré le soir afin de respecter une période de 8 heures sans trinitrine. En effet, lorsque la trinitrine est administrée en continu 24 heures sur 24, on constate parfois un échappement thérapeutique (perte d'efficacité). C'est pendant cette période libre de traitement que seront associés les autres traitements de l'angor (bêtabloquants, inhibiteurs calciques, etc.). Les timbres sont à coller sur la poitrine ou la paroi latérale du thorax et le renouvellement se fait en changeant d'emplacement.

Constater l'efficacité du traitement

La disparition des signes physiques de la pathologie

On constate l'absence de douleur rétrosternale intense et angoissante (angoisse, sueurs et pâleurs),

constrictive, avec sensation d'oppression, irradiant vers le bras gauche, la mâchoire ou le dos.
La douleur de l'infarctus ou de l'angor est du même type même si elle est d'intensité moindre dans l'angor et n'est plus calmée par la trinitrine dans l'infarctus. En effet, en cas d'infarctus, le caillot intravasculaire est constitué et la vasodilatation coronarienne apportée par la trinitrine ne suffit pas à rétablir la circulation dans le muscle cardiaque.

L'absence de signes de complications

Des troubles du rythme sont fréquents, du type bradycardie ou extrasystoles. L'apparition de fibrillations ventriculaires peut entraîner la mort. Ces troubles sont surveillés par l'électrocardiogramme.

Les moyens de surveillance

La pression artérielle

Elle permet d'évaluer l'hypotension créée par la trinitrine ou de dépister une hypertension, complication de l'angor.

Le pouls

Il permet de suivre les variations du rythme cardiaque.

Le poids

Il est également un moyen de surveillance : chez l'obèse, l'augmentation du poids est un facteur de risque d'angor.

L'électrocardiogramme

Il témoigne de la présence de l'infarctus du myocarde et permet de constater des troubles du rythme. Les modifications du tracé ECG en cas d'infarctus se caractérisent par un décalage du segment ST et l'apparition d'une onde Q de nécrose.

La coronarographie

Il faut programmer des examens complémentaires, comme la coronarographie (sur prescription), en rassurant le patient et en lui expliquant de quoi il s'agit. La coronarographie consiste, à l'aide d'une sonde introduite dans l'artère fémorale, à visualiser les coronaires. Cette visualisation, sur écran de télévision, est possible grâce à l'injection de produit radio-opaque aux rayons X. On décèle ainsi les rétrécissements des coronaires dus aux plaques d'athérome. Elle permet de pratiquer une angioplastie avec pose de stent. Il s'agit de micro-grillages déposés dans la coronaire après utilisation du ballonnet pour écraser la plaque d'athérome sur les parois et dégager ainsi le thrombus.

La surveillance biologique

Les marqueurs biologiques de l'infarctus

Il s'agit du dosage sanguin de la myoglobine et des enzymes cardiaques telles que la créatinine-phosphokinase (CPK), les transaminases cardiaques et la lacticodéshydrogénase (LDH) :

- les CPK ont un taux qui s'élève de manière précoce et sur une courte durée (en pic suivi d'un retour à la normale). L'augmentation des CPK survient dans les 24 premières heures de l'infarctus du myocarde ;
- les LDH ont une augmentation de leur concentration plus tardive et plus prolongée. Ces marqueurs biologiques de l'infarctus témoignent de la lyse des cellules cardiaques lors de la nécrose des zones ischémiées du myocarde pendant l'infarctus.

Il est nécessaire de doser plusieurs fois les enzymes cardiaques pendant trois jours.

La cholestérolémie et les triglycérides sanguins

Ils sont contrôlés régulièrement en raison de leur rôle dans la formation des plaques d'athérome.

Dépister les effets secondaires

La trinitrine est généralement bien tolérée. Les effets secondaires possibles sont :

- une hypotension orthostatique avec possibilité de malaises et de pertes de connaissance dus à la chute excessive de la pression artérielle. Le patient doit rester assis quelques minutes après la prise de son traitement et ne doit pas se lever brutalement ;
- des céphalées accompagnées de congestion et de rougeur de la face. Ces maux de tête sont dus à l'effet vasodilatateur périphérique de la trinitrine ;
- une cyanose due à la formation de méthémoglobine (hémoglobine oxydée et incapable de fixer l'oxygène) par la trinitrine utilisée à fortes doses.

Le traitement post-infarctus adjoint à la trinitrine

Après une hospitalisation consécutive à un infarctus du myocarde, le traitement à long terme vise à prévenir les éventuelles complications et la survenue d'un nouvel accident cardiaque. La stratégie thérapeutique comporte quatre axes :

- prévenir les arythmies ventriculaires potentiellement mortelles par des antiarythmiques ; exemple : Cordarone® 200 mg (antiarythmique), 1 comprimé 5 jours sur 7, sauf samedi et dimanche ;
- traiter l'ischémie résiduelle avec les dérivés nitrés ou les inhibiteurs calciques responsables d'une vasodilatation coronaire directe ; exemple : Bi-Tildiem® 90 LP (antiangineux, inhibiteur calcique), 1 comprimé matin et soir ou pose d'un patch de trinitrine ;
- prévenir le risque de récidives de formation de thrombus grâce à l'aspirine qui limite l'agrégation plaquettaire en cas de fissuration d'une plaque d'athérome. Ce rôle de prévention peut être tenu par un anticoagulant oral qui s'oppose à l'extension des thrombus en formation ; exemple : Kardégic® 160 mg (antiagrégant plaquettaire), 1 sachet par jour ;
- limiter le travail du cœur pour diminuer ses besoins en oxygène non assurés par des apports faibles dus aux obstructions coronaires et aux séquelles de nécrose. Cet objectif est assuré par les bêtabloquants ; exemple : Sectral® 400 mg, 1 comprimé le soir ; Ténormine® 50 mg, 1 comprimé matin et soir.

Les autres antiangoreux

Les vasodilatateurs coronariens non nitrés

Ils préviennent le risque d'angor grâce à une dilatation continue des coronaires favorisant ainsi une meilleure oxygénation du myocarde.

Exemples :

- Corvasal® (molsidomine) 2 et 4 mg ; générique : Molsidomine Arrow® etc. ;
- Ikorel® (nicorandil) ;
- Vastarel® (trimétazidine) ; générique : Trimétazidine Teva® etc.

Les inhibiteurs calciques (IC)

Les inhibiteurs calciques sont des antiangoreux et vasodilatateurs sélectifs à effets cardiaques directs. Le calcium ionisé joue un rôle dans l'excitation des tissus artériel et cardiaque. En bloquant les ions calcium on favorise la diminution du tonus artériel et il en résulte une vasodilatation artérielle.

Le cœur va moins travailler du fait du ralentissement de la fréquence cardiaque et il sera protégé contre les crises d'angine de poitrine.

La famille des inhibiteurs calciques n'est pas chimiquement homogène. On y distingue les médicaments de la famille de la nifédipine et le diltiazem.

Exemples :

- Loxen® 50 mg (nicardipine). Amlor® 5 mg (amlodipine), 1 gélule le soir à 20 heures ; générique : Amlodipine Merck® etc. Les médicaments de la famille de la nifédipine (dihydropyridines) sont sans effets bradycardisants ;
- Bi-Tildiem® 90 ou 120 mg (diltiazem), 1 comprimé 2 fois par jour ;
- Mono-Tildiem® 200 ou 300 mg (diltiazem), 1 comprimé par jour ; générique : Diltiazem Sandoz® etc.

Les inhibiteurs calciques peuvent être responsables de rougeurs du visage, de tachycardies, d'œdème des membres inférieurs, d'hypotension.

En raison des troubles du rythme cardiaque dont les inhibiteurs calciques sont responsables, le patient doit savoir prendre son pouls afin de dépister une bradycardie excessive. Si le pouls baisse aux environs de 45-50 battements par minute il faut prévenir le médecin.

Les anti-ischémiques

L'ischémie est l'arrêt ou la diminution de la circulation artérielle dans une région plus ou moins étendue d'un organe ou d'un tissu. Elle est la conséquence d'un infarctus du myocarde.

Les anti-ischémiques ont un rôle préventif de la crise d'angine de poitrine par leur action favorisant l'oxygénation des tissus en hypoxie (ischémie). Chez l'angoreux, ils diminuent la fréquence des crises angineuses.

Ils assurent aussi le traitement symptomatique d'appoint des vertiges et des acouphènes (bruits perçus par l'oreille : sifflements, bourdonnements, qui ne correspondent à aucun son extérieur). Ils sont également actifs dans le traitement d'appoint des baisses d'acuité visuelle et des troubles du champ visuel présumés d'origine vasculaire.

Exemples :

- Praxilène® 200 mg (naftidrofuryl), 1 comprimé 2 ou 3 fois par jour ;
- Torental® LP 400 (pentoxifylline), 1 comprimé 1 à 3 fois par jour ;
- Vadilex® 20 mg (ifenprodil), 1 comprimé 2 ou 3 fois par jour.

Exemples de prescriptions

Les prescriptions fréquemment rencontrées lors des évaluations et en stage sont les suivantes :

- Discotrine® 5 TTS (antiangoreux), 1 patch le matin ;
- Nitriderm® TTS 10 mg (antiangoreux nitré), 1 patch le matin à retirer le soir ;
- Nitriderm® 5 mg (antiangineux), 1 patch par 24 heures ;
- Monicor® LP 20 mg (dérivé nitré), 1 gélule le matin ;
- Lénitral® (trinitrine), 1 ampoule de 15 mg par seringue électrique, par voie IV à passer en 24 heures et diluée dans 15 mL de sérum physiologique ;
- Natispray®, une pulvérisation sous la langue 15 minutes avant un effort. En cas de douleur, une pulvérisation sous la langue, à renouveler quelques minutes après si nécessaire ;
- Cordipatch® 5 mg (antiangoreux dérivé nitré), 1 timbre le matin à 8 heures ;
- Corvasal® 2 mg (molsidomine, antiangoreux), 1 comprimé 2 fois par jour ;
- Bi-Tildiem® LP 90 ou 120 mg (diltiazem, antiangineux, inhibiteur calcique), 1 comprimé matin et soir.

Les conseils au patient

Éviter les situations qui déclenchent les crises d'angor

Chaque fois que le cœur augmente ses besoins en oxygène, pour assurer un travail supplémentaire, les coronaires doivent transporter plus de sang dans le myocarde pour assumer cette surcharge de travail. Or elles sont partiellement obstruées. Il en résulte une crise d'angor ou un infarctus. Les situations et/ou actions déclenchantes le plus fréquemment rencontrées sont :

- la marche rapide ;
- la marche contre le vent ;
- la période postprandiale ;
- le froid intense ;
- les pratiques sexuelles ;
- la colère et le stress.

Respecter la prescription

Le traitement de l'angor, mais surtout la prévention de l'apparition de crises d'angor, est un traitement à long terme. Son arrêt brusque peut déclencher une crise d'angor.

Le patient doit respecter les prises et les posologies. Il faut toujours avoir sur soi, si elle a été prescrite, la trinitrine en spray à pulvériser sous la langue ou en comprimés à croquer pour faire cesser une crise d'angor. Il faut respecter la période nocturne sans patch de trinitrine.

Des visites régulières chez le médecin sont nécessaires : dans le cadre de l'angor, le suivi médical est indispensable pour constater que l'angor n'évolue pas en angor stable et constant, stade ultime avant l'infarctus du myocarde. Il faut consulter le médecin dès l'apparition de douleur thoracique, de troubles du rythme, de douleur gastrique, de saignement. L'automédication peut être la source de nombreuses interactions médicamenteuses.

La rééducation post-infarctus

La reprise des activités physiques sera progressive, sans aller trop vite ni sauter les étapes. Le patient doit pouvoir monter deux étages sans symptômes. Les sports qui demandent des efforts violents sont à éviter (tennis et ski alpin). Il est souhaitable de conserver une activité physique régulière (course d'endurance, marche, etc.). La sexualité est possible dès que la mise en place du traitement assure au patient une activité où les efforts ne déclenchent plus de crise d'angor.

Les règles hygiéno-diététiques

L'arrêt de la consommation du tabac est nécessaire. L'alimentation doit être équilibrée et axée sur un apport pauvre en graisses. L'exercice physique sera pratiqué régulièrement et sans excès, ni effort. Il peut s'agir de gymnastique ou de marche.

L'équilibre alimentaire est la priorité en termes de diététique. Les graisses d'origine animale seront supprimées. Le patient devra surveiller son poids. Les conseils donnés par la diététicienne seront transmis à son entourage.

Les objectifs du traitement

Les digitaliques sont utilisés pour traiter l'insuffisance cardiaque et les arythmies complètes. L'insuffisance cardiaque correspond à l'incapacité du cœur à assurer dans des conditions normales le débit sanguin nécessaire aux besoins métaboliques et fonctionnels des différents organes de l'organisme. Le but du traitement est d'améliorer les symptômes de l'insuffisance cardiaque et d'augmenter l'espérance de vie du patient. Ils améliorent le fonctionnement du cœur par les mécanismes suivants (règle des trois R) :

- ils **renforcent** les contractions du cœur ;
- ils **ralentissent** le rythme cardiaque ;
- ils **régularisent** le débit.

La surveillance du traitement

Dans les insuffisances cardiaques, les digitaliques sont généralement associés au repos, au régime désodé, aux diurétiques et aux antihypertenseurs de type IEC (inhibiteur de l'enzyme de conversion).

Lors de l'administration

La prise du pouls et l'examen de l'état général du patient sont effectués avant la poursuite du traitement. Il faut vérifier les posologies et le nombre de prises. Chez la personne âgée, comme chez les insuffisants rénaux, la posologie est en principe divisée par deux.

Les moyens de surveillance

L'infirmière surveille :

- **la pression artérielle :** la mesure de la pression artérielle permet de constater la normalisation des chiffres tensionnels et la disparition de la vasoconstriction périphérique ;
- **la diurèse :** retour de la diurèse normale grâce à la régularisation du débit rénal ;
- **les troubles du rythme révélés par l'électrocardiogramme (ECG) :** l'apparition de troubles du rythme, comme des systoles ou des extrasystoles mises en évidence par ECG (effectué sur prescription), nécessite l'avis du médecin pour poursuivre le traitement ;
- **le pouls :** toute bradycardie inférieure à 60 pulsations par minute doit donner l'alarme d'une intoxication digitalique. La surveillance du pouls permet la recherche d'un rythme cardiaque irrégulier ou d'une tachycardie.

La surveillance biologique (sur prescription)

La digitalinémie

La toxicité d'un digitalique s'exprime rapidement. La recherche du taux sanguin permet de rester dans la zone thérapeutique.

Digoxinémie :

- doses thérapeutiques : 0,8 à 1,6 ng/mL ;
- doses toxiques : au-dessus de 2,4 ng/mL.

La kaliémie et l'ionogramme

La surveillance du potassium est accrue quand il y a association avec un diurétique hypokaliémiant comme le Lasilix®.

Le bilan de la fonction rénale ou hépatique

L'insuffisance rénale augmente la toxicité due à la digoxine, car celle-ci est éliminée par le rein.

Constater l'efficacité du traitement

Elle se fait sur la diminution des symptômes.

L'amélioration de l'état général du patient

Elle se constate par la diminution de la dyspnée, la diminution des œdèmes, la régularisation de la pression artérielle. La gêne lors des efforts et la fatigue s'estompent.

La diminution et la régularisation du rythme cardiaque

La tachycardie de compensation doit disparaître. Celle-ci s'est installée progressivement pour compenser la déficience du muscle cardiaque.

La diminution des œdèmes et l'augmentation de la diurèse

L'insuffisance cardiaque provoque une stase sanguine dans le système veineux. En conséquence, il y aura une élévation de la pression au niveau des artères.
Suite à l'amélioration du travail cardiaque due aux digitaliques, les phénomènes physiologiques compensatoires disparaissent, entre autres les œdèmes et la diurèse insuffisante. Ce retour à la normale est favorisé par les diurétiques.

Dépister les effets secondaires

Ils traduisent un surdosage. Il faut prévenir le médecin :

- **troubles digestifs :** ils représentent les signes d'alarme d'une intoxication (anorexie, nausées, vomissements, diarrhée) ;
- **troubles neurologiques :** on les identifie en cas de céphalées, confusions, paresthésies, névralgies faciales, crampes ;
- **troubles oculaires :** la dyschromatopsie (troubles dans la perception des couleurs, en particulier difficulté à reconnaître les nuances), la vision trouble, le scotome (tache immobile qui masque une partie du champ visuel, située tantôt au centre, tantôt à la périphérie) sont des effets secondaires possibles ;
- **troubles du rythme cardiaque :** ils sont dus à la diminution de la conduction intracardiaque et à l'augmentation de l'excitabilité du myocarde. Une bradycardie à 50 battements par minute nécessite de prévenir le médecin avant de poursuivre le traitement. Les extrasystoles peuvent être suivies d'un arrêt cardiaque par fibrillation auriculaire.

Détecter une intoxication digitalique

Les digitaliques s'accumulent dans l'organisme. Leur marge thérapeutique est faible. En effet, le seuil toxique est proche du seuil thérapeutique. L'apparition de troubles digestifs ou oculaires est un signe d'alarme.
On observe, quand l'intoxication est avérée, de la bradycardie, des arythmies et des extrasystoles. Ces signes nécessitent l'arrêt du traitement. Ils peuvent aboutir au décès du patient.

Exemples de prescriptions

Les prescriptions fréquemment rencontrées lors des évaluations et en stage sont les suivantes :

- Digoxine® (tonicardiaque) 0,25 mg, 1 comprimé le matin à prendre tous les jours ;
- Digoxine Nativelle® (digitalique), 1/2 comprimé le midi ;
- Hémigoxine® (digoxine), 1 comprimé par jour.

Les conseils au patient

Apprendre au patient à prendre son pouls afin qu'il puisse déceler lui-même une modification des effets du traitement.

Lui conseiller une alimentation riche en potassium ; il s'agit de compenser une éventuelle hypokaliémie.

Enfin, il faut prévoir la surveillance biologique et l'ECG, que ce soit pour vérifier la réussite du traitement ou l'absence de complications et d'effets secondaires.

Les objectifs du traitement

Les antiarythmiques régularisent le rythme cardiaque et font disparaître les arythmies. Le choix de l'antiarythmique tient compte de la nature de la cardiopathie et du degré de dysfonctionnement.

La surveillance du traitement

Lors de l'administration

Avant d'administrer des antiarythmiques, il convient de prendre certaines précautions :

- éviter les associations de plusieurs antiarythmiques. La monothérapie antiarythmique est de règle sauf avis contraire du cardiologue ;
- une insuffisance cardiaque sévère contre-indique de nombreux antiarythmiques en raison des risques surajoutés de bradycardie ;
- veiller à la normalité de la kaliémie ;
- respecter les posologies qui sont souvent variables en fonction de l'évolution rapide des troubles du rythme.

Constater l'efficacité du traitement

On évalue l'efficacité du traitement selon plusieurs critères :

- disparition des signes d'arythmie. Le contrôle de l'efficacité du traitement est nécessaire et fait appel à des moyens qui varient en fonction de la gravité de l'arythmie : la surveillance clinique, l'enregistrement Holter (enregistrement d'électrocardiogramme de longue durée sur 24 heures au moins) et l'épreuve d'effort ;
- absence de signes de complications ;
- recherche d'une insuffisance cardiaque.

Mise en place de la surveillance

La surveillance du rythme cardiaque fait appel à :

- la surveillance du pouls, qui permet de mesurer la vitesse des battements du cœur et de constater la présence de battements anormaux (pause ou surnombre) ;
- l'auscultation cardiaque, qui recherche et confirme l'existence de bruits cardiaques anormaux ;
- la surveillance par scope, qui est prescrite en surveillance continue dans les insuffisances cardiaques décompensées. Lorsqu'une alarme sonne, il faut déclencher un enregistrement du signal du scope, rechercher une urgence vitale et palper le pouls. La bradycardie peut indiquer un collapsus cardiaque imminent ;
- la surveillance de la pression artérielle, en raison des risques de survenue d'hypotension artérielle et de collapsus avec certains antiarythmiques ;
- le dépistage d'un choc cardiogénique. Certains antiarythmiques peuvent être responsables de la survenue d'une insuffisance cardiaque ; elle se manifeste par :
  - un pouls filant et rapide,
  - une pression artérielle basse,
  - des extrémités froides et marbrées,
  - une diurèse abaissée ;
- la surveillance biologique. La kaliémie est recherchée en raison des troubles du rythme dont est responsable l'hyperkaliémie ou l'hypokaliémie.

Dépister les effets secondaires

Les troubles cardiaques

Ils peuvent se traduire par :

- une poussée d'insuffisance cardiaque et un état de choc cardiogénique ;
- des BAV (bloc auriculo-ventriculaire) et des troubles de la conduction ;
- une aggravation des troubles de la conduction cardiaque, ou un ralentissement de la conduction cardiaque et des effets proarythmiques ;
- une hypotension orthostatique.

Les effets spécifiques de chaque antiarythmique

Chaque antiarythmique a des effets particuliers.

L'amiodarone

Une surveillance ophtalmologique est préconisée : survenue de dépôts cornéens avec l'amiodarone.

L'emploi de la Cordarone® est déconseillé en cas d'allergie à l'iode ou de mauvais fonctionnement thyroïdien.

Une surveillance régulière du taux sanguin des hormones thyroïdiennes T3 et T4 est nécessaire, car il y a risque de survenue de dysthyroïdie (hyper ou hypo) avec l'amiodarone.

Des troubles neurologiques (vertiges et tremblements) et digestifs (nausées, diarrhées, vomissements et gastralgie) sont possibles.

Il faut éviter de s'exposer au soleil lors d'un traitement à l'amiodarone ; ce médicament rend plus sensible aux coups de soleil.

Une fois par an des clichés thoraciques ainsi que des explorations fonctionnelles respiratoires permettent de vérifier le risque de survenue de pneumopathie interstitielle avec l'amiodarone.

Les quinidiniques

L'hypersensibilité aux quinidiniques se manifeste par des symptômes respiratoires et tégumentaires ; risque d'hypertension oculaire en cas de glaucome à angle fermé avec le disopyramide.

Le sotalol

Il s'agit d'un bêtabloquant à propriété antiarythmique marquée. La bradycardie est constante.

Les conseils au patient

Améliorer l'observance

Il faut respecter la prescription ;

- l'horaire des prises et les posologies ;
- ne jamais arrêter le traitement sans avis médical ;
- faire des visites régulières chez le médecin. Il convient que le patient informe son médecin des médicaments qu'il utilise avant tout début de traitement ou s'il doit subir une intervention chirurgicale.

Les règles hygiéno-diététiques

Elles concernent :

- l'alimentation. Les boissons telles que le café et le thé sont des excitants qui accélèrent le rythme cardiaque et favorisent les palpitations. Leur consommation doit être limitée en cas de troubles du rythme ;
- les exercices physiques. Ils doivent être réguliers et sans compétition, comme la marche, la gymnastique, le ski de fond, le cyclisme ou la natation ;
- l'arrêt du tabac, qui doit être fermement recommandé ;
- le stress, à éviter.

16 les anticoagulants

Les objectifs du traitement

L'anticoagulant prévient le risque thromboembolique. Il s'oppose à l'extension d'un thrombus déjà constitué ou à la formation d'un nouveau thrombus. Il ne détruit pas le thrombus, c'est le fait des thrombolytiques et des ballonnets passés par voie intra-artérielle. Un thrombus circulant est un **embole**.

Le caillot de sang (**thrombus**) est, schématiquement, un agglomérat de globules rouges et de fibrines. La fibrine est une fibre protéique qui emprisonne les globules rouges. Le sang contient en permanence du **fibrinogène soluble**. En cas de lésion de la paroi d'un vaisseau (coupure, fissure), il va se produire une réaction de coagulation pour empêcher le départ du sang hors des capillaires. Le fibrinogène insoluble va se transformer en fibrine soluble et solide. Cette réaction est activée par la thrombine. L'anticoagulant est utilisé lorsque la réaction de coagulation se réalise en excès et provoque alors des troubles dans l'organisme. Bien avant cette réalisation (2 ou 3 jours précédents), la thrombine est elle-même issue de la **prothrombine**, dont la synthèse dépend de la présence de la **vitamine K**. De nombreux autres facteurs interviennent dans le processus de coagulation (hémostase).

On distingue trois types d'anticoagulants *(tab. 1, p. 80)* :

- l'héparine standard injectable (SC) ;
- les héparines de bas poids moléculaire (HBPM) injectables (SC) ;
- les antivitamines K ou anticoagulants oraux.

La surveillance générale des anticoagulants

Lors de l'administration

Il faut vérifier les résultats biologiques et les transmettre au médecin, surtout en cas de modifications. Il y a inefficacité du traitement en cas de sous-dosage et risques hémorragiques en cas de surdosage. Ces examens réguliers permettent le réajustement de la posologie, tout au long du traitement, afin de parvenir à une dose thérapeutique opti-male.

Constater l'efficacité du traitement

Le traitement par les anticoagulants permet d'éviter les accidents thromboemboliques qui peuvent néanmoins se produire en cas de sous-dosage ou de traitement insuffisant dans la durée.

Signes de phlébite

Ils se reconnaissent par :

- œdème des jambes et des chevilles ;
- douleur du mollet à la dorsiflexion du pied (signe de Homans) ;
- abolition du ballottement du mollet ;
- jambe chaude, douloureuse et rouge ;
- légère augmentation de la température.

Apparition d'une embolie pulmonaire

Elle se reconnaît aux signes suivants :
- respiration superficielle, accompagnée de dyspnée ;
- sensation d'oppression ;
- douleur en « point de côté » brutale ;
- angoisse majeure.

Infarctus du myocarde

La crise d'angine de poitrine est caractéristique :
- elle se manifeste par une douleur rétrosternale, constrictive, oppressante, irradiante au bras gauche, à la mâchoire ou au poignet ;
- elle ne cède pas au repos ou à une pulvérisation sublinguale de Natispray® (trinitrine).

AVC thrombotique

La présence d'un thrombus au niveau cérébral s'exprime par :
- une paralysie unilatérale ou totale ;
- une obnubilation avec confusion mentale ;
- des céphalées.

La surveillance biologique (sur prescription)

Elle a pour objet de contrôler l'efficacité des anticoagulants. Les prélèvements se feront selon les règles d'asepsie et les recommandations du laboratoire d'analyse.
Les examens prescrits par le médecin ne sont pas les mêmes selon l'anticoagulant utilisé. Ces examens n'explorent pas les mêmes types de facteur de la coagulation.

Le temps de céphaline activé (TCA)

Il est utilisé pour détecter les hémophilies A et B mais aussi pour la recherche des anticoagulants circulants et la surveillance des traitements par l'héparine.
Le TCA (ou TCK, temps de céphaline kaolin) explore tous les facteurs de la coagulation, sauf le VII (proconvertine).

Les plaquettes

Le nombre de plaquettes permet de dépister une thrombopénie, effet secondaire des héparines.

L'héparinémie

Elle mesure la concentration en héparine dans le sang.

Le taux de prothrombine (TP) ou temps de Quick

Le taux de prothrombine (ou temps de Quick) explore les facteurs VII (proconvertine) et X (Stuart) de la coagulation. Le TP s'exprime en pourcentage du temps de coagulation du plasma du patient par rapport à celui du plasma d'un témoin. C'est le test biologique de l'efficacité des antivitamines K.

L'INR

L'INR (international normalized ratio) complète et pallie les imprécisions du TP, dont la zone thérapeutique varie avec les réactifs utilisés. Les résultats de l'INR tiennent compte des différences de réactifs et permettent une standardisation des résultats grâce à l'introduction d'un coefficient qui est fourni au laboratoire par chaque fabricant de réactif. La zone thérapeutique de l'INR est comprise entre 2 et 3 pour la pathologie veineuse, et entre 3 et 4,5 pour les valves mécaniques. Plus l'INR est élevé, plus le TP est bas.

L'activité anti-Xa

C'est le contrôle de l'efficacité des anticoagulants du type héparine de bas poids moléculaire.

La surveillance préchirurgicale

L'INR et le TCA sont prescrits en même temps de façon à posséder des chiffres de référence. En cas d'utilisation de différents types d'anticoagulants (héparines, antivitamines K) à la suite de l'intervention, le médecin pourra se référer aux chiffres de départ (avant l'utilisation des anticoagulants). Dans ce cas, ils ne sont pas prescrits pour surveiller un type d'anticoagulants précis. Si l'un ou l'autre des anticoagulants est administré, il sera alors surveillé avec son examen spécifique. L'infirmière effectue sur prescription le test ou les tests en fonction de l'anticoagulant administré au patient.

Dépister les effets secondaires

Repérer les signes d'hémorragie

Le risque majeur encouru par le malade sous anticoagulant est le risque hémorragique. En effet, si l'anticoagulant est en trop forte concentration, le saignement extravasculaire n'est plus contrôlé. Il y a modification de l'état général :

- chute tensionnelle ;
- pouls filant avec dissociation du pouls et de la pression artérielle. Pour compenser la chute de pression intra-artérielle due à l'hémorragie, le cœur se met en tachycardie pour tenter d'assurer une circulation conforme (mesure de la PA et du pouls) ;
- troubles de la conscience. On constate de l'agitation, de la pâleur, des sueurs. Le patient se sent mourir.

On recherchera les saignements suivants :

- les hémorragies mineures, considérées comme des signes annonciateurs :
  - épistaxis (saignements de nez),
  - gingivorragie lors du brossage des dents,
  - ecchymoses au moindre choc,
  - hématomes aux points d'injection,
  - présence de sang dans les pansements ;
- les hémorragies majeures : il y a saignement au niveau viscéral pouvant entraîner des conséquences graves ; elles peuvent être :
  - AVC hémorragique ;
  - hématémèse (vomissement de sang) ;
  - méléna (selles noires), traduisant un saignement occulte et retardé ;
  - hématurie.

S'il se produit un saignement en périphérie, dû à un surdosage, il peut aussi bien se produire un saignement interne avec des conséquences beaucoup plus graves.

Prévoir une situation d'urgence hémorragique

Vérifier la présence des antidotes dans l'armoire à pharmacie, contrôler leur date de péremption et faire le groupe sanguin et la NFS du patient.

Les risques thrombopéniques

L'héparine fait chuter le nombre des plaquettes. Il y a un risque accru d'hémorragie.

Les risques d'allergies

Elles sont très rares avec les héparines mais fréquentes avec les antivitamines K.

L'héparine standard

Les objectifs du traitement

L'héparine prévient le risque thromboembolique. Elle a pour but de stopper l'extension d'un thrombus déjà constitué et de prévenir la formation de thrombus dans d'autres vaisseaux partiellement obstrués. En conséquence, la faculté de coagulation du sang et celle de former des thrombus sont ainsi diminuées.

L'héparine est une substance naturelle. Elle est détruite si elle est absorbée par voie orale. C'est pour cette raison qu'elle est administrée par voie injectable. Elle possède plusieurs indications :

- infarctus du myocarde : le but de l'héparine est de limiter l'extension du thrombus dans une artère coronaire, d'éviter son embolisation et d'éliminer

toute autre complication, grâce à son action anticoagulante ;
• traitement des thromboses veineuses profondes (phlébites) en phase aiguë ;
• héparinisation des cathéters afin d'éviter leur obstruction par un thrombus, par dépôt de fibrine.
Elle est de plus employée lors de circulations extra-corporelles.
L'héparine standard est un anticoagulant d'action rapide dont l'effet est immédiat et débute dès la première dose. Elle accélère l'action de l'antithrombine III et neutralise la thrombine (facteur II). L'action du médicament cesse à l'arrêt du traitement.

La surveillance du traitement

La surveillance du traitement repose sur l'analyse des résultats des examens biologiques et le dépistage des effets secondaires.

Lors de l'administration

L'infirmière doit :
• vérifier les résultats biologiques et les transmettre au médecin ;
• contrôler la posologie :
– initialisation du traitement par bolus de 50 à 100 UI/kg,
– perfusion continue IV de 500 UI/kg/24 h ;
• vérifier le bon fonctionnement de la seringue électrique et contrôler son débit ;
• prévenir les risques d'hématome au point d'injection ;
• vérifier l'absence de contre-indications : ulcère hémorragique, AVC hémorragique, thrombopénies, etc.

Les moyens de surveillance

➡ La pression artérielle et le pouls

Si le patient présente une chute tensionnelle et un pouls filant ou accéléré (dissociation pouls-pression artérielle), ces deux paramètres permettent d'orienter vers une hémorragie interne.

➡ Les urines et les selles

L'observation de leur couleur permet de constater la présence de saignements anormaux, signe d'un risque d'accidents hémorragiques graves.

➡ L'ECG

Réalisé sur prescription, en cas d'infarctus du myocarde il détecte les complications cardiaques.

➡ Les examens biologiques

L'infirmière doit réaliser les prélèvements en vue des tests biologiques de la coagulation et de la NFS, puis assurer la transmission des résultats au médecin en urgence en cas de résultats anormaux.

➡ Prévoir une situation d'urgence hémorragique

Vérifier la présence des antidotes (par exemple, sulfate de protamine) dans l'armoire à pharmacie, contrôler leur date de péremption. Vérifier qu'un groupage sanguin a été réalisé au patient pour pouvoir réaliser une transfusion en cas de perte sanguine importante.

La surveillance biologique

Celle-ci permet de vérifier si les doses d'héparine sont adaptées. Il y a inefficacité du traitement en cas de sous-dosage (risque de thrombose) et apparition d'hémorragies en cas de surdosage.

➡ Examens à contrôler

On contrôle :
• le TCA (ou TCK) : il permet d'explorer, entre autres, les facteurs de la coagulation immédiate (II, Xa et XII), qui sont déprimés par l'héparine. Le TCA est exprimé en secondes et en pourcentage d'allongement du temps de saignement par rapport au sang d'un témoin :
– normale : 35 secondes,
– sous héparine, il s'allonge de 1,5 à 2,5 fois plus que le temps du témoin,
– il y a risque hémorragique grave au-dessus de 3 fois le temps du témoin ;
• les plaquettes (NFS) : leur dosage permettra de dépister une thrombopénie, effet secondaire de l'héparine, survenant entre le 5e et le 10e jour du traitement :
– normales : 150 000 à 400 000/mm^3,

– il y a un risque hémorragique si elles sont inférieures à 40 000/mm^3 ;

• l'héparinémie : elle mesure la concentration en héparine dans le sang. Elle doit être comprise entre 0,2 et 0,6 UI/ml.

➡ Rythme de la surveillance

Effectuer un prélèvement au moment de la pose de perfusion pour obtenir des données préalables.

Le premier contrôle se fait 4 heures après le début de la perfusion. Les contrôles suivants s'effectueront 4 heures après chaque changement des posologies jusqu'à obtention d'une valeur satisfaisante. Un contrôle est ensuite pratiqué une fois par jour, de préférence le matin entre 7 heures et 11 heures, car il existe des variations de l'hémostase au cours de la journée.

Dépister les effets secondaires

Le risque hémorragique est particulièrement important avec les héparines intraveineuses.

➡ Repérer les signes d'hémorragie

Un blocage trop important de la réaction de coagulation favorise les hémorragies :

• modification de l'état général : elle se constate par de l'agitation, de la pâleur, des sueurs. Il y a des troubles de la conscience. La pression artérielle chute et le pouls est filant. Les extrémités sont cyanosées ;

• recherche de saignements :

– les hémorragies mineures donnent l'alarme. Elles sont le reflet de l'élévation du risque hémorragique :

- épistaxis (saignement de nez),
- gingivorragie lors du brossage des dents,
- ecchymoses au moindre choc,
- hématomes aux points d'injection,
- présence de sang dans les pansements ;

– les hémorragies majeures sont des signes de gravité nécessitant l'arrêt du traitement :

- hématémèse (vomissement de sang),
- méléna (selles noires),
- hématurie (urines rouges).

➡ Risques thrombopéniques

L'héparine fait chuter les plaquettes. Il y a un risque accru d'hémorragie.

Traitement du surdosage

En cas de surdosage avec complications hémorragiques, il faut arrêter ou diminuer la posologie de l'héparine. Il est possible de pratiquer une injection IV de l'antidote qui est le sulfate de protamine, 1 mg en IV pour 100 UI d'héparine.

Il est donc indispensable de respecter les posologies et la répartition des prises, ainsi que d'effectuer des examens biologiques de surveillance.

Exemples de prescriptions

Les prescriptions fréquemment rencontrées lors des évaluations et en stage sont les suivantes :

• héparine, 500 UI/kg/jour par seringue électrique ;

• héparine (anticoagulant), 25 000 UI/24 heures à passer par seringue électrique de 40 mL sur 12 heures (25 000 = 5 mL) ;

• héparine (anticoagulant), bolus de 2 500 UI en intraveineuse, puis 17 000 UI par 24 heures par seringue électrique ;

• héparine (anticoagulant), 25 000 UI/24 heures par seringue électrique.

Les héparines de bas poids moléculaire (HBPM)

Les objectifs du traitement

Les héparines de bas poids moléculaire (HBPM) sont des anticoagulants dérivés de l'héparine. Il s'agit de fractions d'héparine leur permettant d'avoir une action prolongée et un délai d'action plus long par rapport à l'héparine standard. Leur

rôle est préventif vis-à-vis du risque thromboembolique.
Leur durée d'action, d'environ 8 à 12 heures, leur permet d'avoir une action continue.
Les HBPM n'interviennent pas directement sur les facteurs immédiats (fibrine, thrombine), mais sur les facteurs II et X. Elles interviennent également en perturbant la synthèse des plaquettes.
En traumatologie, le risque de formation de micro-caillots est réel. L'administration d'HBPM évite l'apparition d'embolie pulmonaire par obturation de l'artère pulmonaire et prévient le risque de thrombose veineuse profonde.

La surveillance du traitement

Le lever et la marche seront effectués le plus tôt possible. Si l'on favorise le rétablissement d'une circulation limitant la stase, le risque thromboembolique sera plus faible.

Mise en place des traitements

Les HBPM sont utilisées dans la prophylaxie thromboembolique postopératoire. La prévention du risque thromboembolique repose sur l'injection en sous-cutanée abdominale quotidienne ou biquotidienne d'HBPM. L'injection peut aussi se faire dans la cuisse. Elle peut être pratiquée à domicile par une infirmière DE.
Le nombre d'injections par jour, les dosages et la durée du traitement dépendent du risque thromboembolique, lié au type de chirurgie effectuée, et au type de patient sur lequel est pratiquée l'injection. La chirurgie digestive et celle du petit bassin procurent plus de risques thromboemboliques que la chirurgie orthopédique.
Les injections sont maintenues tant que le patient reste alité, c'est-à-dire sans mobilité. Le retour rapide à une activité physique après l'intervention permet de rétablir la circulation et d'éviter la formation de thrombus lors des stases veineuses et artérielles.
La pose de bandes de contention facilite le retour veineux en cas d'insuffisance veineuse.

Constater la réussite du traitement

Elle se réalise comme pour tous les anticoagulants (se reporter au début du chapitre).

La surveillance biologique

La surveillance biologique repose sur la recherche de l'activité anti-Xa et le dosage des plaquettes, si l'administration est supérieure à une semaine. Planifier la NFS et les plaquettes.
Les tests de surveillance de la coagulation (TCA et plaquettes) seront mis en place pour une utilisation supérieure à une semaine, ou à deux injections par jour en raison de l'élévation du risque hémorragique.

Dépister les effets secondaires

Ils sont minimes, voire inexistants sur une période brève, lorsque les HBPM sont utilisées une ou deux fois par jour à des dosages faibles, pendant une période brève.
Les signes d'hémorragies sont des hématomes aux points d'injection.
Les autres signes sont beaucoup plus rares :
- douleurs au point d'injection ;
- allergies.

Exemple de prescriptions

Les prescriptions fréquemment rencontrées lors des évaluations et en stage sont les suivantes :
- Fragmine® 2 500 UI à 19 heures par voie sous-cutanée ;
- Fragmine® 5 000 (héparine de bas poids moléculaire), 1 fois par jour à 8 heures du matin par voie sous-cutanée ;
- Fraxiparine® 0,3 mg (anticoagulant), 1 injection sous-cutanée à 20 heures ;
- Fraxiparine® 0,3 mL (antithrombotique), 1 injection sous-cutanée par 24 heures ;

- Fraxiparine® 0,6 mL (anticoagulant HBPM anti-Xa), 1 injection sous-cutanée x 2 (6 heures, 18 heures) ;
- Lovenox® 40 mg (anticoagulant), 1 SC par 24 heures ;
- Lovenox® 20 mg (héparine de bas poids moléculaire), 1 SC par 24 heures ;
- Clivarine® 1 750 UI (anticoagulant), 1 injection en sous-cutanée à 20 heures ;
- Innohep® 3 500 UI (anticoagulant, héparine de bas poids moléculaire), 1 ampoule en SC à 17 heures ;
- Calciparine® 0,40 mL, 3 fois par 24 heures ;

Les antivitamines K

Les objectifs du traitement

Les anticoagulants oraux préviennent le risque thromboembolique. Ils permettent d'éviter la formation ou l'extension d'un caillot sanguin (thrombus). Le traitement par les antivitamines K (AVK) a pour objectif de ralentir la coagulation du sang. L'administration orale du traitement est pratique. Ils diminuent le taux de certaines substances (complexes prothrombiques ou facteurs de la coagulation) participant à la formation des caillots. Ils interviennent sur la fabrication de différents facteurs de la coagulation au niveau des cellules du foie. Ils diminuent ainsi la coagulabilité du sang. Leur action se situe bien avant l'hémostase proprement dite. Cet effet n'est donc pas immédiat et ne débute qu'un ou deux jours après la première dose. Inversement, l'action du médicament, même après son arrêt, dure plusieurs jours.

Il y a deux familles d'anticoagulants oraux.

- les coumariniques : Sintrom®, comprimés quadrisécables, et Mini-Sintrom® comprimés ;
- les dérivés de l'indanedione : Préviscan® comprimés et Pindione® comprimés.

Les indications des anticoagulants oraux sont variables :

- traitement préventif post-infarctus ;
- prévention des embolies en cas de prothèse valvulaire tissulaire : il s'agit de la prévention à vie du risque thromboembolique en cas de prothèses valvulaires ;
- traitement des thromboses veineuses (phlébite des membres inférieurs) : ce traitement est utilisé comme relais de l'héparine administrée jusque-là par voie sous-cutanée ;
- troubles du rythme cardiaque tels que fibrillation auriculaire à répétition, flutter auriculaire, tachysystolie, associés souvent à des anomalies cardiaques ;
- suites d'intervention de reconstruction artérielle chirurgicale (prothèse), d'angioplastie (dilatation par ballonnet) et d'endoprothèse (stent) ;
- traitement de l'embolie pulmonaire.

Passage de l'héparine aux antivitamines K

En raison de la thrombopénie qui apparaît rapidement sous héparine standard, il devra être pratiqué un changement d'anticoagulant. En outre, son utilisation en IV ne permet pas un traitement en ambulatoire. Ce sont les antivitamines K par voie orale qui vont prendre la suite de l'héparine. Néanmoins, elles n'agissent pas immédiatement. Leur effet anticoagulant est différé en raison du délai de 3 à 5 jours nécessaire pour que l'action anticoagulante des AVK soit complète. C'est le temps mis par l'antivitamine K pour perturber la fabrication de la thrombine et diminuer ainsi sa quantité disponible.

Un traitement anticoagulant complémentaire doit être mis en place avec une HBPM en même temps que l'antivitamine K, jusqu'à obtention d'une action thérapeutique suffisante.

L'antivitamine K est utilisée le premier jour d'utilisation de l'HBPM à la posologie de 1 comprimé par jour en une prise. Un contrôle de l'INR est effectué tous les deux jours. L'HBPM est arrêtée lorsque l'INR est compris entre 2,5 et 3 lors de deux contrôles successifs. La présence des deux anticoagulants (antivitamine K et HBPM) dure en général de 5 à 7 jours. Au-delà, l'antivitamine K fait fonction, seule, d'anticoagulant.
Une surveillance biologique par l'INR sera effectuée le lendemain de l'arrêt de l'HBPM.

La surveillance du traitement

Les contre-indications

Ce sont :

- la grossesse, dans le premier trimestre et dans les dernières semaines. Pendant ces périodes et si le traitement anticoagulant est indispensable, un relais est fait par l'héparine en sous-cutanée ;
- les affections entraînant un risque important de saignement ;
- un ulcère gastroduodénal ;
- une insuffisance hépatique ou rénale grave ;
- certains médicaments, qui ne doivent pas être pris sans contrôle médical : aspirine et ses dérivés, anti-inflammatoires, somnifères ou sédatifs, laxatifs ou huile de paraffine…

La surveillance biologique

Celle-ci permet de vérifier si les doses d'anticoagulant sont adaptées, c'est-à-dire si elles assurent l'efficacité du traitement anticoagulant et la protection en réduisant les risques d'un sous-dosage (risque de thrombose) et ceux d'un surdosage (risque hémorragique).

➡ Taux de prothrombine (temps de Quick)

Le temps de Quick permet d'explorer les facteurs II, VII, X qui sont déprimés par les antivitamines K. Le taux de prothrombine est exprimé en pourcentage de prothrombine par rapport à la quantité de prothrombine dans le sang d'un témoin :

- normales : 70 à 100 % ;
- sous antivitamine K : il s'abaisse à 25 à 35 %. Il y a risque hémorragique grave au-dessous de 10 %.

➡ L'INR

L'INR *(international normalized ratio)* est un test qui a l'avantage de tenir compte des différences de sensibilité des réactifs utilisés. La mesure est plus fiable quel que soit le laboratoire d'analyses.

$$\text{INR} = \frac{\text{ISI}^{1} \times \text{Temps de coagulation du malade}}{\text{Temps de coagulation du témoin}}$$

Chez le sujet normal, l'INR est égal à 1. Lors d'un traitement aux anticoagulants, il doit être compris entre 2 et 3. Au-dessus de 5, il y a des risques hémorragiques.
C'est sur l'INR que doit se faire l'adaptation de la dose d'anticoagulant et pas sur le taux de prothrombine. Le médecin augmentera la dose si l'INR est trop bas (anticoagulation insuffisante) et il diminuera la dose si l'INR est trop élevé (trop d'anticoagulation). Lors du traitement anticoagulant, le taux de prothrombine (TP) est abaissé et l'INR est augmenté.

➡ Modalité de la surveillance

Toute modification des doses prescrites par le médecin, même si elles sont faibles, doit être contrôlée par une prise de sang le lendemain. Les modifications de doses par le médecin se font habituellement par quart ou moitié de comprimé.
La prise d'anticoagulant se fait le soir, car la dose peut être modifiée ou supprimée en fonction du résultat du contrôle biologique (INR) effectué le matin même.
Il faut surveiller très régulièrement l'INR. En prévention des récidives de thrombose après infarctus du myocarde, il doit être compris entre 2 et 3. En prophylaxie des accidents thromboemboliques, après pose de prothèses valvulaires cardiaques, il doit être compris entre 3 et 4,5.
L'ajustement de la dose d'antivitamine K dépend du résultat de l'INR : si l'INR est inférieur à 2, on augmente généralement la dose d'un quart

1. ISI : indice de sensibilité international, propre à chaque réactif (thromboplastine).

(Sintrom®) ; si l'INR est inférieur à 3, on la diminue d'un quart. Toute modification de dose doit être suivie d'un nouveau contrôle dans les jours suivants. Les contrôles doivent être effectués dans le même laboratoire d'analyses.

Beaucoup de médicaments peuvent modifier l'action de l'anticoagulant, entraînant soit une élévation, soit une baisse de l'INR. Certains sont potentialisateurs du traitement anticoagulant, et obligent à diminuer la dose de celui-ci. D'autres sont des inhibiteurs du traitement anticoagulant et obligent à augmenter la dose.

➡ Rythme de la surveillance

Le premier contrôle s'effectue 48 heures environ après la prise de l'antivitamine K, pour dépister une hypersensibilité.

Le deuxième contrôle s'effectuera au moins 24 heures après, pour mesurer l'efficacité réelle. Il faut donc trois jours pour commencer à voir apparaître une action sur la coagulation.

Un contrôle est à pratiquer tous les 2 à 4 jours jusqu'à stabilité de l'INR.

Un contrôle mensuel de l'INR est nécessaire, quand le médecin juge nécessaire de surveiller l'équilibre obtenu par le traitement.

Les contrôles doivent être effectués dans le même laboratoire d'analyses tous les mois.

➡ Surdosage

Le dépistage biologique d'un surdosage sans traduction clinique nécessite une réduction posologique et un contrôle rapproché.

En cas de surdosage avec complications hémorragiques :

- soit arrêt ou diminution du produit ;
- soit injection IV de vitamine K (10 à 20 mg chez l'adulte) qui agira en 3 à 5 heures. En cas d'hémorragie grave, utiliser la fraction PPSB (fraction plasmatique humaine lyophilisée), qui a une action immédiate (20 unités de facteur IX par kg de poids).

➡ Le carnet personnel de traitement anticoagulant

Les résultats de l'INR y sont consignés. Le patient doit l'avoir en permanence sur lui, surtout à l'occasion de voyages, vacances, déplacements, y compris dans les pays étrangers, etc.

Dépister les effets secondaires

➡ Repérer les signes d'hémorragie

Une baisse trop importante des facteurs de la coagulation favorise les hémorragies. Il est donc indispensable de respecter les posologies et la répartition des prises, ainsi que d'effectuer des examens biologiques de surveillance.

On recherchera les saignements :

- les hémorragies mineures donnent l'alarme :
  - épistaxis, gingivorragie lors du brossage des dents, hémorragie sous-conjonctivale,
  - ecchymoses au moindre choc,
  - hématomes aux points d'injection,
  - présence de sang dans les pansements ;
- les hémorragies majeures sont des signes de gravité nécessitant l'arrêt du traitement :
  - hématémèse,
  - méléna (selles noires),
  - hématurie,
  - AVC.

➡ Risques d'allergies

Les allergies sont fréquentes avec les antivitamines K. Présence de fièvre et d'éruption cutanée.

➡ Troubles digestifs

Diarrhée, nausées, vomissements…

Exemples de prescriptions

Les prescriptions fréquemment rencontrées lors des évaluations et en stage sont les suivantes :

- Préviscan® 20 mg (antivitamine K), 1 comprimé le soir ;
- Sintrom® (anticoagulant), 1 comprimé par jour ;
- Préviscan® 20 mg (anticoagulant, fluindione, antivitamines K), 1/2 comprimé par jour.

Les conseils au patient

Ils permettent d'améliorer l'observance du traitement.

Concernant la prescription

La prise de l'anticoagulant doit être régulière et se faire à horaire fixe.
Le patient ne doit pas augmenter, diminuer ni arrêter son traitement de lui-même sans prévenir le médecin.
En cas d'absence de prise du comprimé, il ne faut pas « rattraper » l'oubli en prenant une dose double le lendemain. Il faut reprendre le comprimé suivant à l'heure prévue. En cas de doute, contacter le médecin dès que l'on s'en aperçoit. En effet, rester 24 heures sans anticoagulant peut avoir de graves conséquences.
Ne jamais associer un autre médicament, même en vente libre, sans avis médical. Le patient doit toujours signaler qu'il est sous anticoagulant.
Prévenir le médecin en cas d'apparition d'effets secondaires :

- en cas de saignements de nez ou des gencives, d'ecchymoses lors de chocs minimes, d'urines rouges, de selles noires ;
- en cas de fièvre, d'éruption cutanée, d'allergie ;
- en cas de récidive des signes ayant conduit à la prescription d'anticoagulant (sous-dosage) ;
- en cas de troubles digestifs (diarrhée, vomissement…).

Les règles hygiéno-diététiques

Alimentation

En cas de traitement anticoagulant, il n'y a pas de régime particulier. L'alimentation doit avant tout rester variée et équilibrée.

Il est préférable toutefois de ne pas cumuler le même jour la consommation d'aliments les plus riches en vitamine K : choux (toutes les variétés), épinards, foie, thé vert, asperges…

Exercices physiques

Ils sont toujours sans excès et dépendent de la pathologie du patient. Il faut éviter de pratiquer des sports provoquant des chocs.

Éviter les situations à risque hémorragique

Le patient devra éviter :

- la manipulation d'objets tranchants et dangereux (bricolage, jardinage, cuisine, etc.) ;
- la pratique de sports violents (risque d'hématome, de plaie…) ;
- les infiltrations et les injections intramusculaires.

Prévenir le dentiste, l'anesthésiste, le chirurgien, le gynécologue, le pédicure, de la prise d'anticoagulants.

Les antiagrégants plaquettaires et l'aspirine

L'aspirine limite l'agrégation plaquettaire en cas de fissuration au niveau d'une plaque d'athérome. C'est à partir de ce rassemblement de plaquettes qu'un thrombus va se former. Ce n'est pas un anticoagulant proprement dit. Il existe un risque d'hémorragie non négligeable, en fonction de la dose d'aspirine utilisée.
Les faibles doses d'aspirine quotidiennes préviennent les accidents thromboemboliques et sont souvent utilisées en traitement préventif post-infarctus.
Exemples :

- Aspégic® 100 mg, 1 sachet par jour ;
- Kardégic® 160 ou 75 mg, 1 sachet par jour.

Tableau 1 : Anticoagulants.

	Héparine standard	Héparines de bas poids moléculaire (HBPM)	Antivitamines K (anticoagulants oraux)
Structure	Origine naturelle	Semi-synthétique Fragment d'héparine de bas poids moléculaire	Synthétique
Mécanisme d'action	Anticoagulant d'action rapide qui agit sur les dernières phases de la coagulation. Accélère l'antithrombine III et neutralise la thrombine (facteur II)	Inhibe le facteur Xa (facteur Stuart) mais inhibe peu la thrombine Action moins rapide et prolongée par rapport à l'héparine	Les antivitamines K agissent sur la constitution des facteurs vitamines K-dépendants (facteurs II, VIII, IX, X)
Délai d'action	Immédiat	2 à 4 heures	Différé, 3 à 5 jours
Durée d'action	Courte	Prolongée par rapport à l'héparine	1 à 3 jours
Voies d'administration	Seringue électrique IVD ; SC	Sous-cutanée	Voie orale
Surveillance biologique	TCA ou TCK Héparinémie Plaquettes	Dosage de l'anti-Xa Plaquettes	TP dans le seuil thérapeutique sous antivitamines K : 25-35 %. INR < 5
Prélèvement	Tube au citrate de sodium	Idem	Idem
Utilisation	Phase aiguë de l'infarctus du myocarde, traitement des phlébites, embolies pulmonaires	Prévention des phlébites Post-chirurgie, etc.	Relais de l'héparine dans la prévention des maladies thromboemboliques Prothèses valvulaires, etc.
Fréquence d'administration	En continu, par seringue électrique 15 à 25 UI/kg/heure	2 sous-cutanées par jour en période de haut risque, puis 1 par jour jusqu'à totale déambulation	1 ou 2 prises par jour. Posologie adaptée en fonction du TP par 1/4 ou 1/2 comprimé
Pharmaco-cinétique	Élimination urinaire Pas de passage transplacentaire ni dans le lait	Élimination urinaire Pas de passage transplacentaire ni dans le lait	Élimination urinaire Passage transplacentaire et dans le lait
Antidote	Sulfate de protamine		Vitamine K. PPSB en IV
Arrêt du traitement	Relais par les antivitamines K en raison du risque de thrombopénie au-delà de 5 jours	Les HBPM assurent le relais pour le passage héparine aux antivitamines K	Progressif sur 2 ou 3 semaines
Effets secondaires	Saignements et hémorragies Thrombopénies	Saignements et hémorragies Hématome aux points d'injection nécessitant de changer le site d'injection	Saignements et hémorragies Troubles digestifs Ulcérations digestives et buccales Réactions allergiques

Notes

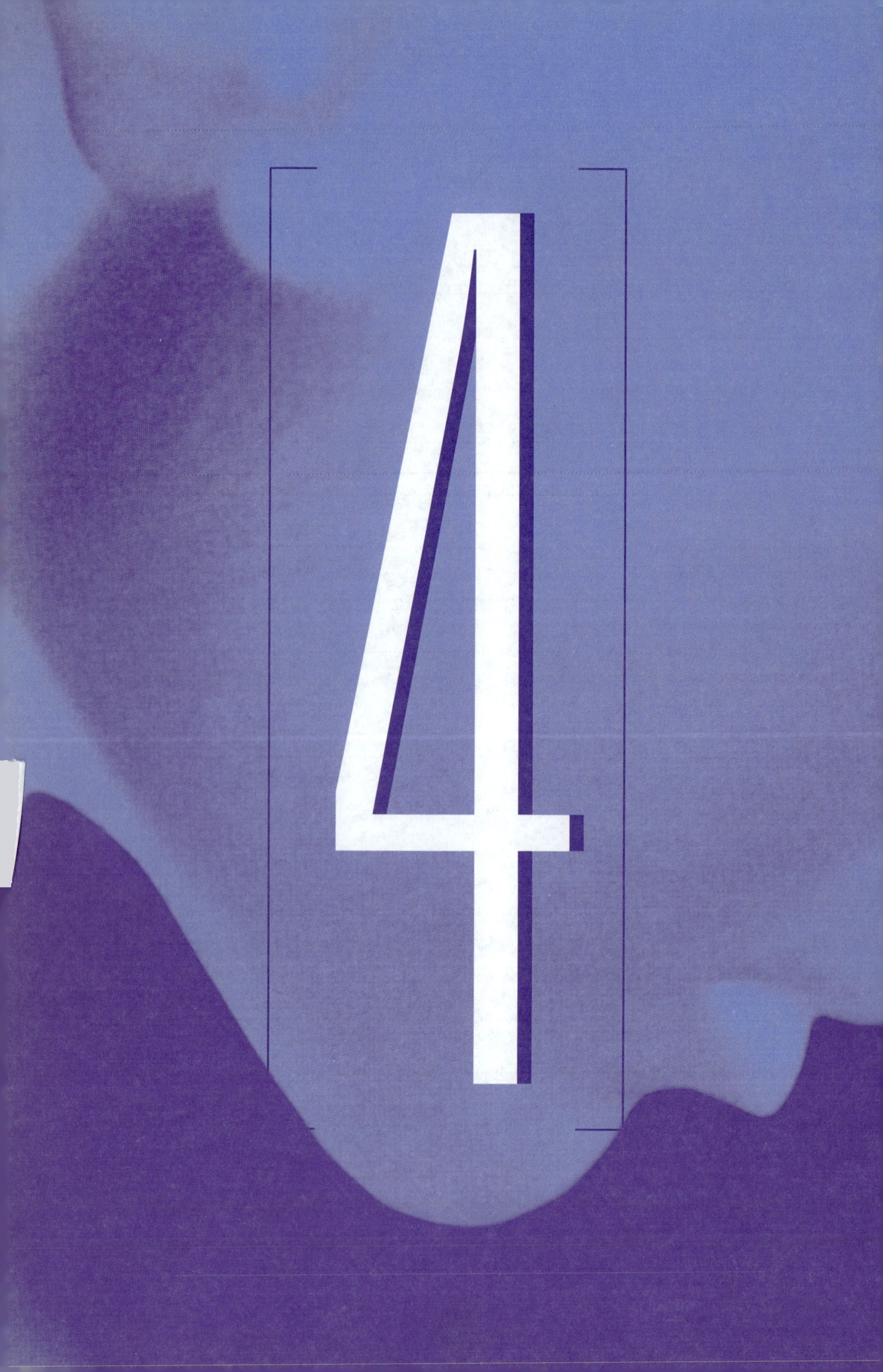
4

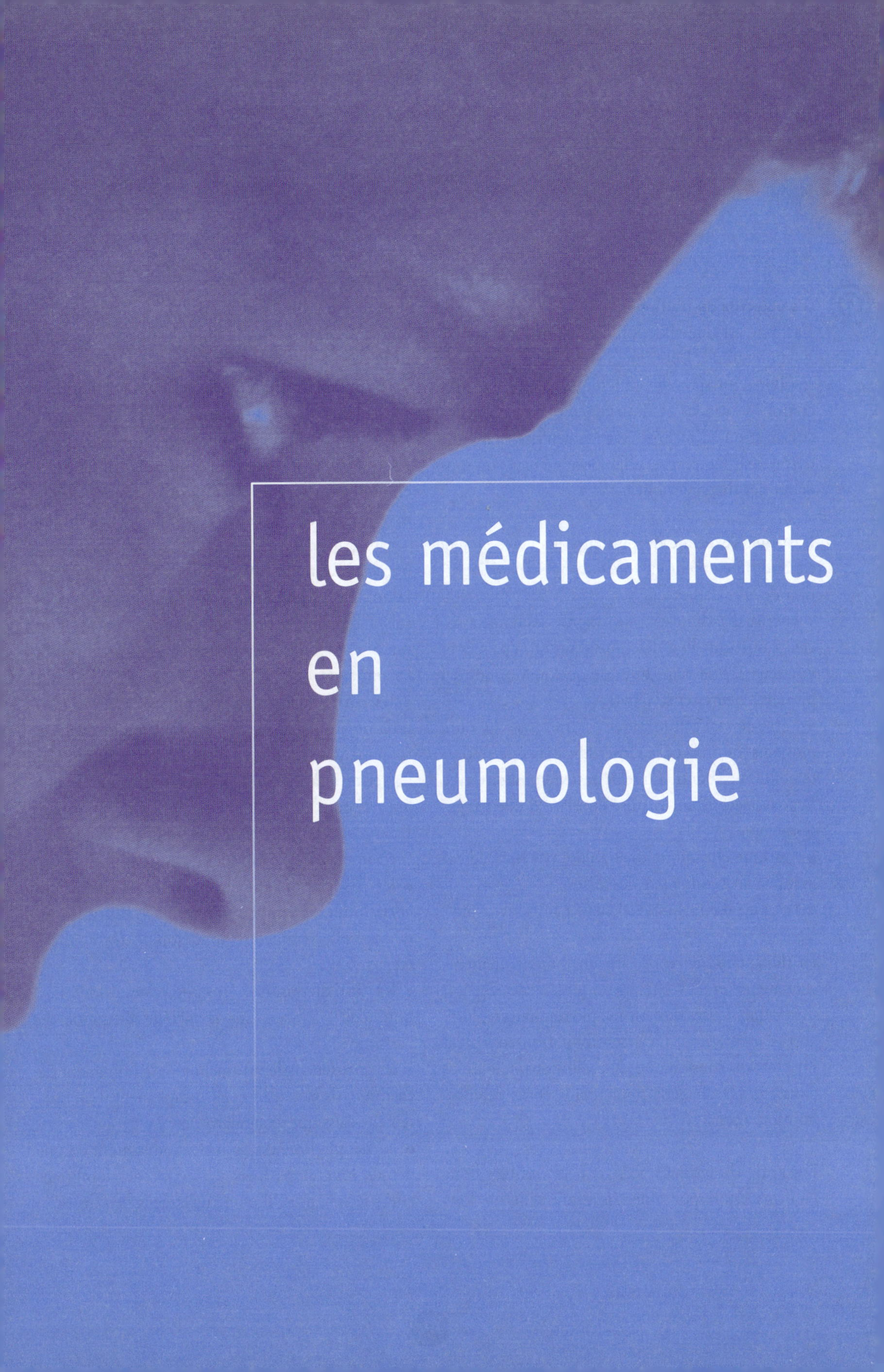

les médicaments en pneumologie

17 le traitement de l'asthme

Les objectifs du traitement

L'asthme est une affection bronchique à caractère inflammatoire. L'obstruction bronchique est le résultat d'un spasme bronchique, d'une hypersécrétion de mucus et d'un œdème avec bronchoconstriction. L'asthme est caractérisé par une dyspnée sifflante, réversible spontanément ou sous l'effet des thérapeutiques.

L'asthme s'exprime de plusieurs manières et sera traité différemment en fonction du stade d'évolution de la maladie :

- **la crise d'asthme** est une dyspnée soudaine associée à une toux et à des expectorations épaisses et visqueuses. Elle peut durer de quelques minutes à plusieurs heures et se répéter ;
- **l'état de mal asthmatique** est une crise qui dure plusieurs jours ; la crise s'intensifie et résiste au traitement. Elle aboutit à une détresse respiratoire avec hypoxie nécessitant la mise en place d'une oxygénothérapie ;
- **l'asthme chronique** est stabilisé par les médicaments mais rythmé par des crises ;
- **l'asthme d'effort** est déclenché par l'activité physique.

La thérapeutique repose sur un traitement médicamenteux et des thérapeutiques associées non médicamenteuses (kinésithérapie respiratoire, lutte anti-acariens, etc.). La désensibilisation consiste à injecter en sous-cutané des dilutions faibles et croissantes d'allergène pour renforcer les défenses immunitaires.

Les antiasthmatiques corrigent les troubles dont l'asthme est responsable. Ils diminuent ou font cesser une crise d'asthme par un traitement d'attaque. En traitement de fond ils espacent ou font disparaître les crises :

- **les bronchodilatateurs** relâchent les fibres musculaires lisses bronchiolaires et permettent d'augmenter ainsi le calibre des bronches. Il en existe trois types : les bêta 2 stimulants, les anticholinergiques et les dérivés de la théophylline ; ils sont utilisés dans le traitement de fond en aérosols doseurs ou en poudre pour inhalation buccale. Exemples : Ventoline®, Airomir®, salbutamol, etc. À l'hôpital, ils sont employés en aérosols (aéronébulisation, respiration à l'aide d'un masque) avec les anti-inflammatoires pour traiter l'asthme grave ;
- **les corticoïdes** en aérosol ont une action anti-inflammatoire dans le processus allergique ; dans le traitement de fond, ils sont utilisés en aérosols. On les retrouve à l'hôpital en injectables ou en nébuliseurs dans le traitement de l'asthme grave. Exemples : Pulmicort® (budésonide), Bécotide® (béclométasone), Flixotide®, etc. ;
- **les associations de bronchodilatateurs et de corticoïdes.** Exemples : Seretide® (fluticasone, salmétérol), Symbicort® (budésonide, formotérol) etc. ;
- **les antiallergisants** (cromoglycate disodique : Lomudal®) agissent sur le facteur allergique de l'asthme ;
- **les anti-leucotriènes** améliorent le traitement de l'asthme. Ils sont utilisés en complément d'un traitement classique (Singulair®, etc.) ;
- **la théophylline** est un bronchodilatateur connu depuis longtemps mais possédant de nombreux effets secondaires. Il est actuellement peu utilisé.

la surveillance du traitement

Constater l'efficacité du traitement

Les critères de contrôle d'un asthme par le traitement

Les symptômes ne sont pas gênants et il n'y a pas de crise :

- l'activité physique est normale ;
- la variabilité du *peak flow* est de 20 % ;
- les effets secondaires des médicaments sont faibles ou inexistants ;
- on constate une amélioration de l'état respiratoire du patient. La respiration n'est pas accompagnée de sifflements. Il n'y a plus d'encombrement bronchique ni de polypnée.

Les besoins en aérosol bronchodilatateur (Ventoline®) sont réduits. L'idéal est l'absence de prise.

Les critères de déstabilisation d'un asthme

On constate la déstabilisation d'un asthme d'après les critères suivants :

- augmentation des prises d'aérosol bronchodilatateur dépassant 10 à 15 inhalations par jour ;
- les activités sont limitées ;
- le sommeil est perturbé par des difficultés respiratoires ;
- de la toux et des expectorations apparaissent ;
- le patient présente des signes d'angoisse.

L'asthme déstabilisé nécessite un réajustement du traitement ou une consultation en urgence à l'hôpital.

Mise en place de la surveillance

Le bilan pulmonaire a pour but de regrouper les différents examens complémentaires d'exploration de l'asthme :

- examen radiologique pulmonaire ;
- exploration fonctionnelle respiratoire ;
- mesure du *peak flow* ;
- prise de la température pour prévenir ou constater une surinfection ;
- test cutané si le facteur allergique est suspecté (asthme professionnel, saisonnier, etc.) ;
- dosage de la théophylline car la dose thérapeutique est proche du seuil toxique ;
- mesure des gaz du sang pour dépister une hypoxie.

Dépister les effets secondaires

Les bronchodilatateurs bêta-2 stimulants

Ils sont faibles, voire inexistants pour les aérosols. Lorsqu'ils sont administrés par voie orale (traitement de fond) ou injectable (traitement du mal asthmatique), on peut observer de la tachycardie, des maux de tête, de la nervosité et des tremblements. Il faut alors surveiller le pouls, la pression artérielle, la respiration et l'état de conscience du patient.

La survenue de toux ou de bronchospasme après inhalation du produit est signe d'intolérance au médicament. Prévenir le médecin qui interrompra ou modifiera le traitement (autres thérapeutiques ou autres formes d'administration).

Les bronchodilatateurs anticholinergiques

En aérosol ils sont rares. Ils procurent seulement une sécheresse de la bouche.

Les corticoïdes en aérosol

On constate souvent une irritation de la gorge et ils rendent la voix rauque. Après la bouffée d'aéro-

sol, il faut faire faire un gargarisme pour rincer la bouche.
Il y a un risque de candidose pharyngée et de surinfection bactérienne en raison de la baisse de l'immunité due aux corticoïdes.

La théophylline et ses dérivés par voie orale

Il y a de nombreuses interactions médicamenteuses qui augmentent le risque d'effets secondaires sur le système nerveux (excitabilité avec tachycardie, nervosité, insomnies, tremblements et risques de convulsions chez l'enfant), et sur l'appareil digestif (gastralgie, nausées, vomissements, diarrhée, etc.).

Exemples de prescriptions

Les prescriptions fréquemment rencontrées lors des évaluations et en stage sont les suivantes :
- Atrovent® (bronchodilatateur, antispasmodique), 2 bouffées 2 fois par jour ;
- Bricanyl® LP (bronchodilatateur, bêta-2 stimulant), 1 comprimé matin et soir au cours du repas avec un grand verre d'eau ;
- Serevent® (salmétérol), 1 ou 2 bouffées par jour ;
- Seretide® et Seretide Diskus® (fluticasone, salmétérol), 1 ou 2 fois par jour en traitement de fond ;
- Flixotide® (fluticasone), 1 ou 2 fois par jour en traitement de fond ;
- Pulmicort® (budésonide), 100 µg, 200 µg et 400 µg, 2 à 10 bouffées par jour ;
- Symbicort® (budésonide, formotérol) ;
- Foradil® (bronchodilatateur, bêta-2 stimulant de longue durée d'action), 1 gélule matin et soir ;
- Ventodisks® 250 mg (bronchodilatateur), 2 bouffées 3 fois par jour ;
- Ventoline® (bronchodilatateur, salbutamol), 2 bouffées par prise en cas de besoin ;
- Ventoline® (bronchodilatateur, salbutamol), 2 aérosols par jour à 8 heures et à 20 heures, à raison de 5 g par nébulisation, à diluer dans du sérum physiologique pour obtenir un volume total de 5 mL ;
- Bécotide® (béclométasone, anti-inflammatoire stéroïdien), 50 µg et 500 µg, 2 bouffées 2 à 4 fois par jour ;
- Bricanyl® (bronchodilatateur) et Surbronc® (mucolytique), aérosol 3 fois par jour + 4 mL de sérum physiologique ;
- Euphylline LA® 300 mg (bronchodilatateur, dérivé de la théophylline), 1 comprimé matin et soir.

Les conseils au patient

Lui apprendre à se servir de son aérosol doseur

L'action de l'aérosol bronchodilatateur est quasi immédiate. Le patient ne doit pas augmenter ses doses et le nombre de ses prises de lui-même, car cela impliquerait une aggravation de son asthme. Il devra, si le besoin s'en fait sentir, consulter son médecin, car cela traduit une aggravation de la maladie.
La manipulation de l'aérosol doseur se fait en tenant la valve vers le bas. Après une expiration complète, il faut mettre l'embout entre les lèvres puis inspirer en déclenchant la cartouche, puis retenir sa respiration quelques secondes. Si le patient ne peut pas réaliser la coordination main/inspiration (enfants, personnes très âgées), il utilisera une chambre d'inhalation.
Enfin, il faut nettoyer l'appareil régulièrement au savon et à l'eau tiède puis le sécher soigneusement à l'intérieur et à l'extérieur.

Lui apprendre à manipuler son *peak flow*

L'intérêt du *peak flow* est de mesurer le débit de pointe respiratoire. Il est le reflet de l'hyperactivité bronchique. Le patient détectera la sévérité de sa crise lorsque le *peak flow* indiquera une valeur inférieure à celle de référence, déterminée préalablement.

L'index doit être remis à zéro puis les lèvres du patient entourent de manière étanche l'embout. Après avoir bien gonflé sa poitrine il souffle le plus fort et le plus vite possible, sans effet sarbacane.

Les visites régulières chez le médecin

Les visites régulières chez le médecin, même en l'absence de crises, permettent d'assurer un suivi de l'asthme.

Le patient doit respecter la prescription, le nombre de prises et les posologies.

Les conseils hygiéno-diététiques

Du point de vue de l'hygiène et de la diététique, l'infirmière peut donner les conseils suivants au patient :

- les exercices physiques calmes permettent d'augmenter la capacité respiratoire ;
- le tabac est proscrit ;
- la kinésithérapie respiratoire est souvent bénéfique ;
- il peut être utile de mettre en place une lutte contre les acariens présents dans la poussière de maison ;
- le contact avec les chats (salive de chat sur ses poils), le pollen et les moquettes sont à proscrire chez l'asthmatique ;
- éviter le stress autant que possible car il y a un facteur psychogène dans l'asthme.

18 le traitement de la tuberculose

Les objectifs du traitement

Les antituberculeux sont actifs sur Mycobacterium tuberculosis ou BK (bacille de Koch). Ils permettent de guérir la tuberculose sous ses formes pulmonaires ou profondes. Ils sont utilisés en association de plusieurs antituberculeux, car ils n'agissent pas par le même mécanisme. La résistance des BK aux traitements est ainsi évitée. La tri- ou quadrithérapie antituberculeuse est donc active sur toutes les formes de bacilles et particulièrement les BK à multiplication rapide, très contagieux.

Le traitement suit les règles suivantes :

• Le traitement repose sur l'utilisation de la trithérapie ou quadrithérapie antituberculeuse constituée de :

– l'**isoniazide** (Rimifon® 150 mg ou 50 mg). Il est appelé aussi INH (isonicotinique hydrazide) ; 5 mg/kg/jour pendant **6 mois**,

– la **rifampicine** (Rifadine® 300 mg), 10 mg/kg/jour pendant **6 mois**,

– le **pyrazinamide** (Pirilène® 500 mg), 25 mg à 30 mg/kg/jour pendant **2 mois** ;

– il peut être rajouté un quatrième antituberculeux : l'**éthambutol** (Myambutol® 400 mg), 20 mg/kg/jour pendant 2 mois. Pendant les deux premières semaines de traitement, le patient est en isolement respiratoire pour éviter la contagion.

• Le traitement se décompose en deux parties : une quadrithérapie pendant deux mois, avec des antituberculeux destinés aux BK à multiplication rapide. Les antituberculeux destinés aux formes à multiplication lente sont démarrés immédiatement. Ils sont maintenus pendant 4 autres mois tandis que les antituberculeux contre les BK à multiplication rapide sont arrêtés.

Il existe d'autre part des antituberculeux dits de réserve et d'autres encore à l'état de recherche.

La surveillance du traitement

Lors de l'administration

Les recommandations

Les comprimés sont à prendre à jeun, en une seule prise, le matin, pour créer un pic sanguin en antituberculeux capable de stopper la multiplication des BK. Le nombre de comprimés étant élevé par prise, il faut veiller à ce qu'ils soient tous pris sans oubli.

À titre d'exemple pour un adulte de 60 kg, le traitement est le suivant :

• Rimifon® : 5 mg/kg par jour ;
• Rifadine® : 10 mg/kg par jour en 1 prise ;
• Pirilène® : 30 mg/kg par jour ;
• Myambutol : 20 mg/kg par jour.

Il existe des présentations contenant des associations (Rifater®, Rifinah®, Dexambutol-INH®).

Avant d'administrer le traitement, il est important de s'assurer de l'absence de contre-indications.

L'isolement du patient

En cas de tuberculose, il faut faire respecter les règles de l'isolement respiratoire si c'est le cas. La contagiosité diminue très rapidement pour devenir nulle en 2 semaines. Les règles de cet isolement sont les suivantes :

• chambre individuelle, porte fermée, isolement identifié par un sigle ;
• aération pluriquotidienne de la chambre ;
• lavage hygiénique et antiseptique des mains obligatoire à chaque entrée et sortie ;
• port de masque en entrant dans la chambre (surblouse, gants, etc.). Port de masque pour le patient s'il doit sortir de la chambre ;

- port de gants non stériles pour tous soins potentiellement contaminants ;
- tous les déchets doivent respecter le circuit des déchets contaminés (incinération). Ils seront emballés et étiquetés dans la chambre, sac fermé, avec couleur spécifique à l'établissement ;
- linge : circuit du linge contaminé. Il sera évacué en sac à double emballage, fermé dans la chambre et étiqueté. Proscrire le linge personnel ;
- vaisselle à usage unique ou décontamination avant la sortie de la chambre ;
- matériel divers : il reste dans la chambre, sinon décontamination ou destruction ;
- visites limitées ;
- désinfection quotidienne des sanitaires ;
- regrouper les soins afin d'éviter les déplacements et les allées et venues dans la chambre.

Constater l'efficacité du traitement

La réussite du traitement se confirme par :

- l'absence de BK dans les prélèvements bactériologiques ;
- l'amélioration de l'état général ;
- la normalisation des images radiologiques. Il doit y avoir diminution progressive de la toux et de l'expectoration. En 3 à 5 jours le malade tousse beaucoup moins et ses crachats contiennent déjà moins de bacilles, sans hémoptysie.

L'hyperthermie s'arrête et disparaît.

L'état général est amélioré comme le confirme l'arrêt de l'amaigrissement, la reprise du poids, le retour de l'appétit et la diminution de la fatigue.

Mise en place de la surveillance

Apprécier les paramètres

La température est prise régulièrement pour constater la diminution de la fièvre.

Le poids est mesuré 1 fois par semaine. Un amaigrissement est fréquent lors d'une tuberculose. La reprise de poids est un signe favorable de guérison.

La surveillance radiologique

La radiologie pulmonaire révèle les lésions des bronches (milliaires et cavernes, opacités).

La surveillance bactériologique

Elle consiste à rechercher la disparition des BK. L'examen direct des crachats met en évidence les bacilles acido-résistants (BAAR) qui ont la propriété de fixer certains colorants. Leur présence indique un risque de contagiosité.

Les recherches bactériologiques se font au début du traitement, après 2 mois et à la fin de celui-ci (6 mois).

La surveillance biologique

En raison de l'importance des effets secondaires, un certain nombre de résultats d'analyses biologiques et bactériologiques doit être vérifié régulièrement avant de poursuivre le traitement.

Le **bilan hépatique** est effectué au préalable, puis au bout d'une semaine et ensuite tous les mois. On recherche des transaminases ASAT (5 à 20 UI/L), ALAT (5 à 25 UI/L) et les γ-GT (6 à 30 UI/L).

Le **bilan sanguin** composé de la numération-formule sanguine (NFS) est prescrit. La vitesse de sédimentation (VS) donne une idée du processus inflammatoire.

La **recherche de l'acide urique** est faite tous les mois (30 à 75 mg/L).

Un **bilan rénal** à la recherche de la créatinine pour évaluer l'insuffisance rénale préalable ou induite est effectué.

Dépister les effets secondaires

De la trithérapie antituberculeuse

L'hépatotoxicité

L'hépatotoxicité est fréquente. Elle se traduit par une augmentation des transaminases, signe de cytolyse hépatique. Elle est favorisée par l'alcoolisme. Elle se signale par un ictère avec nausées, vomissements et douleurs hépatiques.

Les troubles gastro-intestinaux

Il s'agit habituellement de nausées, vomissements, diarrhées.

Les réactions allergiques

On voit apparaître une éruption cutanée avec fièvre pouvant aller jusqu'au choc anaphylactique.

Particuliers à chaque antituberculeux

L'isoniazide (Rimifon®)

Il est responsable de polynévrites par déficit en vitamine B6. Il y a des risques sensitifs, de convulsions, d'anémie et de névrite oculaire. Le traitement repose sur un apport en vitamines B1 et B6.

La rifampicine (Rifadine®)

Elle colore les sécrétions en rouge-orangé (urine, larmes, conjonctives, selles). Elle occasionne des troubles hématologiques sous forme d'anémie hémolytique. Elle est potentiellement néphrotoxique.

Le pyrazinamide (Pirilène®)

Il est hyperuricémiant, provoquant des arthralgies avec douleurs et de la goutte. Le traitement est à base d'hypo-uricémiant (Zyloric®) et de régime. Il est conseillé au patient de boire beaucoup pour faciliter l'élimination de l'acide urique.

L'éthambutol (Myambutol®)

Il est responsable de troubles oculaires. Il y a baisse de l'acuité visuelle et du champ visuel ainsi que diminution de la perception des couleurs (vert et rouge). Un bilan oculaire est demandé au bout de 15 jours, puis mensuellement. Il sera composé d'un fond d'œil, de l'étude des couleurs, de l'acuité et du champ visuel. Il y a risque de néphrotoxicité.

Exemples de prescriptions

Les prescriptions fréquemment rencontrées lors des évaluations et en stage sont les suivantes :

- 1er exemple :

Prendre le traitement suivant en même temps, à 8 heures du matin à jeun, à distance du petit-déjeuner :

– Rifadine® 300 mg, 2 comprimés par jour,
– Pirilène® 500 mg, 3 comprimés par jour,
– Rimifon® 150 mg, 2 comprimés par jour,
– Myambutol® 400 mg, 3 comprimés par jour : à 8 heures à jeun, à distance des repas ;

- 2e exemple :

Rifater® (anti-tuberculeux : isoniazide, rifampicine, pyrazinamide), 5 comprimés par jour pendant 2 mois.

Les conseils au patient

Le respect de la prescription

Le traitement est long. Il est étalé sur 6 mois minimum. Très rapidement, la tuberculose devient asymptomatique. Il ne faut pas arrêter brutalement le traitement à la fin du deuxième mois, même si les symptômes s'améliorent.

Il faut rester en multithérapie et respecter les posologies pendant toute la durée du traitement. La conséquence d'une mauvaise observance (20 % des patients) réside dans l'apparition de BK multirésistants aux antituberculeux, faisant baisser considérablement l'espérance de vie du patient.

Les comprimés seront pris en même temps et à jeun, c'est-à-dire une demi-heure à une heure avant le petit-déjeuner pour une meilleure absorption à travers la barrière gastro-intestinale.

L'infirmière pourra préparer les médicaments pour le patient au moyen d'un semainier (boîte à sept compartiments).

Le patient doit éviter l'automédication en raison d'un grand risque d'interactions médicamenteuses.

Il faut respecter les bilans biologiques et radiologiques.

Les règles hygiéno-diététiques

L'alimentation

L'alcool et une alimentation trop riche en graisses sont à proscrire en raison de l'hépatotoxicité du traitement. En cas d'amaigrissement important, il existe des compléments nutritifs (Fortimel®, Renutryl®, etc.).

L'exercice physique

Il faut diminuer la fatigue due à la maladie et au traitement par un rythme de vie régulier, avec des périodes de repos régulières.

Les règles d'hygiène

Il est important de respecter les consignes de l'isolement respiratoire si c'est le cas. Le patient doit comprendre qu'il est contagieux et qu'il doit prévenir les personnes avec lesquelles il a été en contact. Il existe trois types de risque de contagion : le contact étroit (plusieurs heures par jour, tous les jours dans la même pièce : cas du conjoint, des enfants, des parents), le contact régulier (présence régulière dans le même lieu : cas des collègues de travail) et le contact occasionnel (présence irrégulière, brève ou occasionnelle).

Les conseils et les aides sociales

Le sida a contribué à l'augmentation de la tuberculose dans les années 1990, mais il n'est pas seul en cause. La tuberculose est aussi la maladie des immigrants de pays à haute prévalence. Elle est liée à la misère, à la précarité et à la désocialisation ou marginalisation.

Dès qu'il en sera capable, le patient pourra, si cela est nécessaire, être dirigé ou accompagné vers les bureaux d'aide et d'assistance sociale. En ayant les moyens et les aides indispensables pour se soigner complètement et correctement, un patient tuberculeux limite le risque de favoriser l'apparition de BK résistants aux traitements et la contagion de son environnement proche.

Déclaration obligatoire

Elle est faite par le médecin traitant à la DDAS.

Parallèlement, il sera proposé aux membres de la famille une intradermoréaction à la tuberculine (IDR) pour dépister une éventuelle contamination. Cette mesure est complétée par une radiographie pulmonaire renouvelée trois mois après.

19 les fluidifiants bronchiques

Les objectifs du traitement

Ce traitement permet de diminuer ou de prévenir les encombrements bronchiques en fluidifiant les sécrétions bronchiques.
Les fluidifiants bronchiques sont utilisés dans le traitement des bronchites aiguës de l'enfant et de l'adulte en complément des antibiotiques et des anti-inflammatoires. Ils sont employés par voie orale (sachets, sirops) ou par voie locale (aérosols).
Ils ont également un rôle préventif en postopératoire pour lutter contre l'encombrement bronchique dû à l'alitement, l'intervention et les anesthésiques.
La cause de la bronchite doit être traitée (infection, expectoration purulente).

La surveillance du traitement

Favoriser l'expectoration

Il faut mettre le patient en position demi-assise puis le faire tousser et cracher régulièrement. Il faut penser à lui apporter un crachoir, de préférence à usage unique.
En cas d'utilisation d'aérosol il faut vérifier le bon fonctionnement de l'appareil, ajuster l'orientation de la nébulisation et veiller à la propreté de l'appareil.
L'humidification de la chambre à coucher peut être utile.

Constater l'efficacité du traitement

On constate l'efficacité du traitement lorsque disparaissent les signes physiques de l'encombrement bronchique et lorsque la respiration est améliorée et la quantité de crachats augmentée. Il faut écouter la respiration pour repérer les encombrements bronchiques qui s'expriment par des ronflements pulmonaires et une toux grasse.

Dépister les effets secondaires

Les troubles digestifs

Ils sont du type nausées, vomissements, gastralgie et diarrhées. Prudence en cas d'ulcères.

Les troubles pulmonaires

En cas de surdosage il se produit une fluidification excessive créant une insuffisance respiratoire. Il sera prévu un matériel pour aspiration bronchique à proximité.

Exemples de prescriptions

Les prescriptions fréquemment rencontrées lors des évaluations et en stage sont les suivantes :

- Surbronc® (fluidifiant mucolytique), 1 ampoule en aérosol dans 20 mL de sérum physiologique 4 fois par 24 heures ;
- Mucomyst® (expectorant), 1 ampoule en aérosol 4 fois par jour ;
- Surbronc® (fluidifiant bronchique), 1 ampoule 3 fois par jour par voie intraveineuse directe ;
- Bisolvon® (mucorégulateur), 1 intramusculaire 2 fois par jour ;
- Bronchokod® sans sucre (expectorant), 3 cuillerées à soupe par jour ;
- Mucomyst® sachet (expectorant mucolytique, acétylcystéine), 3 sachets par jour ;
- pratiquer un aérosol de 15 minutes 2 fois par jour à 10 heures et 16 heures avec :

– Goménol®, 1 ampoule (antiseptique) ;
– Mucofluid®, 1 ampoule (fluidifiant).

Les génériques sont fabriqués par de nombreux « génériqueurs » : Carbocistéine Merck® etc., Acétylcystéine Sandoz® etc.

Les conseils au patient

En cas de traitement par fluidifiant bronchique, il faut apprendre au patient à cracher. Des séances de kinésithérapie respiratoire sont prévues si nécessaire : les exercices physiques participent à l'amélioration des capacités respiratoires.

Enfin, il est conseillé au patient d'arrêter le tabac s'il fume ; une consultation antitabac lui est indiquée.

La toux productive qui est un élément fondamental de la défense bronchopulmonaire est à respecter.

5

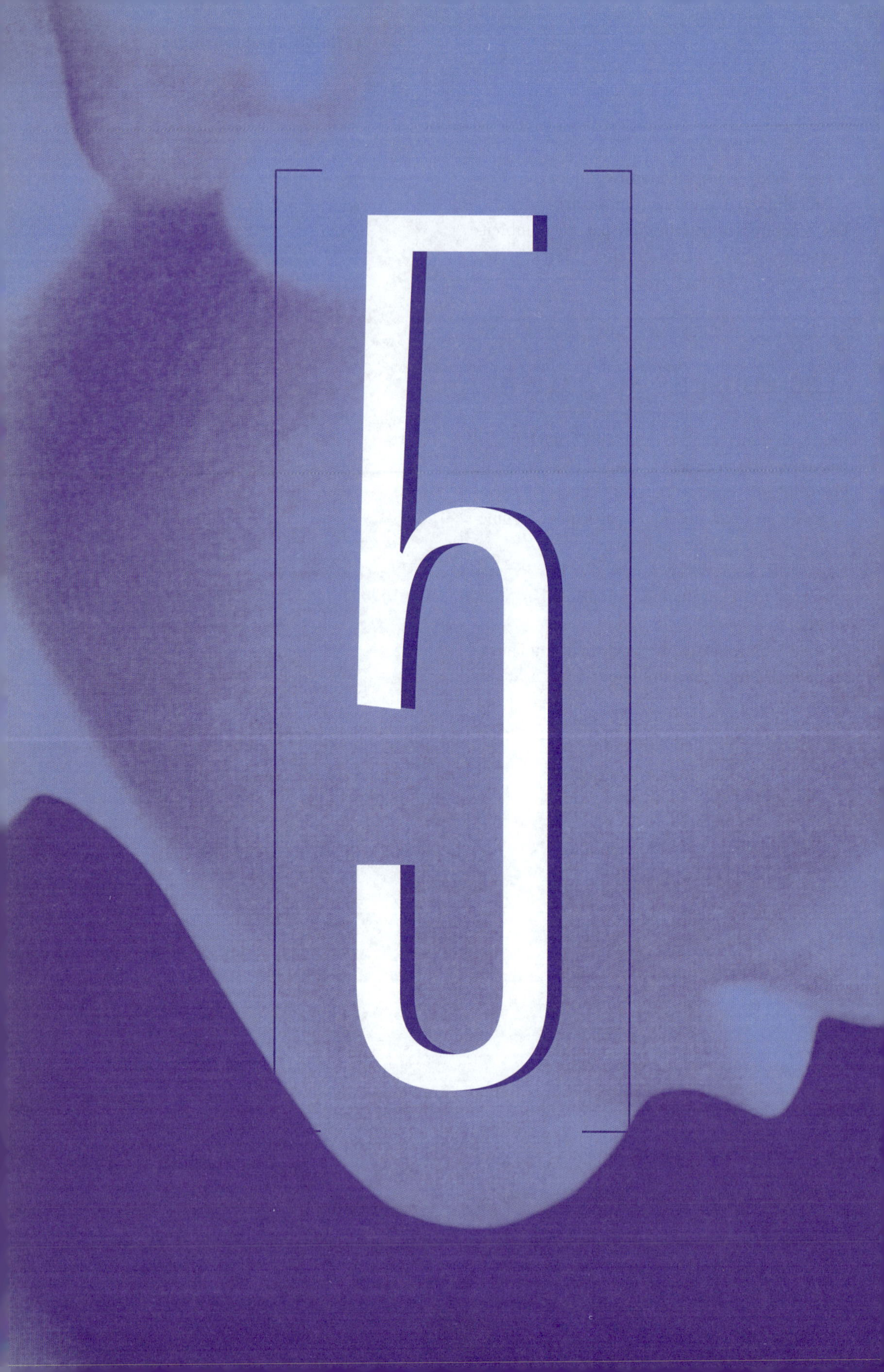

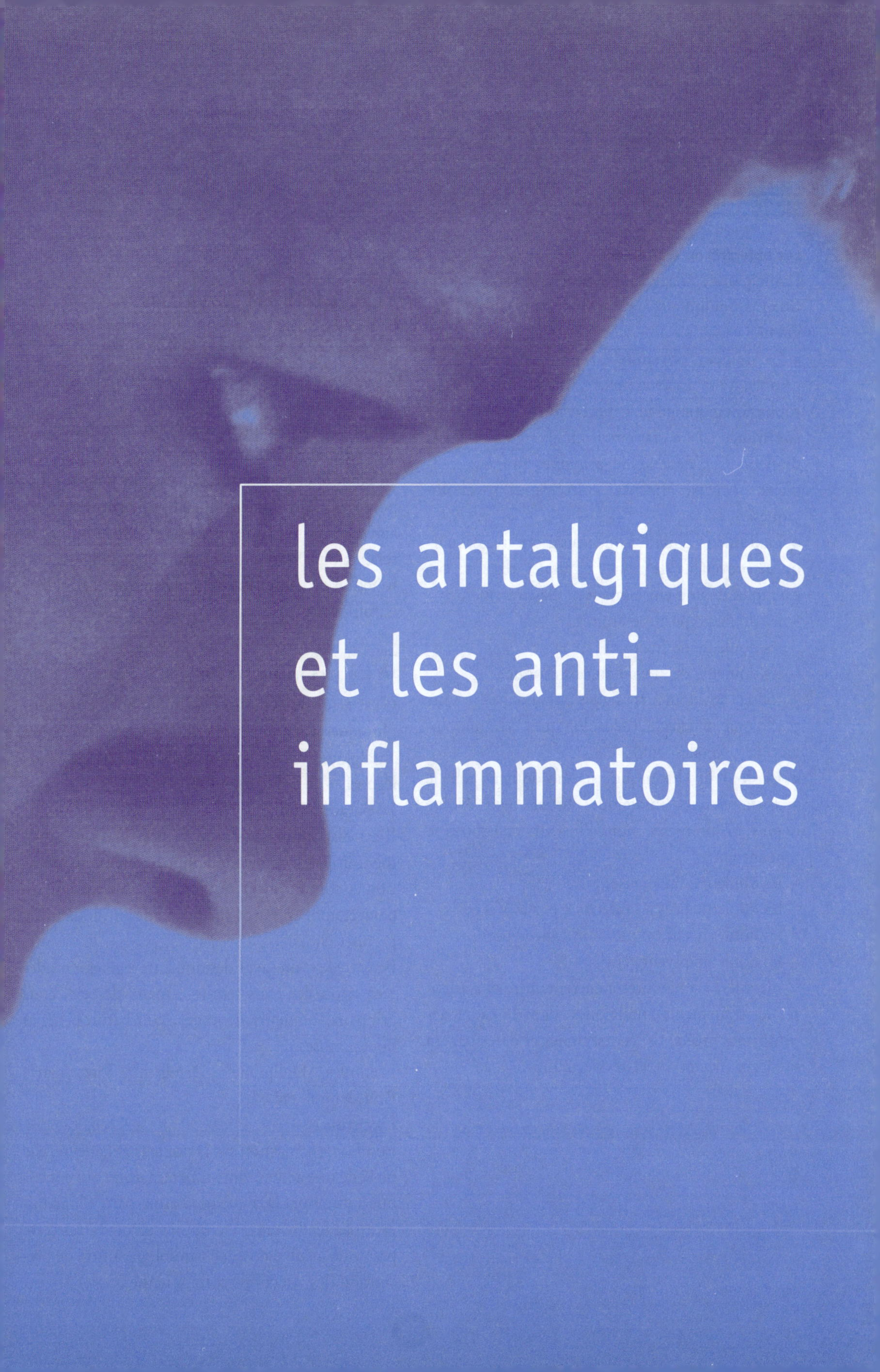

les antalgiques et les anti-inflammatoires

Les objectifs du traitement

L'antalgique soulage la douleur et estompe les sentiments douloureux de souffrance qui l'accompagnent.

- La **douleur physique** est une sensation désagréable, d'intensité variable. Elle a un support neurophysiologique et une dimension psychique. La **souffrance** est un état émotionnel engendré par la douleur. Elle dépend de principes moraux, religieux, sociaux, affectifs, culturels et psychologiques.
- La **douleur aiguë** est une sensation vive et marquée, provenant de signes cliniques récents. Les exemples de douleur aiguë sont classiquement :
  - les douleurs postopératoires ;
  - les douleurs de fractures ;
  - les douleurs du travail en obstétrique ;
  - toutes les douleurs aiguës secondaires à une pathologie médicale (neurologiques, rhumatologiques, viscérales, etc.).
- La **douleur chronique** est une douleur rebelle aux traitements antalgiques usuels, qui évolue depuis au moins six mois. Plusieurs catégories se rencontrent :
  - les douleurs cancéreuses ;
  - les douleurs liées à l'infection par le VIH ;
  - les douleurs chroniques non cancéreuses ;
  - les douleurs psychogènes.

L'infirmière est habilitée à **entreprendre** et à **adapter** les traitements antalgiques, dans le cadre des protocoles préétablis, écrits, signés et datés par un médecin (décret du 11 février 2002).

La classification des antalgiques

Supprimer la douleur, c'est aider le patient à retrouver son autonomie. La douleur doit être prise en compte et combattue par tous les moyens disponibles. Sans douleur, qu'elle soit chronique ou aiguë, la vie reprend son sens. L'OMS propose un schéma d'utilisation progressive des antalgiques en fonction de leur efficacité croissante sur la douleur chronique.

Le premier palier

C'est celui de l'emploi des antalgiques non morphiniques à action périphérique et non opiacés. Les antalgiques faibles sont utilisés pour les douleurs légères et de faible intensité.

Le paracétamol

Il est disponible sans ordonnance. Il est couramment utilisé comme antalgique de première intention et comme antipyrétique. La faible toxicité du paracétamol en fait le médicament antidouleur de premier choix.

Il assure le traitement des douleurs légères à modérées et/ou des états fébriles : maux de tête, états grippaux, douleurs dentaires, courbatures, règles douloureuses.

Exemples : Doliprane®, Dafalgan®, Efferalgan®, Paracétamol, etc.

L'aspirine

En plus de son action sur la douleur et la fièvre, elle possède une activité anti-inflammatoire qui contribue à diminuer la douleur. D'autre part, elle réduit la capacité du sang à coaguler et on la retrouve prescrite, à faible dose, en cardiologie à titre de prévention des affections coronariennes.

Exemples : Aspirine® UPSA, Kardégic®, etc.

L'ibuprofène

C'est un anti-inflammatoire non-stéroïdien (AINS). Il est utilisé comme antalgique au dosage de 200 mg.

Exemples : Advil®, Nurofen®, Ibuprofène, etc.

Le second palier

Lorsque la douleur persiste ou augmente, on utilise les morphiniques faibles. Il s'agit d'antalgiques centraux (la codéine, le dextropropoxyphène…). On les utilisera lorsque les antalgiques du palier 1 n'agiront plus. Dans le traitement des douleurs aiguës d'intensités dites légères et moyennes, ils permettent de soulager une douleur de manière plus efficace que les antalgiques du palier 1. Souvent ils sont mis en place d'emblée sans passer par les antalgiques du premier palier.

La codéine

Sa dénomination internationale est la méthylmorphine. Elle possède aussi la propriété de soulager la toux et de traiter la diarrhée, à des dosages plus faibles. Le dosage de 30 mg permet d'obtenir un effet antalgique optimal.

Exemples : Dafalgan-Codéine®, Codenfan® – sirop de codéine pour enfant –, etc.

Le dextropropoxyphène

C'est un dérivé de synthèse morphinique faible peu dépresseur respiratoire, employé pour les douleurs modérées.

Exemples : Di-Antalvic®, Propofan®, etc.

Le tramadol

C'est un dérivé morphinique faible, d'efficacité comparable au précédent.

Exemples : Topalgic® 50, Topalgic® LP 100, etc.

Les formes associées

Le paracétamol peut être associé à d'autres substances :

– avec un autre antalgique : Codoliprane® (codéine), Claradol® caféine (caféine), Migralgine® (codéine et caféine) ;

– avec un vasoconstricteur : Doli Rhume® (pseudoéphédrine), Rhinofébral® (chlorphénamine et vit. C).

La noramidopyrine

C'est un antalgique efficace dans les douleurs viscérales (Salgydal® à la noramidopyrine cp ou suppo). Son utilisation prolongée est responsable d'agranulocytose (disparition des polynucléaires neutrophiles) avec infection parfois mortelle.

Le troisième palier

C'est celui de l'usage de la morphine et des antalgiques majeurs de la liste des stupéfiants.

Au cours de maladies chroniques, comme le sida ou le cancer, les soins de type palliatif doivent être intégrés tout au long de la maladie, et ne sont pas réservés uniquement aux derniers jours de la vie.

En postopératoire, l'utilisation bien gérée d'une pompe à morphine permet une prise en charge efficace de la douleur aiguë.

La surveillance du traitement

Respecter les horaires et les posologies

Les posologies doivent être strictement vérifiées et les horaires des prises respectés.

Quand un antalgique montre des signes d'inefficacité, l'augmentation des doses peut être le moyen de retrouver une couverture antidouleur suffisante. Si ce n'est pas encore suffisant, le remplacement par un produit plus fort se fera en respectant les doses équiantalgiques. Les posologies maximales par 24 heures et par prise doivent être vérifiées.

Les principales contre-indications seront écartées avant administration.

Contrôler l'efficacité du traitement

Identifier la douleur auprès du patient

Les soignants doivent être disponibles et à l'écoute des patients douloureux.

Les dires du patient, ses expressions physiques (gémissements, grimaces), ses silences sont à prendre en compte. Il faut noter toutes les informations concernant la douleur dans le dossier du patient. Le retentissement de la douleur sur la vie quotidienne du patient doit être recherché :

- l'appétit ;
- les activités ;
- le sommeil.

Il en est de même des répercussions psychiques, accompagnées ou non de plaintes ou de pleurs, qui s'expriment par :

- la résignation ;
- la dépression ;
- l'irritabilité.

Des mesures de bien-être et de confort (massage du dos, mobilisations et manipulations douces) seront alors appliquées. Le patient sera installé en position antalgique.

L'infirmière devra programmer les soins ou les toilettes après la prise des antalgiques.

Caractériser la douleur

Les principales données caractérisant la douleur seront rassemblées :

- le lieu de la douleur permet de localiser une atteinte possible d'un organe. Les irradiations et l'étendue de la douleur sont utiles à connaître ;
- le type de la douleur est un bon élément pour différencier plusieurs causes localisées au même endroit ;
- les positions antalgiques sont caractéristiques de certaines maladies. Les causes déclenchantes signent également la pathologie ;
- certaines douleurs ont un rythme caractéristique. Elles n'apparaissent qu'à des moments précis de la journée ;
- la durée du soulagement par l'antalgique.

L'échelle visuelle analogique (EVA)

Il s'agit d'une réglette qui possède sur une face une graduation en millimètres de 0 à 10 cm et sur l'autre face deux repères qualitatifs (« absence de douleur » et « douleur intolérable ») distants de 10 cm.

Le patient fait glisser le curseur jusqu'au niveau visuel qui lui semble correspondre au niveau de sa douleur. En retournant l'algomètre le médecin relève la graduation indiquée, pouvant ainsi coter la douleur décrite. Ces échelles sont reproductibles et fiables. Les mesures sont effectuées avant d'administrer l'antalgique et tout au long du traitement antidouleur.

Si deux patients ont le même chiffre, cela ne veut pas dire que leur douleur est d'intensité identique. La douleur est subjective et son expression dépend de chaque patient. Le curseur de la réglette est en effet positionné par le patient lui-même.

Les résultats sont notés dans le dossier du patient. Le chiffre sera comparé à celui obtenu aux évaluations précédentes.

Les autres échelles d'évaluation objective de la douleur

La douleur est en partie subjective. L'utilisation d'échelles a permis de décrire l'intensité de la douleur et de mettre ainsi en place un suivi thérapeutique.

➡ Le questionnaire descriptif de la douleur

Devant un certain nombre de qualificatifs, le patient va choisir celui qui correspond le mieux à sa souffrance. Ce questionnaire, dit de Mac Gill, intègre les dimensions émotionnelle, psychologique et spatio-temporelle d'une douleur. Les termes utilisés permettent d'apprécier la douleur dans sa globalité.

Les échelles d'intensité

Elles sont utilisées dans le milieu médical et hospitalier pour permettre une communication plus aisée dans l'équipe soignante, mais reste d'évaluation subjective. Une échelle de 0 à 5 qualifie la douleur perçue (tab. 2).

Il existe également l'indice de satisfaction de l'antalgique, pour lequel le patient répond par : très satisfait, satisfait ou insatisfait.

Dépister les effets secondaires

Deux antalgiques du même palier ne seront jamais administrés en même temps, en raison de l'addition de leurs effets secondaires.

Les antalgiques morphiniques

(Voir chap. 21.)

Le paracétamol

Les effets indésirables se limitent à une possible – mais rare – réaction allergique. Le paracétamol est contre-indiqué en cas d'hépatite. À fortes doses, il est hépatotoxique.

L'aspirine

L'aspirine est essentiellement toxique pour l'estomac : risques de saignements, de gastrite, voire d'ulcère.

Tableau 2 : Les échelles d'intensité.

0	Absence de douleurs
1	Douleurs légères
2	Douleurs gênantes
3	Douleurs pénibles
4	Douleurs terribles
5	Douleurs atroces

Elle est responsable d'accidents allergiques : urticaire, œdème, œdème de Quincke (gonflement de la langue, la glotte, le larynx avec risque d'étouffement), accidents anaphylactiques (malaise cardiovasculaire grave d'origine allergique).

La prise d'aspirine risque d'augmenter l'importance et la durée des règles.

La codéine

Ses effets secondaires sont la somnolence, les vertiges, les nausées, la constipation (qui peut être recherchée dans le traitement des diarrhées) et parfois des difficultés respiratoires.

Le dextropropoxyphène et le tramadol

Leurs effets secondaires sont proches de ceux de la codéine mais moins marqués.

Exemples de prescriptions

Les prescriptions fréquemment rencontrées lors des évaluations et en stage sont les suivantes :

- Doliprane® (paracétamol) 500 mg, 1 comprimé en cas de douleur, sans dépasser 6 comprimés par jour (générique : Paracétamol Biogaran® etc.) ;
- Di-Antalvic® (paracétamol, dextropropoxyphène), 2 comprimés 3 fois par jour (générique : Paracétamol, dextropropoxyphène Arrow® etc.) ;
- Aspégic® (aspirine) 500 mg, 3 comprimés par jour, en alternance avec Doliprane® 3 comprimés par jour.

Le paracétamol peut être prescrit en alternance avec de l'aspirine, ce qui diminue les effets secondaires de chacun et permet une couverture antalgique ou antipyrétique plus rapprochée.

Autres prescriptions :

- Perfalgan® 1 g (antalgique antipyrétique) : 2 g par voie intraveineuse 4 fois par 24 heures, dans

100 mL de sérum glucosé à 5 %, à passer en 30 minutes ;

- Protocole antidouleur :

– Perfalgan® (antalgique), par voie intraveineuse, 2 g dans 50 mL de sérum glucosé à 5 % en 20 minutes, 4 fois par jour ;

– Profénid® 50 mg (AINS), 1 ampoule dans 50 mL de sérum glucosé à 5 % en IV en 20 minutes, 4 fois par jour. Administrer à une heure d'intervalle.

Par son action anti-inflammatoire, le Profénid® est antalgique.

- Emla® (lidocaïne, anesthésique local), appliquer un patch 20 à 30 minutes avant une injection ou la pose d'un cathéter.

Les conseils au patient

Il est nécessaire d'expliquer le pourquoi de la douleur et le programme antalgique prescrit.

Il faut rassurer le patient et favoriser sa détente.

Il est important de lui rappeler la nécessité de respecter les doses et les horaires des antalgiques prescrits.

La douleur n'est pas une fatalité, elle doit être soulagée.

Les objectifs du traitement

La morphine est l'un des médicaments antidouleur les plus efficaces dont on dispose. La morphine est issue de l'opium. C'est à partir des capsules de la fleur de pavot que l'on obtient (par incision) une résine, qui séchée, devient l'opium. Tout patient présentant des douleurs très intenses ou résistantes aux autres antalgiques doit bénéficier de la morphine. La morphine est disponible sous différentes formes :

- en comprimés : Actiskenan®, Moscontin® LP, Sevredol® LP, Skenan® LP ; les dosages sont nombreux, allant de 10 mg à 200 mg, de façon à individualiser la prescription et parvenir pour chaque patient à la dose minimale efficace ;
- en préparations injectables : chlorhydrate de morphine.

L'analgésie contrôlée par le patient, ou PCA *(patient controlled analgesia)*, a pour but d'obtenir un soulagement complet de la douleur. Le patient déclenche lui-même une injection IV (un bolus) de morphine en appuyant sur un bouton-poussoir. La répétition de l'administration par le patient n'est possible qu'après un délai appelé « période d'interdiction ».

L'approvisionnement et la délivrance de la morphine dépendent de la réglementation de la liste des stupéfiants (règle des 7 jours par voie sous-cutanée, etc.). L'inscription sur le relevé nominatif est obligatoire à l'hôpital.

Les dérivés morphiniques sont d'autres antalgiques majeurs, préférés quelquefois à la morphine. Il s'agit du Palfium®, du Dolosal®, du Fortal® ainsi que du Sedol® ou du Nubain® à l'hôpital. Le Temgésic® a un délai d'action de 30 minutes et il protège des douleurs pendant 8 heures.

La surveillance du traitement

Les règles d'administration hospitalière des stupéfiants

L'administration d'antalgiques majeurs est régie par des règles strictes.

Le contrôle de la prescription

La prescription doit être nominative, signée et datée par le médecin chef de service ou un médecin désigné par lui. Les dosages et les quantités à administrer sont écrits en toutes lettres.

L'ordonnance sécurisée n'est pas obligatoire dans le service. Par contre, la prescription de stupéfiants pour une ordonnance de sortie est réalisée sur une ordonnance sécurisée.

Le médecin est limité dans la durée du traitement par la forme de morphine prescrite (7 jours, 14 jours, 28 jours). Les prescriptions de morphine ne sont pas renouvelables.

Le coffre des toxiques

Il est banalisé et fermé à clef. C'est le lieu de stockage des stupéfiants dans le service. Il faut se procurer la clef du coffre auprès de la surveillante et refermer à clef après l'utilisation du coffre.

L'enregistrement sur le relevé nominatif

L'enregistrement complet d'un certain nombre d'informations est obligatoire. Il se fait sur le relevé nominatif (cahier des toxiques). Il est réglementaire de mentionner :

- l'unité de soins ;

- le nom du médecin prescripteur ;
- le nom et le prénom du malade ;
- la dénomination du stupéfiant et son dosage (en toutes lettres) ;
- la forme ;
- la dose administrée (en toutes lettres) ;
- la date de l'administration et l'heure ;
- le mode d'administration (injection sous-cutanée ou intraveineuse, voie orale, patchs) ;
- le nom de l'infirmière qui a effectué l'administration et sa signature.

Les ampoules et les emballages vides (patchs)

Ils sont conservés dans le coffre. Ils seront comptés et remis à la pharmacie de l'hôpital lors du renouvellement du stock. Les ordonnances originales sont également conservées.

Respecter les délais d'administration

Le traitement est préventif et à horaires réguliers. On n'attend pas que la douleur revienne pour administrer la morphine. La peur de l'apparition de la douleur est ainsi supprimée.

Les injections doivent être faites à l'heure prévue, jamais avant. L'alternance du protocole antalgique, si le cas se présente, doit être respectée. Ce sont deux moyens pour assurer la prévention de la dépendance aux morphiniques.

L'arrêt de la morphine doit être progressif pour éviter un syndrome de sevrage. Son apparition est fonction de la durée du traitement, de la dose administrée et de l'évolution de la douleur. Le syndrome de sevrage est caractérisé par les symptômes suivants : anxiété, irritabilité, frissons, sudation, bouffées de chaleur, arthralgies, mydriase (dilatation de la pupille), larmoiement, rhinorrhée, nausées, vomissements, crampes abdominales, diarrhées.

Contrôler l'efficacité de la morphine

Il se réalise comme tous les antalgiques *(voir chap. 20).*

Dépister et surveiller les effets secondaires

Les troubles psychiques

➡ La dépendance

Il y a risque de dépendance si les règles d'utilisation de la morphine ne sont pas respectées. La morphine est utilisée de préférence par voie orale, à intervalles réguliers et non à la demande.

Les signes d'état de manque sont : bâillements, prurit, anxiété, irritabilité, sudation, rhinorrhée, crampes abdominales.

➡ La somnolence et la sédation

On observe parfois de la somnolence et un état de sédation pouvant aller jusqu'au syndrome confusionnel. Un patient qui dort trop souvent a probablement reçu un traitement surdosé en morphine. Le degré de vigilance est surveillé à intervalles réguliers.

- S0 : éveillé :
- S1 : somnolent par intermittence ;
- S2 : somnolent la plupart du temps, éveillable par stimulation verbale ;
- S3 : somnolent la plupart du temps, éveillable par stimulation tactile. La prise de la pression artérielle et du pouls écartera une hypotension associée.

➡ Les phénomènes d'hallucination et le délire

La morphine crée un bien-être artificiel.

Les troubles digestifs

➡ Les nausées et les vomissements

Ils peuvent être prévenus par l'administration conjointe d'antiémétiques.

➡ La constipation

Elle peut être prévenue par des laxatifs. Ce risque nécessite de surveiller le transit ; l'absence de selles doit être inférieure à trois jours. Il faut aussi veiller au régime alimentaire qui doit contenir des fibres pour favoriser le transit (salades, légumes verts), et la nécessité de boire au moins 1,5 litre d'eau par jour.

Les troubles urinaires

La rétention urinaire est relativement fréquente. Elle est due au blocage du sphincter vésical par la morphine.

Les troubles respiratoires

La morphine provoque des bradypnées et à forte dose une dépression respiratoire avec risque de bronchospasme mortel (très rare) :

- R0 : respiration régulière, sans problème et FR > 10/min ;
- R1 : respiration régulière avec ronflements et FR > 10/min ;
- R2 : respiration irrégulière, obstruction, tirage et FR < 10/min ;
- R3 : pauses, apnées.

Les troubles cardio-vasculaires

Bradycardie et hypotension.

Le surdosage

Les signes de surdosage sont la bradypnée avec risque d'arrêt respiratoire, le sommeil pouvant aller jusqu'au coma. Le traitement de la dépression respiratoire repose sur l'inhibition de la morphine par la naloxone (Narcan®)

Le fentanyl

C'est un analgésique morphinique présenté sous forme de dispositif transdermique appelé couramment patch ou timbre. Les patchs sont collés pour une durée de 72 heures et changés en modifiant leur emplacement. Les dispositifs usagés doivent être repliés vers l'intérieur, rangés dans une pochette fournie dans l'emballage et doivent être retournés à la pharmacie.

Il est commercialisé sous le nom de Durogésic® 25 µg, 50 µg, 75 µg, 100 µg, par heure. La prescription doit respecter la règle des 28 jours, mais la délivrance officinale sera fractionnée obligatoirement par périodes de 14 jours.

Il existe également une forme originale la « sucette de morphine » (terme impropre) : Actiq® (fentanyl) se présente sous forme de comprimés avec un applicateur buccal. Celui-ci est placé contre la muqueuse interne de la joue sans être sucé ni croqué. Le fentanyl pénètre ainsi dans l'organisme par voie transmuqueuse.

À l'hôpital, le fentanyl est utilisé en intraveineuse, dans les anesthésies générales, seul ou associé à d'autres anesthésiques.

Exemples de prescriptions

Les prescriptions fréquemment rencontrées lors des évaluations et en stage sont les suivantes :

Stupéfiants : prescription sur ordonnance sécurisée, limitée à 28 jours.

- Morphine® 5 mg (antalgique), 1 injection sous-cutanée toutes les 8 heures ;
- Morphine® 10 mg (antalgique), 1 ampoule sous-cutanée toutes les 4 heures ;
- Morphine® (antalgique stupéfiant), par seringue électrique, 20 mg par 24 heures ;
- Nubain® (analgésique central), 1 ampoule sur 8 heures (seringue électrique) ;
- Nubain® (analgésique central), 15 mg dans 100 mL de sérum physiologique à passer en IV lente, en 20 minutes, 3 fois par jour ;
- Actiskenan ® : AD, 60 mg par jour en 6 prises ; ENF, 1 mg/kg par jour ;

- Moscontin® LP : AD, 20 à 60 mg par jour en 2 prises espacées de 12 heures précisément ; ENF, 1 mg/kg par jour ;
- Sevredol® : AD, 60 mg par jour en 6 prises ; ENF, 1 mg/kg par jour ;
- Skenan® LP : AD, 20 à 60 mg par jour en 2 prises espacées de 12 heures précisément ; ENF, 1 mg/kg par jour ;
- Actiq® (fentanyl) ou « sucette de morphine ».

Les conseils au patient

Un soutien de la part de l'infirmière concernant l'acceptation du traitement par la morphine est souhaitable.

Il faut expliquer au patient l'importance du respect des posologies et des délais entre deux prises.

Les objectifs du traitement

Le traitement par les corticoïdes permet de lutter contre le processus inflammatoire de la maladie. L'inflammation est un mécanisme naturel de défense de l'organisme. Elle doit être traitée quand elle s'exprime en excès.

Les corticoïdes sont immunosuppresseurs et anti-allergiques. Ils agissent comme antalgiques grâce à leurs propriétés anti-inflammatoires.

En cancérologie, ils sont utilisés comme immunosuppresseurs à titre curatif, pour traiter certains cancers prolifiques de type leucémie. On retrouve également les anti-inflammatoires lors des chimiothérapies dans le cadre de protocoles antidouleurs et antivomitifs.

Ils sont employés dans de nombreuses spécialités médicales (dermatologie, pneumologie, etc.) en raison des implications inflammatoires, allergiques, immunitaires et douloureuses que peuvent engendrer de nombreuses pathologies (urticaires, asthme, etc.).

La corticothérapie

La surveillance de la corticothérapie dépend du type de traitement mis en place, de la durée du traitement et des doses administrées.

La cure longue

Elle assure le traitement de fond (exemple : Cortancyl® toute la vie) des affections chroniques telles que :

- la polyarthrite rhumatoïde ;
- la maladie de Crohn ;
- le traitement préventif des rejets de greffes.

En cancérologie, elle est utilisée pour traiter des syndromes prolifératifs de la moelle osseuse (leucémies).

La cure courte

Elle permet d'améliorer le traitement des affections ORL en association avec une antibiothérapie (otites, sinusites, laryngites aiguës, etc.). Elle est pratiquée par voie orale avec le Solupred® 20 mg (1 à 2 comprimés par jour pendant 5 jours). Le traitement injectable est indiqué dans le cas d'inflammations aiguës telles que la bronchite aiguë, les crises d'asthme sévères, les poussées allergiques aiguës.

L'administration en bolus

Il s'agit de l'administration d'un corticoïde à dose élevée, sur une période brève.

Elle s'emploie en rhumatologie dans les affections chroniques, avec des substances à effet retard pour éviter les prises quotidiennes d'un traitement de fond (perfusions de 2 à 3 heures, pendant 3 jours). La cure est renouvelée tous les 2 à 3 mois.

Elle est également utilisée dans certaines maladies pulmonaires telles que les fibroses, ou encore les poussées de sclérose en plaque.

Elle est préconisée dans les cures préventives des allergies saisonnières (Kenacort® 80 mg en IM).

L'administration en usage local

Le corticoïde est administré directement sur le lieu de l'inflammation. Ces traitements assurent un appoint thérapeutique à la voie générale.

L'infiltration

Il s'agit d'une injection directe dans l'articulation ou dans les tissus périarticulaires. Elle est utilisée dans les cas d'arthrite aiguë, de traumatisme aigu (luxations).

L'aéronébulisation

Le corticoïde est apporté directement au niveau des bronches par la voie aérienne. Les aérosols doseurs assurent le traitement de fond de l'asthme et de la bronchite chronique (Pulmicort®, etc.).

Les dermocorticoïdes

Ils sont appliqués sur la peau et sont utilisés pour traiter les eczémas.

Les médicaments locaux de l'ORL

Les gouttes auriculaires (otites aiguës), les gouttes nasales (rhumes) et les collutoires à base de corticoïdes sont des décongestionnants. Ils servent de traitement d'appoint et doivent être utilisés en cures brèves pour éviter la dépendance et l'irritation de la muqueuse.

Dépister et surveiller les effets secondaires

Les effets secondaires auront des répercussions différentes en fonction des types de traitement mis en place :

- les traitements brefs engendrent peu d'effets secondaires ;
- les traitements longs à dose élevée ou modérée nécessitent une surveillance large en raison de l'apparition de nombreux effets secondaires différents. À long terme, il faut dépister les effets secondaires pour éviter les complications liées à la corticothérapie.

Les risques infectieux

Les corticoïdes inhibent la réponse immunitaire des lymphocytes en diminuant leur mobilité ainsi que leur production de substances à médiation cellulaire (communication entre les cellules de l'immunité). Les risques infectieux sont majorés par une sonde urinaire ou à une intervention chirurgicale.

Il faut assurer la surveillance de la température.

Le respect d'une asepsie rigoureuse permet d'éviter de majorer le risque d'infection. Les vaccinations doivent être à jour. Les patients doivent éviter le contact avec des sujets atteints de varicelle ou de rougeole.

Les risques de désordres hydroélectrolytiques

- Les corticoïdes peuvent entraîner une rétention hydrosodée ; elle s'exprime par des œdèmes et de l'hypertension. On effectuera le contrôle du poids, la recherche d'œdèmes et le contrôle de la TA. Pour un traitement long, le régime hyposodé se révèle indispensable. Pour une utilisation inférieure à une semaine, il n'y aura pas de régime sans sel.
- Il peut également exister une hypokaliémie. Elle se traduit par des crampes. Elle est recherchée par ionogramme sanguin et nécessite un apport en potassium dans l'alimentation (épinards, chocolat et bananes).

Les troubles cutanés

On constate un amincissement cutané et un érythème des pommettes. Le teint est gris.

Il peut exister un retard de cicatrisation.

L'atrophie cutanée est responsable de retard de cicatrisation et d'acné du visage. D'autres troubles cutanés sont constatés comme des vergetures sur l'abdomen, des ecchymoses (apparition d'hématomes lors de chocs), de l'hypertrichose (augmentation de la pilosité) ou de l'hirsutisme (pilosité importante de zones normalement pourvues de poils).

Le faciès se modifie et prend un aspect typique avec visage lunaire (bouffissure) et bosse de bison dans le cou en raison de la modification de la répartition des graisses sous-cutanées (surcharge adipeuse facio-tronculaire).

Les troubles endocriniens et métaboliques

Les corticoïdes agissent comme la cortisone, qui est une hormone. Ils ont, de ce fait, des effets secondaires au niveau du métabolisme vital et endocrinien :

- l'effet hyperglycémiant nécessite la surveillance de la glycémie ;
- la production surrénalienne va progressivement diminuer, aboutissant à long terme à une insuffisance surrénalienne. L'arrêt du traitement se fera alors par paliers ;
- une prise de poids progressive va apparaître. Il y a donc lieu de surveiller le poids du patient et l'apparition d'éventuels œdèmes. Le poids doit rester stable. Le suivi d'un régime pauvre en graisses et en sucres et l'augmentation de l'activité physique permettent d'éviter la prise de poids ;
- des perturbations du cycle menstruel (irrégularités menstruelles) et de la fonction sexuelle sont possibles (baisse de la libido).

Les troubles musculosquelettiques

À long terme, le risque majeur est l'installation d'une ostéoporose. Elle se traduit par une décalcification avec fracture spontanée. L'augmentation du catabolisme des protéines entraîne une atrophie musculaire précédée d'une faiblesse musculaire. Elle peut être atténuée par une kinésithérapie.
Il faut planifier un bilan osseux régulier en cas de traitement long, en particulier chez un enfant.
Après un an de traitement en continu, un traitement protecteur sera instauré, à base de calcium, vitamine D (Stérogyl®), et anti-ostéoclastique (Actonel®, Fosamax® 70 mg).

Les troubles digestifs

Un risque d'ulcère gastroduodénal ou de réveil d'un ulcère préexistant est possible. La surveillance de l'apparition des signes d'une hémorragie digestive est indispensable.
Un pansement gastrique peut être adjoint au traitement (Maalox®). Un traitement anti-ulcéreux, à base d'antisécrétoires acides (Mopral®), peut être instauré.

Les troubles neuro-psychiques

Ils se caractérisent par une surexcitation avec euphorie, des troubles du sommeil et des troubles psychiques.
Dans certains cas, il peut apparaître un état dépressif ou un état maniaque.

Les troubles cardiovasculaires

Le dépôt de graisse sur la paroi des artères peut entraîner des pathologies coronariennes. La rétention hydrosodée est responsable d'une élévation de la pression artérielle. Un anti-hypertenseur sera prescrit afin de normaliser les chiffres tensionnels et de prévenir les poussées hypertensives. Le patient est mis sous régime sans sel, pour éviter le manque de souplesse des artères.

Les troubles oculaires

Un examen ophtalmologique doit être pratiqué tous les six mois en raison du risque de survenue d'un glaucome et d'une cataracte.

Exemples de prescriptions

Il existe différents médicaments selon les objectifs du traitement. Les prescriptions fréquemment rencontrées lors des évaluations et en stage sont les suivantes :

- activité anti-inflammatoire diverse :
  – Cortancyl® 5 mg (anti-inflammatoire stéroïdien), 2 comprimés le matin,
  – Solumédrol® (anti-inflammatoire stéroïdien), une demi-ampoule en intratubulaire ;
- protocole anti-inflammatoire d'un traitement d'une poussée de sclérose en plaques :
  – Solumédrol® 500 mg, perfusion de 1 500 mg dans 250 mL de sérum glucosé à 5 %, à passer en 2 heures à J1, J2, J3, J5 et J8,
  – Médrol® 4 mg (anti-inflammatoire stéroïdien), 2 comprimés par jour de J9 à J30 ;
- protocole antidouleur : Solupred® 5 mg (anti-inflammatoire stéroïdien), 2 comprimés par jour en association avec Efferalgan® codéiné ;
- protocole antivomitif de chimiothérapie : Solumédrol® 120 mg (corticoïde), 1 ampoule en IV, 15 minutes avant la chimiothérapie ;
- corticoïde en cure courte : Solupred® 20 mg (corticoïde, prednisolone), 2 comprimés par jour le matin pendant 5 jours ; Hydrocortancyl, générique : Prednisolone Qualimed® etc.

Notes

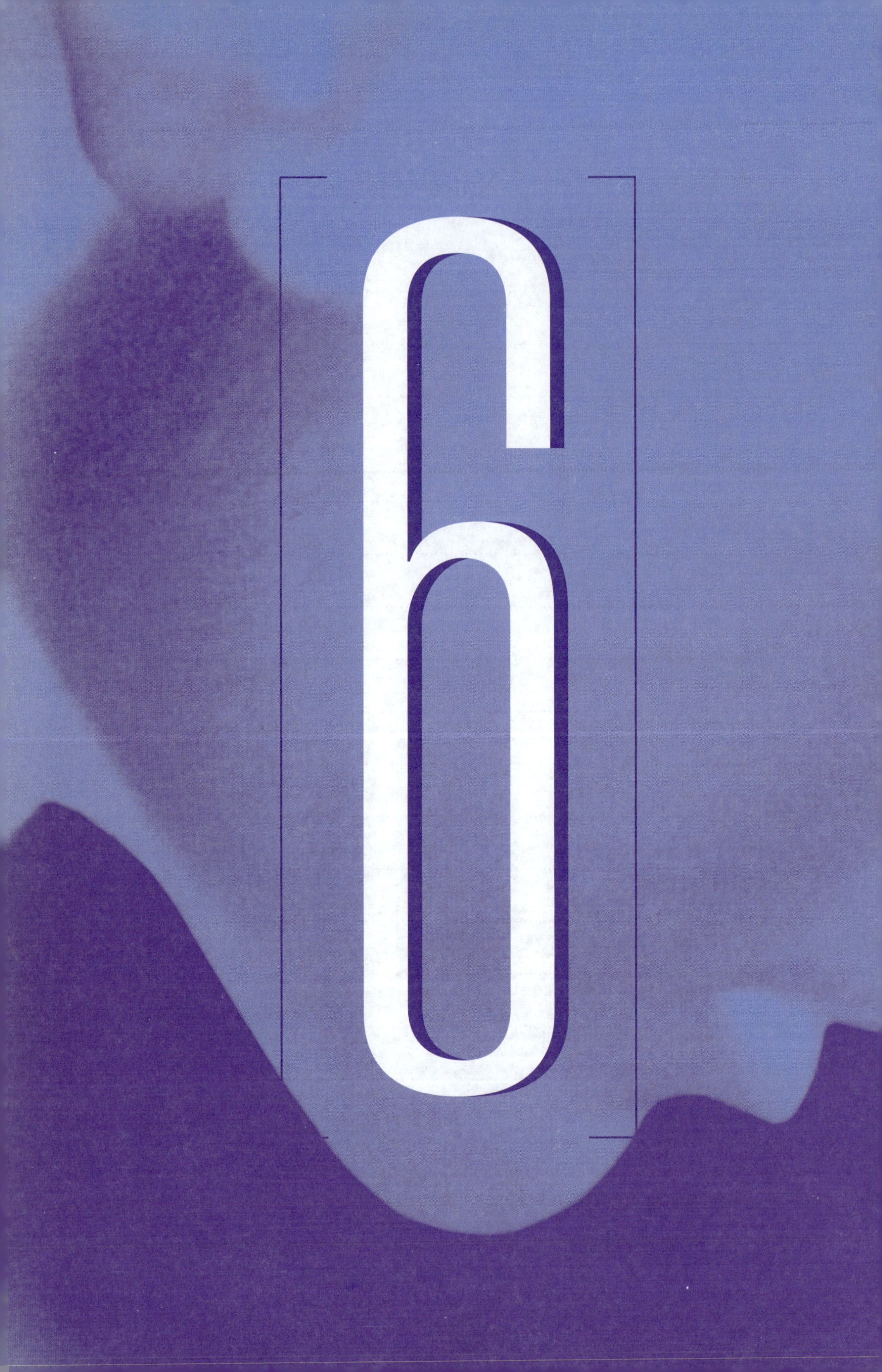

6

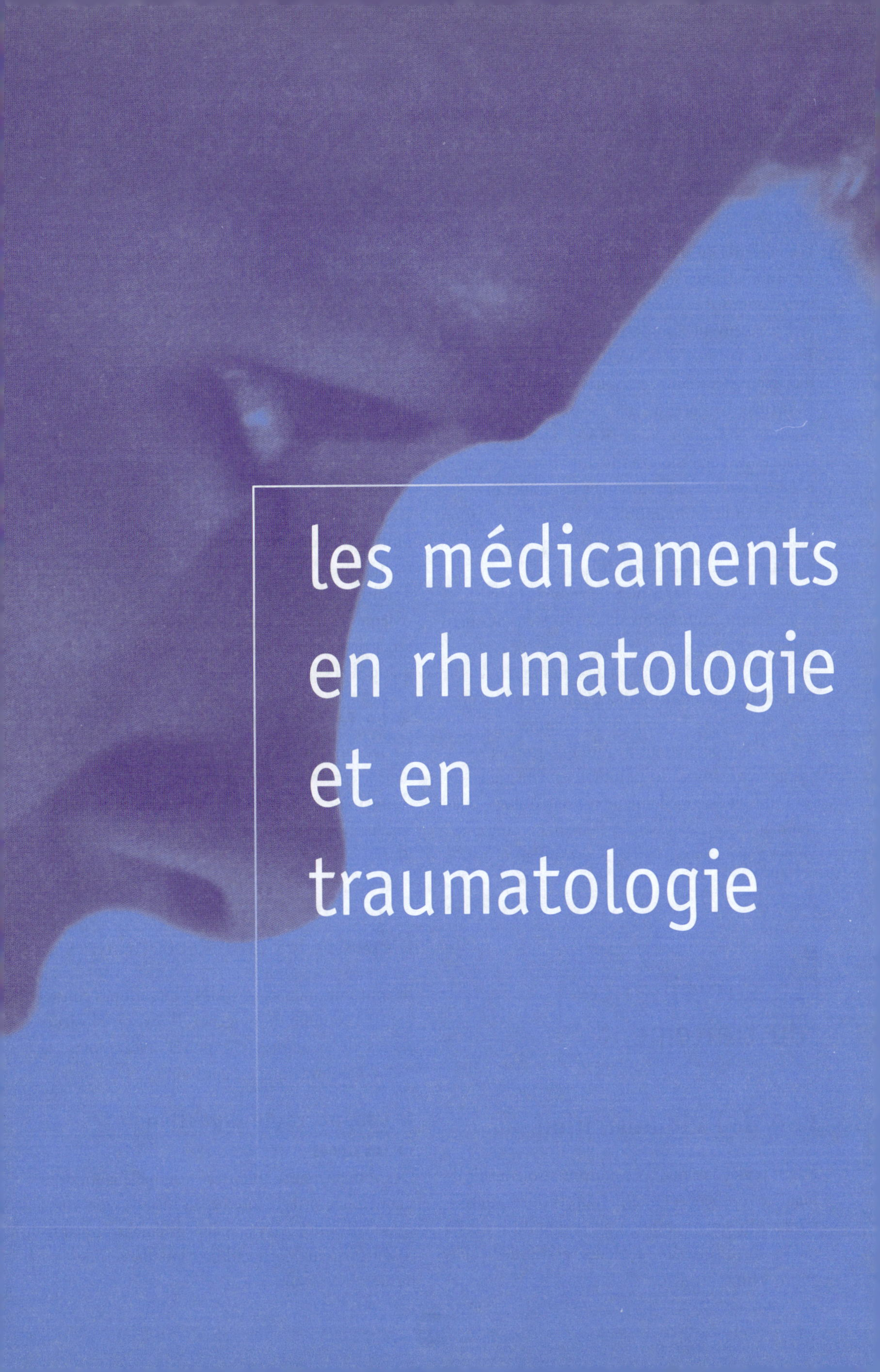

les médicaments en rhumatologie et en traumatologie

23 Le traitement des affections rhumatismales par les AINS

Les objectifs du traitement

Les rhumatismes sont des affections touchant les articulations. Les rhumatismes inflammatoires ou arthrite peuvent être de type aigu ou chronique. Les rhumatismes dégénératifs ou arthrose sont d'origine mécanique et non inflammatoire. Les rhumatismes d'origine infectieuse comme le rhumatisme articulaire aigu (RAA) sont les conséquences de l'agression des toxines bactériennes.

- Le traitement vise à atténuer les douleurs :
  - repos au lit, ou immobilisation de l'articulation atteinte ;
  - analgésiques *(voir chap. 20)* ;
  - anti-inflammatoires non stéroïdiens (AINS) ;
  - au besoin infiltrations de corticostéroïdes dans l'articulation ;
  - des massages, des séances de kinésithérapie et le port de matériel d'orthopédie diminuent les douleurs persistantes et limitent les rechutes.
- Les AINS permettent de lutter contre le processus inflammatoire de nombreuses affections. Ils sont utilisés essentiellement en rhumatologie et en traumatologie. Ils agissent également comme antalgiques grâce à leurs propriétés anti-inflammatoires.

La surveillance du traitement

Lors de l'administration

Il faut veiller à ce que les comprimés soient pris de manière régulière et en respectant la durée du traitement. Ils seront absorbés au milieu du repas en raison du risque de douleurs gastriques qu'ils engendrent.

L'administration par voie parentérale est limitée aux premiers jours du traitement, la potentialité d'effets secondaires étant très forte.

Évaluer l'efficacité du traitement

Les symptômes

L'amélioration attendue des symptômes de l'inflammation est essentiellement la diminution ou la disparition des douleurs. Traditionnellement, on constate la disparition des œdèmes et des articulations enflées ainsi que l'absence de rougeurs. Il n'y a pas d'AINS plus efficace qu'un autre.

Le facteur rhumatoïde

Le facteur rhumatoïde est un anticorps présent dans le sérum des patients atteints de polyarthrite rhumatoïde. Il est recherché par la réaction de Waaler-Rose ou par le test au latex de Singer et Plotz.

Dépister les effets secondaires

Ils sont multiples car les AINS ne sont pas constitués en famille homogène. Il existe plusieurs classes de structures chimiques. Néanmoins, le risque hémorragique est constant.

L'hémorragie digestive

➜ Les signes

Des vomissements noirâtres et un méléna sont des signes d'hémorragie interne. Ils sont dus aux effets secondaires des AINS, mais également aux anticoagulants, aux corticoïdes et aux dérivés de l'aspirine.

➡ La surveillance de l'hémorragie

Elle s'exerce de la façon suivante :

- il faut surveiller le pouls, la pression artérielle, l'apparition de signes de déshydratation. La surveillance clinique porte sur la cyanose des extrémités, la pâleur, l'anémie ;
- on doit maintenir le patient à jeun pour éviter la reprise de l'hémorragie. Il est important de le rassurer et d'évaluer son anxiété. Une fibroscopie sur prescription sera effectuée dans les jours qui suivent l'accident hémorragique.

➡ Le traitement de l'hémorragie digestive

L'infirmière pose une sonde gastrique en aspiration douce et surveille le liquide (sang rouge ou noir). Le plus souvent le patient est transfusé et mis sous traitement d'anti-ulcéreux et de pansements gastriques.

Les troubles digestifs

Gastralgie, nausées, vomissements, diarrhée font partie des effets secondaires. Il peut se produire un ulcère gastroduodénal ou le réveil de celui-ci en cas d'antécédents.

La contre-indication (grossesse)

Au dernier trimestre de la grossesse, les AINS ne sont pas indiqués car ils présentent un risque de fermeture du canal artériel et un risque hémorragique fœtal.

La néphrotoxicité et l'hépatotoxicité

Les AINS atteignent les cellules du néphron et l'hépatocyte. Il se crée une insuffisance rénale ou hépatique par mort des cellules. En cas d'insuffisance rénale ou hépatique et chez la personne âgée, la posologie est diminuée.

Les crèmes et gels pour application locale

Devant un traumatisme bénin et afin de soulager le patient, l'application de crème ou de gel permet de diminuer la douleur et de traiter localement l'œdème. Un bandage sera mis en place à la suite de ces applications.

Les anti-inflammatoires non stéroïdiens (AINS)

Ils se présentent sous forme de gel (Kétum®, Voltarène Emulgel®, Geldène®, etc.), ou de crème (Nifluril®, etc.) et s'utilisent au rythme de 2 ou 3 applications par jour.

Ils renforcent l'action des anti-inflammatoires par voie orale (Ibuprofène®, Voltarène®, Feldène®, Bi-Profénid®, etc.).

Les crèmes chauffantes

Elles ont une action révulsive à visée antalgique locale, myorelaxante et décontracturante (Lumbalgine®, Algipan®, Baume Saint Bernard®…). Il se produit après quelques minutes une rubéfaction de la peau accompagnée d'une sensation de chaleur locale. Le principe rubéfiant est souvent la capsine, extraite du piment. Bien se laver les mains au savon après son emploi et éviter tout contact avec les yeux ou les muqueuses.

Exemples de prescriptions

Les prescriptions fréquemment rencontrées lors des évaluations et en stage sont les suivantes :

- traitement antirhumatismal :

– Voltarène® LP, anti-inflammatoire non stéroïdien (AINS), 1 comprimé de 100 mg par jour,
– Voltarène® 50 mg, 3 comprimés par jour,
– Indocid® 50 mg (AINS), 3 gélules par jour,
– Profénid® 100 mg injectable (anti-inflammatoire, antalgique, antipyrétique), 2 fois par 24 heures, dans 50 mL de sérum glucosé isotonique à passer en 20 minutes ;

- protocole antidouleur :

– Profénid® (AINS), 100 mg, 3 fois par 24 heures pendant 48 heures à passer dans 100 mL de sérum glucosé à 5 % en 30 minutes associé au Perfalgan® et au Nubain®,
– Profénid® 50 mg, 1 ampoule dans 50 mL de glucosé à 5 % par voie intraveineuse en 20 minutes, 4 fois par jour, associé au Perfalgan® à 1 heure d'intervalle.

Les conseils au patient

En cas de traitement par les AINS, l'infirmière apprend au patient à reconnaître les premiers signes d'une hémorragie digestive.

Elle lui rappelle qu'il doit prendre ses comprimés au milieu des repas. Il existe des formes retard à une prise par jour.

Elle l'informe qu'il ne doit pas pratiquer d'automédication en raison d'une potentialisation possible des médicaments à risque hémorragique.

Enfin, elle lui explique qu'il doit respecter la durée des traitements et consulter le médecin si les symptômes ne sont pas améliorés (ou peu améliorés) par la thérapeutique anti-inflammatoire.

le traitement préventif de l'ostéoporose

Les objectifs du traitement

Maladie essentiellement féminine, l'ostéoporose se définit comme une altération de l'architecture interne de l'os avec abaissement de la densité osseuse. La fragilisation de l'os qui en découle aboutit au risque accru de fractures.

Dans la partie spongieuse de l'os, le remodelage constant de la structure osseuse est assuré par deux types de cellule osseuse :

– les ostéoclastes réalisent la destruction de la matrice osseuse ancienne ;

– les ostéoblastes synthétisent une matrice osseuse nouvelle solidifiée par dépôt de calcium. Dans l'ostéoporose, ce mécanisme est perturbé, aboutissant à une augmentation des cavités osseuses du tissu spongieux.

Le traitement diminue la fréquence des tassements vertébraux et prévient l'apparition de fractures du col du fémur :

- les biphosphonates : ils stoppent l'action des ostéoclastes, augmentent la densité osseuse et diminuent le nombre de fractures vertébrales. Ce sont des inhibiteurs de la résorption de la matrice osseuse ancienne (étidronate, alendronate) ;
- la supplémentation en calcium et en vitamine D : elle assure le traitement d'appoint des ostéoporoses séniles ou post-ménopausiques, ainsi que celles induites par la corticothérapie ou l'immobilisation. Elle compense un déséquilibre alimentaire en calcium et le manque d'exposition solaire (vitamine D3). L'apport recommandé autour de la ménopause est de 1,2 g de calcium par jour ;
- le traitement hormonal de substitution *(voir chap. 65)* : chez la femme, les œstrogènes inhibent la résorption osseuse (renouvellement de l'ossification) et favorisent la calcification. À la ménopause, la production ovarienne d'œstrogène stoppe, ce qui se traduit par une accélération de la perte osseuse et l'apparition progressive de l'ostéoporose. Le THS (traitement hormonal de substitution) corrige la carence postménopausique en œstrogène et prévient ainsi du risque de fractures ;
- le raloxifène (Evista®, Optruma®) : il s'agit d'un modulateur des récepteurs aux œstrogènes. Indiqué dans le traitement de l'ostéoporose chez les femmes ménopausées et après au moins une fracture osseuse ;
- la calcitonine injectable assure le traitement des tassements vertébraux récents et la prévention de la perte osseuse lors d'une immobilisation prolongée (paraplégie).

La surveillance du traitement

Une corticothérapie à long terme (supérieure à 6 mois) conduit à une déminéralisation et à l'ostéoporose. Il en est de même pour l'alitement prolongé et l'alimentation déséquilibrée en calcium. L'ostéoporose est fréquente à la ménopause.

Vérifier la prescription et les modalités d'emploi

Le traitement est poursuivi pendant plusieurs années.

Les biphosphonates sont utilisés en prise quotidienne ou hebdomadaire. La vérification du dosage est nécessaire. Le dosage hebdomadaire est 7 fois plus élevé que le dosage quotidien.

Après la prise de biphosphonates, le patient ne doit pas s'allonger dans la demi-heure suivant l'administration du comprimé (fausse route).

La prise se fait le matin, au moins 30 minutes avant tout repas.

Il faut éviter les boissons comprenant du calcium car elles diminuent l'absorption intestinale du biphosphonate. La prise de tout autre médicament, notamment ceux à base de calcium et les anti-acides, doit intervenir au moins une demi-heure après celle des biphosphonates.

Constater la réussite du traitement et rechercher les complications

L'ostéoporose conduit à une augmentation de la fragilité de l'os qui se casse lors de traumatismes minimes. Le traitement permet d'en limiter les conséquences :

- tassement des vertèbres avec perte de centimètres et aspect bossu : les fractures vertébrales provoquent des douleurs aiguës doublées d'une incapacité fonctionnelle mais elles peuvent aussi passer inaperçues (fêlures). Elles peuvent engendrer des douleurs chroniques avec altération de la qualité de vie et perte de taille ;
- fracture du poignet, conséquence d'une chute en avant sur les mains ;
- fracture du col du fémur nécessitant une intervention chirurgicale.

Mise en place de la surveillance

La taille de la patiente

Le tassement vertébral est suivi en mesurant régulièrement la taille de la patiente. Une ostéoporose avec plusieurs tassements fait perdre de 10 à 20 cm.

La surveillance radiologique

La radiographie est indiquée en cas de rachialgie ou perte de taille. La présence d'un tassement vertébral ou une transparence élevée à la radiographie permettent de détecter une ostéoporose.

L'ostéodensitométrie

L'absorptiométrie aux rayons X mesure la densité minérale osseuse (DMO) et permet d'apprécier l'importance de l'ostéoporose. L'ostéoporose correspond à une diminution de plus de 2,5 déviations standard (DS) de cette mesure.

L'utilisation de la densitométrie est recommandée en cas d'antécédent personnel de fracture périphérique survenue sans traumatisme majeur et de corticothérapie prolongée (plus de trois mois).

Les examens biologiques

Ils comprennent :

- le dosage du calcium : la calcémie normale est de 85 à 110 mg/L ;
- le dosage de la vitamine D sanguine : la vitamine D participe à la fixation du calcium (normal sanguin : 20 à 50 ng/mL) ;
- les marqueurs du renouvellement osseux sont les phosphatases alcalines et l'ostéocalcine qui renseignent sur la formation de l'os tandis que les pyrolydines urinaires informent sur la résorption osseuse.

Dépister les effets secondaires

➡ Les biphosphonates

Ils ont pour effets secondaires des troubles gastro-intestinaux, céphalées, maux de tête, douleurs ostéo-articulaires ou musculaires (crampes)

➡ Les sels de calcium

Ils sont responsables de troubles digestifs (constipation, flatulences ou nausées) et rarement d'hypercalciurie et d'hypercalcémie. Prendre à distance, d'au moins deux heures, des digitaliques, cyclines, diphosphonates, magnésium, zinc, fer, fluorure de sodium. Contre-indiqué avec les digitaliques injectables.

Exemples de prescriptions

Les prescriptions fréquemment rencontrées lors des évaluations et en stage sont les suivantes :

- Actonel® 5 mg (acide risédronique), 1 comprimé par jour ;
- Actonel® 35 mg (boîte de 4 comprimés pelliculés), 1 comprimé dosé à 35 mg une fois par semaine avec un grand verre d'eau ;
- Fosamax® 70 mg (acide alendronique), 1 comprimé par semaine à prendre avec un grand verre d'eau (200 mL au moins) ;
- Didronel® 400 mg (étidronate disodique), 1 comprimé par prise, en cures de 14 jours tous les 3 mois ;
- Calciforte® (calcium), 1 ampoule buvable par jour ;
- Cacit®, Orocal® D3, Calperos® D3 (calcium, colécalciférol ou vitamine D3), 1 à 2 comprimés par jour ;
- Cacit® Vit D3 (calcium, colécalciférol ou vitamine D3), 1 sachet par jour (générique : Calcium Vitamine D3 Sandoz® etc.).

Les conseils au patient

La prévention mise en œuvre suffisamment tôt permet d'éviter ou de retarder la survenue de l'ostéoporose.

➡ Les exercices physiques

Ils doivent être réguliers et modérés (marche, activités sportives hors compétition). Ils renforcent l'ossature musculaire et ligamentaire.

➡ Les aliments source de calcium

L'alimentation sera équilibrée, diversifiée et riche en calcium (lait, produits laitiers, viande, poisson). L'apport recommandé autour de la ménopause est de 1,2 g de calcium par jour. Une supplémentation en calcium et vitamine D compense un déséquilibre alimentaire en calcium et le manque d'exposition solaire (vitamine D3).

➡ L'alcool et le tabac

Limiter la consommation d'alcool et de tabac.

25 le traitement de la goutte

But du traitement

La goutte est une maladie métabolique qui est le résultat d'une hyperuricémie, c'est-à-dire un excès d'acide urique dans l'organisme. Elle atteint souvent l'homme obèse après « la quarantaine ». La « goutte » est le résultat de la précipitation intra-articulaire de cristaux d'acide urique.

• **La crise de goutte** est traitée par administration de colchicine et d'anti-inflammatoires non stéroïdiens (AINS).

• **Le traitement préventif hypo-uricémiant de la goutte** repose sur 3 axes :

– réduire les apports en bases puriques alimentaires. L'acide urique est le résultat de la dégradation des bases puriques, constituants des acides nucléiques ;

– favoriser l'élimination d'acide urique par les uricosuriques. En réduisant l'hyperuricémie, on diminue la fréquence des crises de goutte ;

– diminuer la synthèse de l'acide urique.

• **Les traitements** sont fonction du degré d'intensité de la goutte.

La crise de goutte est le plus souvent liée à des excès alimentaires qui favorisent la goutte.

– Les inhibiteurs de la synthèse de l'acide urique

Les hypo-uricémiants s'opposent à la production et aux effets de l'acide urique en excès.

Le traitement de fond (Zyloric®, allopurinol) de l'excès d'acide urique permet d'éviter les complications et les crises de goutte.

Lors de l'initiation du traitement, une couverture par la colchicine est nécessaire pour éviter un accès de goutte. L'allopurinol ne doit pas être utilisé lors d'une crise de goutte aiguë, mais seulement après disparition de la crise traitée par la colcichine.

– Le traitement de la crise de goutte

Les dépôts cristallins au niveau de l'articulation sont responsables d'une inflammation douloureuse. Le traitement repose sur l'utilisation de la colchicine.

Action de surveillance

Constater la réussite du traitement

L'acide urique en excès dans l'organisme précipite et cristallise dans les articulations. Les articulations atteintes sont le plus souvent le gros orteil mais aussi les chevilles, les genoux, parfois les poignets ou les doigts.

Les crises aiguës de douleurs très vives appelées crises de goutte doivent cesser rapidement grâce à la colchicine. La douleur débute souvent la nuit, s'élevant en intensité en deux à trois heures et immobilisant le patient. L'inflammation de l'articulation du gros orteil qui est chaud, œdématisé avec la peau violacée luisante, doit disparaître en quelques jours.

Recherche des complications

Sous l'action de l'acide urique qui s'accumule, les articulations se déforment. L'accumulation d'acide urique sous la peau fait apparaître des tophi (tophus au singulier) qui sont des tuméfactions nodulaires indolores, situées sur le pavillon de l'oreille, les tendons, les coudes, pieds et mains.

Au niveau du rein, les dépôts d'acide urique entraînent la formation de calculs rénaux. Ils provoquent des coliques néphrétiques (violentes douleurs dorsales) lors de leur élimination par les voies urinaires.

Mise en place de la surveillance

Examens biologiques

• Dosage de l'acide urique
L'élimination de l'acide urique se fait dans les urines. Si cette élimination est insuffisante ou si la production d'acide urique est excessive, il y aura alors hyperuricémie.
La diminution maximale de l'uricémie est atteinte en deux semaines avec le Zyloric® mais remonte en une semaine à l'arrêt du traitement.
• Recherche du cholestérol et des triglycérides
• Bilan hépatique

Évaluation des paramètres

• Prise de la tension
• Mesure du poids
• Diurèse

Dépister les effets secondaires

➡ Les inhibiteurs de la synthèse de l'acide urique
Les principaux effets secondaires sont des risques allergiques, des risques hématologiques très rares, des nausées, des gastralgies, des diarrhées.

➡ La colchicine
Les principaux effets secondaires sont des diarrhées fréquentes (prendre un antidiarrhéique). La survenue de vomissements traduit un surdosage.

Prescriptions fréquemment rencontrées

➡ Les inhibiteurs de la synthèse de l'acide urique
Zyloric® (allopurinol) comp 100 mg, 200 mg, 300 mg. Génériques, Allopurinol Sandoz® etc : 100 à 300 mg/j en 1 à 3 prises, (max : 600 mg/j).

➡ Le traitement de la crise de goutte
• Colchicine Opocalcium® (colchicine)
Traitement de la crise : 1 comp. 3 fois/j le 1er j puis 1 comp. 2 fois/j pendant 2 j puis 1 comp./j.
Traitement au long cours : 1/2 à 1 comp./j.
• Colchimax® (colchicine - iodure de tiémonium - phénobarbital - poudre d'opium)
Traitement de la crise : 1 comp. 3 fois/j le 1er jour, puis 1 comp. 2 fois/j pendant 2 jours, puis 1 comp. par jour.

Les conseils au patient

La prévention de la goutte

Elle repose sur un régime alimentaire hypocalorique et la suppression de l'alcool.
• Restriction des apports en protéines et lipides : viande, poisson, fromages gras, beurre, charcuterie. Les aliments riches en bases puriques sont les abats, le gibier, les harengs, et sardines (tout poisson gras), les épinards, les légumes secs. Néanmoins certaines personnes ont une prédisposition génétique à fabriquer de l'acide urique en excès.
• Boissons abondantes, au moins 2 litres d'eau par jour, de préférence alcaline (Vichy Célestins).
• Parallèlement au régime, il faut éviter une prise importante de café, thé ou boisson à base de cola qui peuvent nuire à l'efficacité du traitement.

Autre cause de la crise de goutte

Elle peut également être déclenchée par la prise de médicaments hyperuricémiants (diurétiques thiazidiques, salicylés à faible dose, oméprazole, ciclosporine, pyrazinamide, éthambutol, etc.), la prise d'alcool excessive ou un effort musculaire intense.

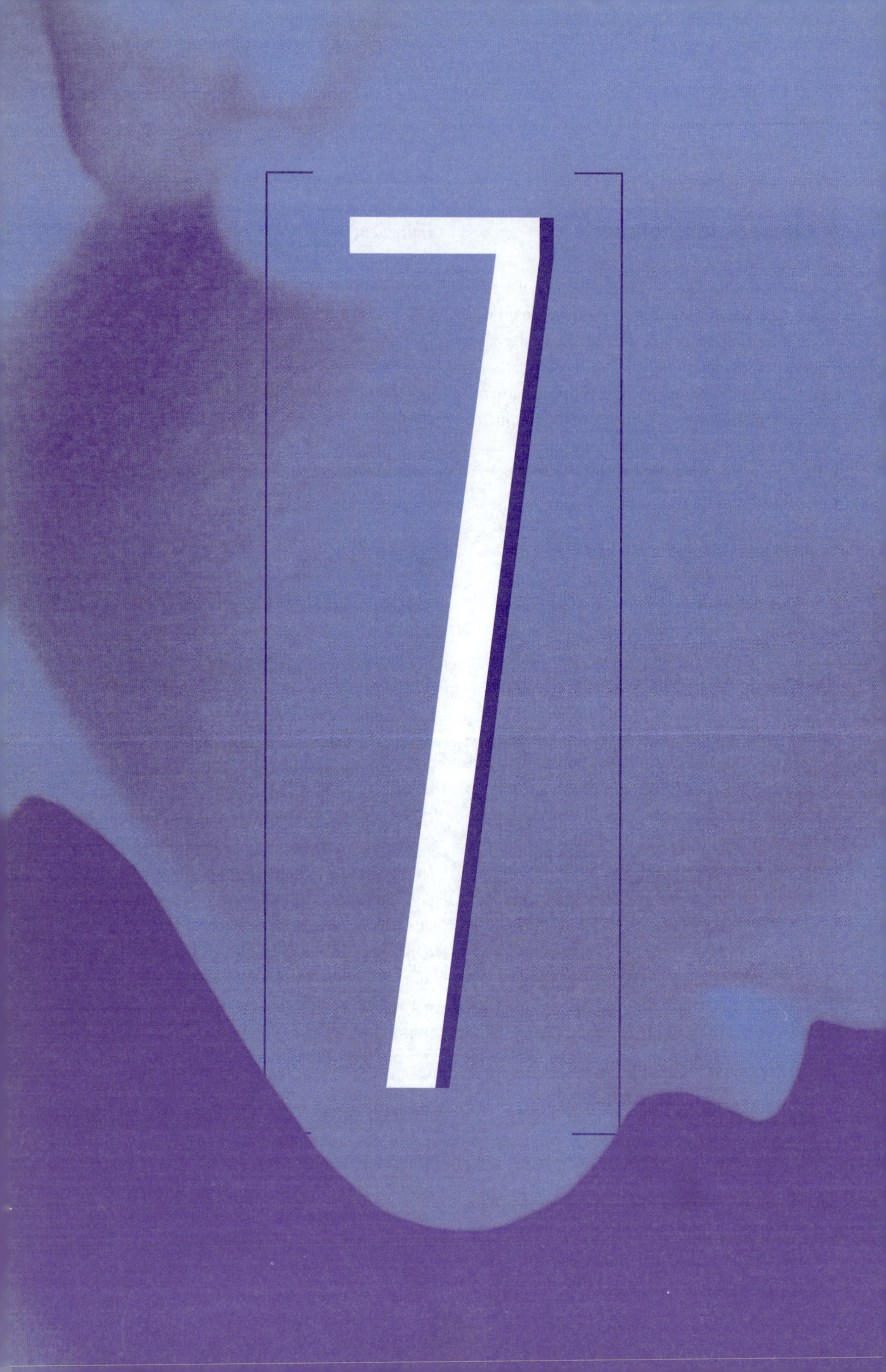

7

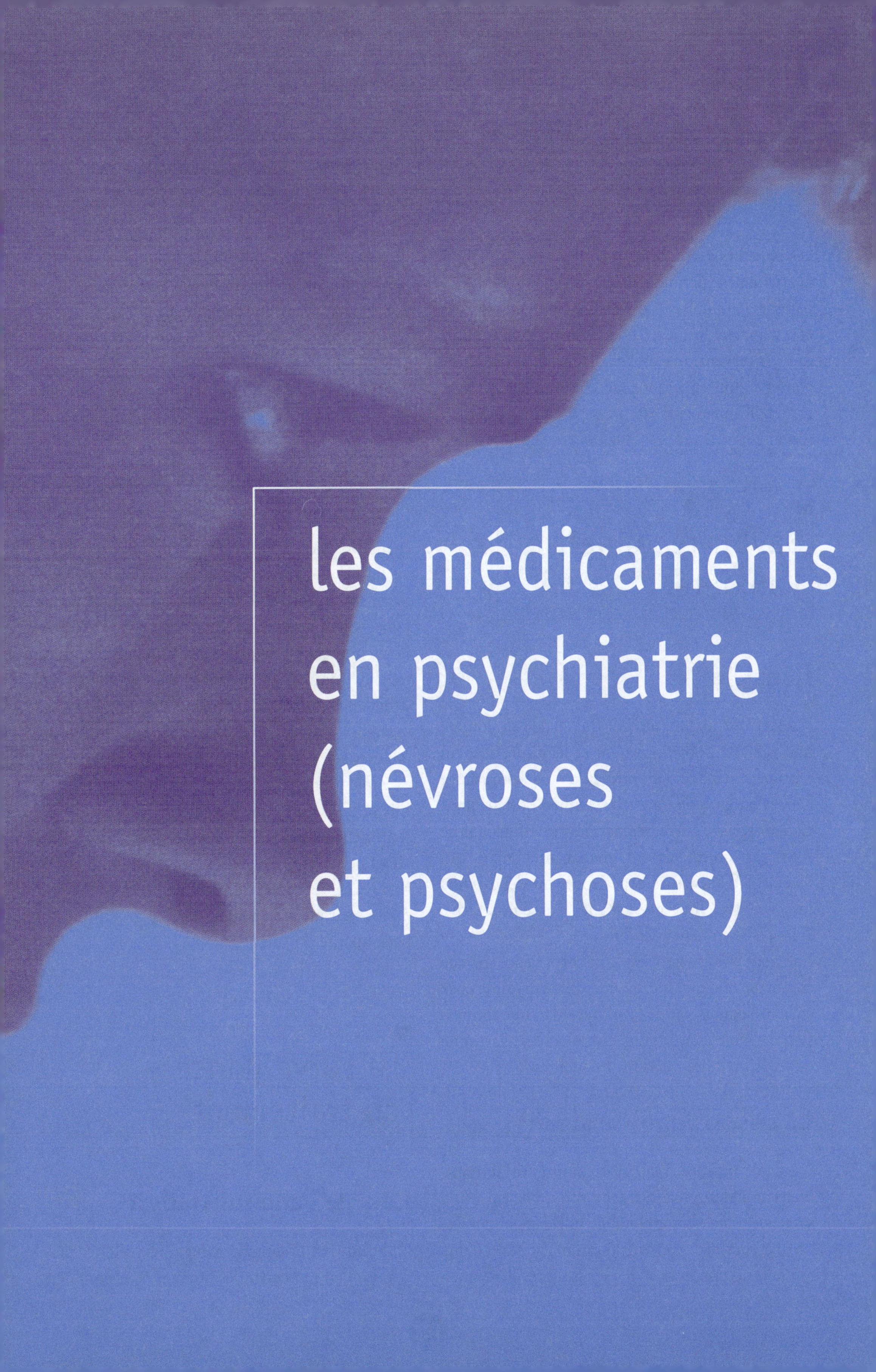

les médicaments en psychiatrie (névroses et psychoses)

Les objectifs du traitement

Ce traitement permet de réduire l'état d'anxiété du patient. À l'hôpital il est utilisé pour minorer un état d'anxiété lié au stress de l'hospitalisation ou à une intervention chirurgicale. La personne conserve ainsi un mode de communication avec son environnement, elle ne se renferme pas dans son angoisse.

Savoir reconnaître l'anxiété

L'anxiété

L'anxiété est un état affectif qui se définit comme une peur sans objet apparent et légitime, avec un sentiment pénible d'attente. Elle est accompagnée généralement de manifestations somatiques. L'angoisse est déclenchée par des situations qui ne sont pas objectivement menaçantes mais qui réveillent d'anciennes expériences ou des conflits inconscients. Tout événement extérieur réactive alors ces sentiments pénibles.

L'anxiété « normale » est une expérience banale comme le trac ou l'inquiétude. Elle s'exprime chez chacun de nous par de la tachycardie, une impression de boule dans la gorge, un inconfort gastrique ou intestinal, des mictions fréquentes.

La crise d'angoisse aiguë

C'est une urgence. Elle est accompagnée de nombreux troubles somatiques. Le risque majeur est la survenue brutale d'une conduite suicidaire impulsive. Le sujet souffre de constrictions thoraciques et d'une sensation d'oppression ; il est essoufflé, il manque d'air, il a la gorge serrée. Sa respiration est rapide et irrégulière, son pouls est accéléré et sa pression artérielle élevée. La crise d'angoisse aiguë s'accompagne parfois de vomissements, de nausées ou de diarrhée. Des manifestations neurologiques ne sont pas rares : tremblements, dérobements des jambes, vertiges, impression de brouillard visuel et douleurs diverses.

L'anxiété réactionnelle

Elle se développe à la suite d'un événement déclenchant, psychiquement traumatisant. La personne est en état de choc psychique et reproduit son traumatisme sous forme de cauchemars pendant plusieurs jours, voire plusieurs semaines ou mois.

Le facteur causal peut être une situation de catastrophe, comme un accident, une agression, un déraillement de train. De même, des situations personnelles peuvent être vécues comme insupportables : en cas de perte d'un lien affectif par exemple (la rupture, le deuil, le chômage, etc.).

Elle se traduit par une hyperactivité motrice et un sentiment pénible d'oppression mentale, lié à un effort pour éviter de penser aux souvenirs douloureux. Les réactions somatiques seront plus ou moins marquées en fonction de la structure de la personnalité du sujet.

La surveillance du traitement

Lors de l'administration

L'administration du traitement se fera selon la prescription, en respectant les horaires et la posologie.

Un anxiolytique prescrit comme hypnotique sera administré au coucher. La répartition des prises dans la journée dépend de l'anxiolytique utilisé et du but recherché. La posologie pourra être fractionnée et répartie sur 24 heures ou en prise unique le soir avant le coucher (Lexomil®, 1/4 le matin, 1/4 à midi, 1/2 au coucher).
La durée de la prescription en ville est limitée à 12 semaines, même si le reste de la prescription est indiqué pour une période supérieure à 3 mois.

Apprécier l'état d'anxiété du patient

Il est évalué selon plusieurs facteurs : nervosité, irritabilité, propos tenus, tonalité de la voix. Toute modification peut être en faveur de l'amélioration de l'état psychique du patient ou au contraire entraîner une persistance ou une aggravation de l'anxiété. Il faut noter ces modifications et prévenir le médecin.

Instaurer un climat de confiance

Écouter le patient

Une attitude d'écoute de la part de l'infirmière permet au patient de verbaliser et d'exprimer ses sentiments.

Être disponible

On doit accorder un temps d'écoute, c'est-à-dire être présent le plus souvent possible, pour privilégier le temps de parole et mettre une sonnette à disposition.

Rassurer le patient

Cela consiste à expliquer au patient les actes médicaux, à répondre à ses questions sur son devenir, à lui transmettre les informations sur le fonctionnement du service.

Réduire les agents stressants

L'environnement du patient peut exacerber sa sensibilité anxieuse. Si cela est possible, il faut limiter les visites, les bruits, et la présence médicale excessive. Il faut favoriser le repos du patient et le placer dans une ambiance calme.

Dépister les effets secondaires

Ils dépendent du type chimique d'anxiolytiques utilisé. Les benzodiazépines (Lexomil®, Lysanxia®, Témesta® etc.) sont les plus fréquentes. Il existe aussi des dérivés de la phénothiazine (Atarax®, etc.), et les tranquillisants (Équanil®, etc.). Les effets secondaires décrits sont ceux des benzodiazépines.
Ils possèdent également des effets sédatifs (effet calmant), myorelaxants (relâchement musculaire), hypnotiques (somnifère), anticonvulsivants (prévention des convulsions) et amnésiants (perte de mémoire).

La sédation

Une posologie élevée sera sédative. Cela se traduit par une somnolence diurne et un réveil difficile. La durée et la qualité du sommeil devront être notées ; les insomnies du patient seront signalées au médecin. Une barrière de protection permettra de limiter le risque de chute.

L'hypotonie musculaire

Les anxiolytiques benzodiazépines sont myorelaxants. Cela se traduit par l'hypotonie du patient et une sensation de fatigue.

La dépression respiratoire

Elle sera davantage marquée chez un insuffisant respiratoire. Le patient présente parfois de légers essoufflements.

Le syndrome de sevrage

L'utilisation des benzodiazépines peut amener, à plus ou moins long terme, à une dépendance. En cas d'usage prolongé, l'arrêt brutal du traitement est responsable d'un effet rebond, c'est-à-dire de la reprise aiguë d'anxiété. À long terme il peut se produire des pertes de mémoire.

Pour éviter la dépendance, les anxiolytiques ne peuvent être prescrits que pour une période limitée à 12 semaines, et les hypnotiques ne peuvent être prescrits que pour une période limitée à 4 semaines. Au-delà, il faut une nouvelle ordonnance.

Les réactions paradoxales

On constate rarement le contraire de l'action souhaitée : ébriété, irritabilité et agressivité. L'alcool est déconseillé.

Exemples de prescriptions

Les prescriptions fréquemment rencontrées lors des évaluations et en stage sont les suivantes :

- Atarax® 25 mg (anxiolytique, antihistaminique), 1/2 comprimé le matin et 1/2 au coucher ;
- Équanil® 400 mg (tranquilisant), 2 comprimés 4 fois par 24 heures (toutes les 6 heures) ;
- Lexomil® (anxiolytique, benzodiazépine), 1/4 de comprimé le matin, 1/4 le midi et 1/2 le soir ;
- Lysanxia® 10 mg (anxiolytique), 1 comprimé matin et soir ;
- Noctran® 10 mg (hypnotique), 1 comprimé le soir au coucher ;
- Séresta® 50 mg (anxiolytique, benzodiazépine), 1/2 comprimé le matin et 1 comprimé le soir ;
- Témesta® 2,5 mg (anxiolytique sédatif), 1 comprimé le soir ;
- Tranxène® 20 mg inj. (anxiolytique benzodiazépine), 1 ampoule à 8 heures et 12 heures ;
- Témesta® (lorazépam) 1 mg, 1 comprimé matin et soir, en cas d'anxiété.

Les conseils au patient

L'arrêt du traitement doit être progressif et permet également d'éviter les phénomènes de rebond d'anxiété (réapparition exagérée des symptômes de l'anxiété).

On doit éviter la prise de boissons alcoolisées qui majorent l'effet sédatif.

Prudence lors de la conduite de véhicules et l'utilisation de machines en raison des risques de somnolence et d'altération de la vigilance.

Une attitude d'écoute permet au patient de verbaliser et d'exprimer ses sentiments. Répondre aux questions du patient sur son traitement permet également de le rassurer.

Chez l'enfant, l'adolescent et le jeune adulte, l'utilisation des anxiolytiques sera exceptionnelle et de courte durée. Ils seront administrés si possible par les parents, comprimé par comprimé (prise effective du médicament).

Les objectifs du traitement

Les hypnotiques assurent le traitement symptomatique des insomnies. Ils sont encore appelés somnifères.

Dormir est une fonction vitale pour l'homme. Le sommeil dure en moyenne de 7 à 8 heures par 24 heures. Le sommeil a pour rôle de faire disparaître la fatigue de l'organisme et permet la mémorisation des éléments acquis pendant la journée par le cerveau.

L'insomnie se caractérise par des troubles de l'endormissement ou par des difficultés à maintenir le sommeil une fois l'endormissement obtenu.

Les somnifères appartiennent à plusieurs classes médicamenteuses :

- les benzodiazépines, hypnotiques induisant rapidement le sommeil ;
- les neuroleptiques, les antihistaminiques ;
- les plantes et l'homéopathie, qui représentent une alternative à la médicalisation ;
- les barbituriques, qui ont supplanté progressivement les benzodiazépines.

La surveillance du traitement

Lors de l'administration

Vérifier la prescription

L'administration se fera selon la prescription en respectant les horaires et la posologie. Certaines benzodiazépines anxiolytiques ont un effet sédatif marqué lorsque leur dosage est élevé. En effet, elles sont utilisées comme anxiolytiques à dose faible dans la journée et, en augmentant la dose au coucher, elles agissent comme des hypnotiques. Un anxiolytique prescrit comme hypnotique sera administré au coucher.

En cas d'insuffisance respiratoire, rénale ou hépatique, la posologie doit être adaptée par le médecin. Une autre famille d'hypnotiques pourra être utilisée.

La durée de prescription d'un hypnotique est de 4 semaines sans renouvellement possible.

Constater la prise effective du traitement

Il faut s'assurer que le patient ne stocke pas ses médicaments (risque de suicide).

Détecter les interactions médicamenteuses

Un certain nombre de médicaments modifient le sommeil :

- certains antidépresseurs induisent fréquemment une nervosité ;
- les bêtabloquants provoquent des cauchemars, une fatigue, une tendance dépressive obligeant quelquefois à arrêter le traitement ;
- les corticoïdes provoquent une surexcitation et une euphorie qui ne permettent pas de les prescrire après 17 heures. Il en est de même pour la vitamine C ;
- les diurétiques réveillent les patients la nuit pour uriner, ce qui explique qu'ils sont prescrits le matin.

Les moyens de surveillance

La durée et la qualité du sommeil devront être notées et signalées au médecin. Il sera observé et noté plusieurs points par l'infirmière de nuit lors de ses passages réguliers :

- ne dort pas ;
- se réveille plusieurs fois la nuit ;
- sommeil court ;
- difficultés d'endormissement ;
- dort bien.

Une attitude d'écoute permet au patient de verbaliser et d'exprimer ses sentiments. On doit lui accorder un temps d'écoute.
Dans la journée, il sera recherché une somnolence à relier à l'insomnie ou à l'hypnotique.

Constater l'efficacité du traitement

L'insomnie se caractérise par des troubles de l'endormissement ou par des difficultés à maintenir le sommeil une fois l'endormissement obtenu.

Le stress et l'anxiété

Le moindre déséquilibre de notre environnement ou de notre état psychique peut suffire à provoquer des troubles de la continuité et de la qualité du sommeil.
Les difficultés à l'endormissement sont dues à des inquiétudes sur le devenir ou à des ruminations anxieuses. C'est souvent le cas lors d'une hospitalisation.

L'insomnie et la névrose d'angoisse

Elle se manifeste par des difficultés d'endormissement, par l'incapacité à se détendre et par une tension musculaire excessive (nervosité). Le sommeil est perturbé par des cauchemars ou par des réveils nocturnes fréquents. Le réveil matinal est marqué par la présence d'une anxiété quasi immédiate. Le patient a l'impression que son sommeil est de mauvaise qualité.

Les insomnies liées à des pathologies organiques

La douleur perturbe le sommeil (souffrance cardiaque, dyspnée de l'asthmatique, etc.). La fièvre, la toux ou les démangeaisons sont fréquemment retrouvées avec des insomnies. Le traitement des causes permet de faire régresser l'insomnie.

Les troubles du sommeil et la dépression

Les troubles du sommeil accompagnent la dépression. Les troubles du sommeil s'expriment par une difficulté à l'endormissement et des réveils nocturnes, vers 3 heures et 6 heures du matin. Il faut veiller à ce que ces troubles du sommeil ne persistent pas, car ils sont source d'aggravation de la dépression et justifient la prise d'hypnotique.

Dépister les effets secondaires

La sédation

Elle se traduit par une somnolence diurne, une perte de la vigilance et un réveil difficile. On posera une barrière de protection pour limiter le risque de chute. La consommation d'alcool n'est pas recommandée ainsi que l'association à d'autres sédatifs car ils potentialisent la sédation.

La dépendance et le syndrome de sevrage

L'utilisation des hypnotiques peut amener à plus ou moins long terme une dépendance, avec besoin d'augmenter les doses. En cas d'usage prolongé, l'arrêt brutal du traitement est responsable d'un effet rebond, c'est-à-dire de la reprise aiguë de l'insomnie. L'arrêt du traitement doit être progressif par paliers de plusieurs jours. Diminution des doses de moitié, puis administration un jour sur deux.

Les troubles de la mémoire

Chez la personne âgée, les risques d'accumulation aboutissent à de la confusion mentale et à une désorientation. À long terme, il peut y avoir pertes de mémoire.

Les autres effets secondaires

➡ **Hypnotiques benzodiazépines et apparentés**

Exemples : Imovane®, Stilnox®, Noctran®…
Ils sont myorelaxants, responsables d'hypotonie musculaire.

Il y a un risque de dépression respiratoire chez un insuffisant respiratoire et en cas d'interaction médicamenteuse.
Il existe la possibilité de réaction paradoxale, qui est le contraire de l'action souhaitée, s'exprimant par de l'ébriété, de l'irritabilité et de l'agressivité. L'alcool est déconseillé.

➡ **Dérivés de la phénothiazine**

Exemple : Atarax®…
Sécheresse de la bouche, constipation, confusion, rétention urinaire, syndrome extrapyramidal.

Exemples de prescriptions

Les prescriptions fréquemment rencontrées lors des évaluations et en stage sont les suivantes :

- Stilnox® (zolpidem, hypnotique), 5 à 10 mg au coucher (générique : Zolpidem Merck® etc.) ;
- Imovane® (zopiclone, hypnotique apparenté aux benzodiazépines), 1 comprimé le soir au coucher (générique : Zopiclone Teva® etc.) ;
- Lysanxia 10 mg (prazépam, anxiolytique, benzodiazépine), 1 comprimé le soir au coucher ;
- Rohypnol® 1 mg (flunitrazépam, hypnotique, benzodiazépine), 1 comprimé le soir au coucher ;
- Xanax® 0,25 mg (alprazolam, anxiolytique, benzodiazépine), 1 comprimé matin et midi, 2 comprimés le soir au coucher (générique : Alprazolam Zydus® etc.).

Les conseils au patient

L'insomnie n'est pas forcément un signe de gravité et disparaît en général spontanément.
Il faut se coucher et se lever à heures régulières. La chambre doit être calme, à l'écart du bruit et de la lumière. La literie doit être de bonne qualité. La chambre doit être bien insonorisée et isolée de tout centre d'activité. La température doit être maintenue au niveau idéal (environ 18 °C) pour la saison et dans une pièce bien aérée.
Les tisanes (valériane, aubépine, tilleul, coquelicot) traditionnellement utilisées depuis bien longtemps ont toujours leur place à côté des conseils d'hygiène de vie.
Il faut éviter les repas copieux tard dans la soirée, la digestion étant alors longue, voire pénible. Les excitants et le café sont à éviter après 17 heures. L'alcool conduit à un sommeil profond mais souvent précédé d'énervement et de nervosité.

Les objectifs du traitement

Le but des antidépresseurs est d'améliorer l'humeur et de lever l'inhibition psychomotrice. Ils doivent également permettre au patient de retrouver le goût du plaisir et faire disparaître ses troubles psychosomatiques.

- Ils sont indiqués pour les états dépressifs à manifestation névrotique ou pour les dépressions réactionnelles. Certaines dépressions sont marquées par des symptômes somatiques, par une inhibition psychomotrice et une asthénie prédominante. Elles peuvent être à prédominance anxieuse et agitée.
- L'accès mélancolique avec risque de suicide important est une dépression grave.
- Prévention des attaques de panique. C'est une forte anxiété avec impression d'impuissance devant une menace ressentie, immobilisant ou agitant le patient.

Prévention de l'agoraphobie. Il s'agit de la peur angoissante et injustifiée des grands espaces et de la foule.

- Les troubles obsessionnels compulsifs (TOC) sont caractérisés par des obsessions et par des comportements répétitifs inappropriés (compulsions). Ils représentent une véritable détresse pour le patient.
- Tout le monde peut se sentir triste ou « déprimé » pendant quelques jours. Cela n'a rien d'anormal, mais chez le dépressif cet état peut durer longtemps. La dépression est une véritable maladie.

La surveillance du traitement

Avant l'administration

La distribution se fera selon la prescription, en respectant les horaires et la posologie. Les posologies peuvent être variables, jusqu'à l'obtention d'une dose optimale. Celle-ci correspond à la dose minimale efficace.

Il faut s'assurer que le patient prend réellement ses médicaments et qu'il ne les stocke pas (risque de suicide). Le respect du traitement et une bonne observance permettent d'éviter les rechutes.

Évaluer le niveau de dépression sous traitement

La dépression est caractérisée par une baisse de l'humeur, une inhibition psychomotrice, une perte d'intérêt et des troubles somatiques.

Le traitement doit régulariser l'humeur, stimuler le psychisme et l'activité physique. Cette évaluation permettra de signaler au médecin toute modification du comportement du patient afin d'ajuster le traitement, et d'en constater l'efficacité.

En début de traitement, il existe un risque suicidaire chez les patients déprimés, en raison de la levée de l'inhibition psychomotrice qui précède l'action antidépressive de l'humeur des antidépresseurs.

La normalisation de l'humeur

Les troubles de l'humeur qui se traduisent par de la tristesse, des larmes, une autodépréciation et de la culpabilité, doivent progressivement s'estomper. Le patient doit verbaliser moins de sentiment d'échec et présenter de lui une meilleure image. La perte d'espoir et la tristesse doivent être peu à peu maîtrisées. Si elles perdurent, il peut y avoir un risque de suicide.

Le ralentissement psychomoteur

La fatigue et la perte d'intérêt du patient pour les activités de la vie courante (toilette, lecture, activités de groupe) doivent être moins marquées. La perte de l'élan vital et son manque d'entrain qui le bloquaient dans ses activités doivent disparaître progressivement. Il retrouve une concentration mentale normale, et doit présenter moins de ruminations vis-à-vis de ses préoccupations psychiques. La reprise des soins d'hygiène est un signe positif dans la diminution de la dépression.

Les troubles de l'appétit et du sommeil

Ce sont les principaux troubles somatiques qui accompagnent la dépression. Il faut veiller à ce qu'ils n'augmentent pas. Les troubles du sommeil s'expriment par une difficulté à l'endormissement et des réveils nocturnes, vers 3 heures et 6 heures du matin. Ils justifient la prise d'hypnotique. Le patient doit être au calme, loin du bruit et de la lumière.

Pour améliorer l'alimentation, plusieurs petits repas dans la journée peuvent compenser le manque d'appétit. Il faut proposer au patient les aliments qu'il aime. Le poids sera mesuré régulièrement. On insistera sur l'hydratation en raison des effets secondaires du traitement (sécheresse de la bouche et constipation).

Instaurer un climat de confiance et rassurer le patient

Il est nécessaire d'instaurer un climat de confiance et de rassurer le patient pour lui éviter un repli sur lui-même. Le patient, souvent rejeté par son entourage, a besoin de se sentir écouté et compris. L'infirmière lui conseillera de ne pas hésiter à demander à communiquer avec les soignants :

- écouter le patient, c'est lui permettre de verbaliser et d'exprimer ses sentiments, c'est réduire le temps passé à des ruminations morbides ;
- il faut également être disponible et accorder un temps d'écoute par une présence la plus fréquente possible. L'anxiété est présente, et le patient communique peu. On sera vigilant vis-à-vis du risque de suicide, pendant les moments de la journée où l'angoisse est maximale (fin de l'après-midi, etc.). Des activités récréatives et de détente lui seront proposées ;
- ensuite, rassurer le patient consiste à expliquer les actes médicaux, répondre aux questions, transmettre les informations sur le fonctionnement du service ;
- en outre, il est important de renforcer de manière favorable les éléments valorisant le patient. Il faut l'aider à retrouver l'estime de lui-même en contribuant à lui redonner un aspect extérieur favorable (coiffure, propreté corporelle et propreté des vêtements, bonne présentation, etc.).

Dépister et surveiller les effets secondaires

Il faut surveiller l'apparition d'effets secondaires dont l'un est redoutable : le lever de l'inhibition.

Le lever de l'inhibition

Il y a un risque suicidaire après 8 à 15 jours de traitement.

Le dépressif possède une perte de l'élan vital, c'est-à-dire un ralentissement psychomoteur qui l'inhibe, et en même temps son humeur s'effondre. L'antidépresseur lève l'inhibition psychomotrice plus vite qu'il n'améliore l'humeur. Le patient est toujours très angoissé et a perdu l'estime de soi. Il possède toujours des idées négatives sur lui-même, mais il retrouve les capacités physiques de passer à l'acte suicidaire.

Il faut, pendant cette période, accroître la surveillance de l'humeur. Ses propos, son comportement et son sommeil (quantité, qualité) seront observés. Les objets dangereux seront supprimés lors d'un examen attentif de ses effets personnels :

- les objets tranchants : rasoir, récipient en verre, couteau, etc. ;
- les médicaments (le patient peut les avoir stockés).

On veillera également à ne pas hospitaliser le patient en étage et à supprimer les fenêtres ouvrables.

Les troubles neuropsychiques

Il se produit souvent une agitation avec sensation ébrieuse, nervosité et insomnie. Il peut en résulter une somnolence diurne, une sédation et de l'hypotension (fatigabilité). Il peut y avoir survenue et aggravation de manifestations de l'angoisse, ou encore réactivation d'un délire en cas de psychose. L'alcool est déconseillé pendant la durée du traitement.

Les troubles atropiniques

On les constate en cas de prise d'antidépresseurs de la famille des imipraminiques :

- sécheresse de la bouche : il faut veiller à hydrater correctement le patient. Un risque de mycose existe. Une correction médicamenteuse par le Sulfarlem® permet d'augmenter la salivation ;
- constipation : il faut surveiller la constipation et l'alimentation (fibres et boissons) ;
- troubles de l'accommodation visuelle évalués par le réflexe de motricité pupillaire ; la pupille doit réagir au faisceau de lumière qui lui est présenté ;
- troubles de la miction et rétention d'urine : l'infirmière surveille la diurèse ;
- tachycardie : l'infirmière l'identifie grâce à la prise du pouls ;
- hypotension réactionnelle : on la surveille en mesurant la pression artérielle.

Les autres effets secondaires des antidépresseurs tricycliques

Les vertiges et les céphalées, les sueurs et les bouffées de chaleur, les tremblements, les manifestations digestives et la prise de poids sont d'autres effets secondaires des antidépresseurs tricycliques.

Exemples de prescriptions

Les prescriptions fréquemment rencontrées lors des évaluations et en stage sont les suivantes :

- **les imipramines :**

– Anafranil® 25 mg (antidépresseur tricyclique), 1 comprimé le premier jour, 2 le deuxième jour et 3 comprimés par jour à partir du troisième jour (générique : Clomipramine Sandoz® etc.),
– Anafranil® 75 mg (antidépresseur), 1 comprimé le matin, traitement pendant trois mois,
– Anafranil® 25 mg (antidépresseur), 2 ampoules dans 250 mL de glucosé à 5 % à passer en 3 heures,
– Laroxyl® 25 mg (antidépresseur sédatif à visée antalgique), 1 comprimé le soir au coucher,
– Stablon® 12,5 mg (antidépresseur), 1 comprimé 3 fois par jour ;

- **les inhibiteurs de la recapture de sérotonine :**

– Prozac® (antidépresseur), 1 comprimé par jour (générique : Fluoxétine Biogaran® etc.),
– Deroxat® (paroxétine), 1 comprimé par jour (générique : Paroxétine Arrow® etc.),
– Athymil® 10 mg (antidépresseur et anxiolytique), 1 comprimé le soir au coucher,
– Ixel® 50 (antidépresseur), 1 comprimé à midi, 1 comprimé à 18 heures,
– Zoloft® (sertraline), de 25 à 50 mg par jour, le matin.

Les conseils au patient

Le traitement d'une dépression par un antidépresseur est long ; s'il est arrêté trop tôt, il y a risque de rechute.
Le traitement à long terme prévient les rechutes et les récidives après une dépression stabilisée par les antidépresseurs.
L'infirmière conseillera au patient de prendre ses médicaments très régulièrement jusqu'à l'arrêt du traitement qui doit être prescrit par le médecin.
Il faut confirmer les objectifs du traitement au patient et lui expliquer les effets secondaires qu'il va devoir supporter, afin qu'il ne stoppe pas prématurément son traitement. L'arrêt brutal entraîne un syndrome de sevrage (état de manque) s'exprimant par des vertiges, des insomnies, de l'agitation, de l'anxiété, des maux de tête, des nausées.
Elle lui conseillera également d'accepter un soutien psychothérapique (médecin, psychiatre, psychologue) parallèlement au traitement.

29 les neuroleptiques

Les objectifs du traitement

Les neuroleptiques sont prescrits pour réduire l'agitation et prévenir l'activité mentale délirante avec confusion, délire ou agressivité.

- Ils font régresser les expressions des psychoses aiguës ou chroniques grâce à leurs propriétés antihallucinatoires, antidélirantes, anticonfusionnelles et désinhibitrices (schizophrénie).
- Ils sont donc employés dans le traitement des crises de bouffées délirantes, des psychoses et des phases maniaques du syndrome maniaco-dépressif.
- Ils sont utilisés pour un patient très agité avec syndrome confusionnel, dans les cures de sevrage à l'héroïne ou les cures de sevrage alcoolique.

La surveillance du traitement

Lors de l'administration

Vérifier la prescription

Les dosages et les posologies, ainsi que les voies d'administration sont très variables et s'adaptent à chaque cas. Le traitement par les neuroleptiques est généralement institué par paliers et les dosages du médicament ou les doses par prise peuvent varier d'un jour sur l'autre.

Assurer et confirmer la prise régulière du médicament

L'imprégnation en neuroleptiques doit être constante pour éviter et limiter la réapparition d'épisodes de délire. De plus, le patient peut vouloir se soustraire à la prise effective de médicaments en raison des effets secondaires d'apparition quasi constante.

Expliquer au patient l'intérêt de la prescription

La coopération du patient pour la prise de son traitement est nécessaire à l'amélioration de son état. En améliorant l'observance, on réduit la durée de mise en place et de maintien du traitement.

Évaluer l'efficacité du traitement

Une attitude d'écoute et de réassurance est positive à l'égard d'un patient perturbé par une dérive affective et psychique.

Évaluer l'efficacité du traitement consiste à observer le comportement du patient au cours de la journée et de la nuit, à noter son état d'agitation, ses aptitudes d'écoute, ses propos et à éviter la somnolence diurne.

Le traitement doit limiter les risques de violence. Le patient doit être calme.

Les neuroleptiques doivent permettre au patient de retrouver des limites et de communiquer ainsi avec les autres sans agressivité ni délire.

Toutes les variations observées, dans le sens de l'amélioration ou de l'échappement thérapeutique, doivent être rapidement transmises au médecin afin qu'il puisse ajuster le traitement.

Les moyens de surveillance

La mise en place des moyens de la surveillance doit être la plus complète possible en raison du grand nombre d'effets secondaires dont les neuroleptiques sont responsables :

- la température permet de déceler l'hyperthermie du syndrome malin des neuroleptiques ;
- la prise de la pression artérielle et la prise du pouls constatent le risque d'hypotension et de tachycardie ;

- le réflexe de réactivité de la pupille est recherché pour évaluer les troubles visuels ;
- la diurèse mesure le degré de rétention urinaire ;
- la réaction motrice aux stimuli permet d'évaluer la dyskinésie (tremblements, contractures, etc.) ;
- mesure du poids.

Dépister les effets secondaires

Les neuroleptiques sont responsables de nombreux effets secondaires capables de gêner la réussite du traitement.

Les troubles psychiques

Les neuroleptiques ont tendance à abaisser l'activité du système nerveux. On constate un ralentissement ou une indifférence psychomotrice, de la léthargie et de l'obnubilation. L'alcool majore les effets sédatifs des neuroleptiques.

Les troubles neurologiques

Les neuroleptiques font diminuer les taux de dopamine au niveau cérébral. Ils sont responsables d'un syndrome parkinsonien. S'installent progressivement des troubles extrapyramidaux : il s'agit d'akinésie, d'hypertonie et de tremblements.
Le syndrome parkinsonien s'exprime par des tremblements des mains, des mouvements involontaires de la bouche (mastication), un torticolis et des vertiges. Le patient présente de plus une akathisie, qui est l'impossibilité de rester en place.
Une dyskinésie aiguë est la traduction d'un surdosage en neuroleptique. Le patient présente un regard vague, une protrusion de la langue et une raideur de la nuque.
Les troubles extrapyramidaux seront corrigés par l'administration d'antiparkinsoniens du type anticholinergique (Lepticur®, Artane®). Ils peuvent nécessiter la diminution de la posologie, le changement de produit ou l'arrêt du traitement.

Les troubles endocriniens

Une prise de poids est souvent constatée. Des troubles sexuels accompagnés de galactorrhée, de gynécomastie ou d'aménorrhée peuvent survenir.

Les troubles neurovégétatifs

Il faut surveiller l'apparition des effets secondaires de type atropinique. Il s'agit d'hypotension (prise de la pression artérielle), de sécheresse de la bouche et de soif (faire boire), de constipation (surveiller le transit), de rétention urinaire (surveiller la diurèse), de troubles de l'accommodation visuelle et de tachycardie.

Le risque d'apparition d'un syndrome malin des neuroleptiques

Il s'exprime par une hyperthermie et de la pâleur. La surveillance régulière de la température est le moyen de dépister à temps cet effet secondaire. Il est accompagné d'un syndrome extrapyramidal intense et d'une instabilité tensionnelle.

Les autres troubles possibles

Ils sont plus rares : photosensibilisation, troubles hématologiques avec leucopénie et risque d'agranulocytose.

Exemples de prescriptions

Les neuroleptiques sont prescrits pour faire céder les crises de delirium tremens chez l'alcoolique. La confusion mentale, quelle que soit sa cause (psychose, traumatisme ou intoxication), est l'autre indication majeure des neuroleptiques.
Les prescriptions fréquemment rencontrées lors des évaluations et en stage sont les suivantes :

- Droleptan® 5 mg (neuroleptique sédatif), 1 ampoule par voie intramusculaire pour la crise de delirium, à renouveler 12 heures après si la crise continue ;
- Loxapac® gouttes (neuroleptique), 100 gouttes 3 fois par jour ;
- Loxapac® injectable (neuroleptique), 1 ampoule par voie intramusculaire en cas de crise d'agitation ;
- Nozinan® 25 mg injectable (neuroleptique sédatif), 3 ampoules par jour ;
- Nozinan® 100 mg (neuroleptique sédatif), 1 comprimé, 3 fois par jour ;
- Haldol® 2 % (neuroleptique antidélirant), 50 gouttes, 3 fois par jour ;
- Solian® 200 mg (neuroleptique), 1 comprimé le matin, 2 comprimés le soir ;
- Tercian® 25 mg (neuroleptique, anxiolytique), 1 comprimé le soir au coucher ;
- Tiapridal® 100 mg (neuroleptique), 1 comprimé le soir ;
- Melleril® gouttes (neuroleptique sédatif), 3 gouttes, 5 fois par jour ;
- Dipiperon® (neuroleptique sédatif), 5 gouttes en cas d'agitation et 10 gouttes à 21 heures ;
- Haldol® Decanoas (neuroleptique antidélirant à action prolongée), 1 ampoule de 50 mg toutes les 4 semaines en IM ;
- Neuleptil® 4 % (neuroleptique), 10 gouttes le matin, 10 gouttes à midi, 30 gouttes le soir ;
- Protocole correctif des neuroleptiques :

– Solian® 200 mg (neuroleptique), 2 comprimés par jour ;
– Lepticur® 10 mg (antiparkinsonien), 1 comprimé le matin ;
– Sulfarlem® (insuffisance salivaire), 1 comprimé 3 fois par jour ;
– Buspar® (anxiolytique), 3 comprimés par jour ;
– Noctran® 10 mg (hypnotique), 1 comprimé le soir au coucher ;
– Duphalac® sachet (laxatif), 1 à 3 sachets si nécessaire ;
– Hept-a-Myl® (antihypotenseur), 2 comprimés le matin.

Les conseils au patient

L'infirmière s'assure de la prise régulière du médicament. L'imprégnation en neuroleptique doit être constante pour éviter et limiter la réapparition d'épisodes de délire. De plus le patient peut vouloir se soustraire à la prise effective de médicaments en raison des effets secondaires d'apparition quasi constante.

Expliquer au patient l'intérêt de la prescription : la coopération du patient pour la prise de son traitement est nécessaire à l'amélioration de son état. En améliorant l'observance, on réduit la durée de mise en place et de maintien du traitement.

La prise régulière de la température permet de déceler l'hyperthermie du syndrome malin des neuroleptiques.

Une attitude d'écoute et de confiance est positive devant un patient perturbé par une dérive affective et psychique.

Prudence lors de la conduite de véhicules et l'utilisation de machines en raison des risques de somnolence et d'altération de la vigilance. L'alcool majore l'effet sédatif des neuroleptiques.

Les objectifs du traitement

Le lithium est un normothymique. C'est un régulateur de l'humeur. Il stabilise efficacement la psychose maniaco-dépressive qui est caractérisée par l'alternance des états maniaques et mélancoliques. Le traitement par le lithium est le traitement curatif des accès maniaques et préventif des rechutes maniaco-dépressives.

La surveillance du traitement

Lors de l'administration

Il faut vérifier que les résultats de la lithiémie autorisent la poursuite du traitement (zone thérapeutique de 0,4 à 0,8 mmol/L).

Il faut veiller à la prise effective du traitement. La mauvaise observance est la cause principale d'échec du traitement.

Constater l'efficacité du traitement

La disparition des signes de l'accès maniaque

Dans l'accès maniaque, on constate toujours une exaltation de l'humeur qui se focalise dans l'accélération du processus intellectuel.

L'agitation psychomotrice est incessante et désordonnée. L'hyperactivité constante et accompagnée d'insomnies doit cesser.

Les troubles somatiques sont dus au refus de prendre soin de soi. Face au patient il faut se montrer à l'écoute et il ne faut pas le contredire. Devant son attitude incohérente, il est important de lui rappeler les règles qui gèrent le cadre de soin.

L'accès dépressif

Le traitement est assimilé à celui d'un état dépressif grave, avec risque important de suicide. Le lithium a un rôle préventif vis-à-vis de l'accès dépressif.

Instaurer un climat de confiance

La nécessité s'impose d'une présence quotidienne et prolongée auprès du patient afin d'observer ses comportements et ses dires et de les noter dans le dossier de soins. Il faut :

- être à son écoute : une écoute attentive, empathique mais également ferme afin de le rassurer ;
- le faire parler pour qu'il exprime ses émotions et ainsi diminuer son anxiété ;
- ne pas juger ses propos pour éviter qu'il se sous-estime ;
- ne pas minimiser les propos suicidaires, car il y a toujours un risque de passage à l'acte ;
- maintenir la fréquence des visites de la famille pour qu'il ne se sente pas abandonné.

La surveillance biologique

Avant tout traitement sous lithium, il faut avoir effectué :

- un bilan rénal, à la recherche d'une insuffisance rénale qui contre-indique le lithium dont l'élimination est principalement rénale ;
- un ionogramme sanguin (sodium, potassium), à la recherche de perturbations électrolytiques (interférence avec lithium) ;

- un bilan thyroïdien (T3, T4, TSH), à la recherche d'une éventuelle variation des hormones thyroïdiennes (car le lithium se fixe sur les récepteurs thyroïdiens) ;
- un bilan cardiovasculaire, notamment électrocardiogramme (ECG), à la recherche de troubles du rythme ;
- un bilan hématologique (NFS et glycémie).

La lithiémie est surveillée une fois par semaine le premier mois, puis une fois par mois. La prise de sang est faite le matin, à jeun.

Dépister les effets secondaires

Les troubles digestifs

Les gastralgies sont évitées en prenant les comprimés au milieu du repas. Les nausées et diarrhées sont les signes d'alerte d'un surdosage qui aboutit à la confusion mentale puis à un coma avec anurie.

Les troubles neurologiques

Des tremblements, de l'asthénie, des vertiges et des troubles de la mémoire sont fréquents.

Les troubles endocriniens

La prise de poids, la diarrhée et la soif sont le reflet de l'atteinte thyroïdienne par le lithium.

Les autres normothymiques

À côté du lithium, il existe d'autres substances actives sur la crise de manie chez le maniaco-dépressif (Tégrétol® et Dépamide®). Elles sont utilisées en cas de contre-indication ou d'intolérance au lithium.

Exemples de prescriptions

Les prescriptions fréquemment rencontrées lors des évaluations et en stage sont les suivantes :

- Téralithe® LP 400 mg (lithium, normothymique), 1 comprimé par jour ;
- Téralithe® 250 mg (carbonate de lithium, normothymique), 1 comprimé matin et soir ;
- Tégrétol® 200 mg (carbamazépine, normothymique), 1/2 comprimé matin et soir.

Notes

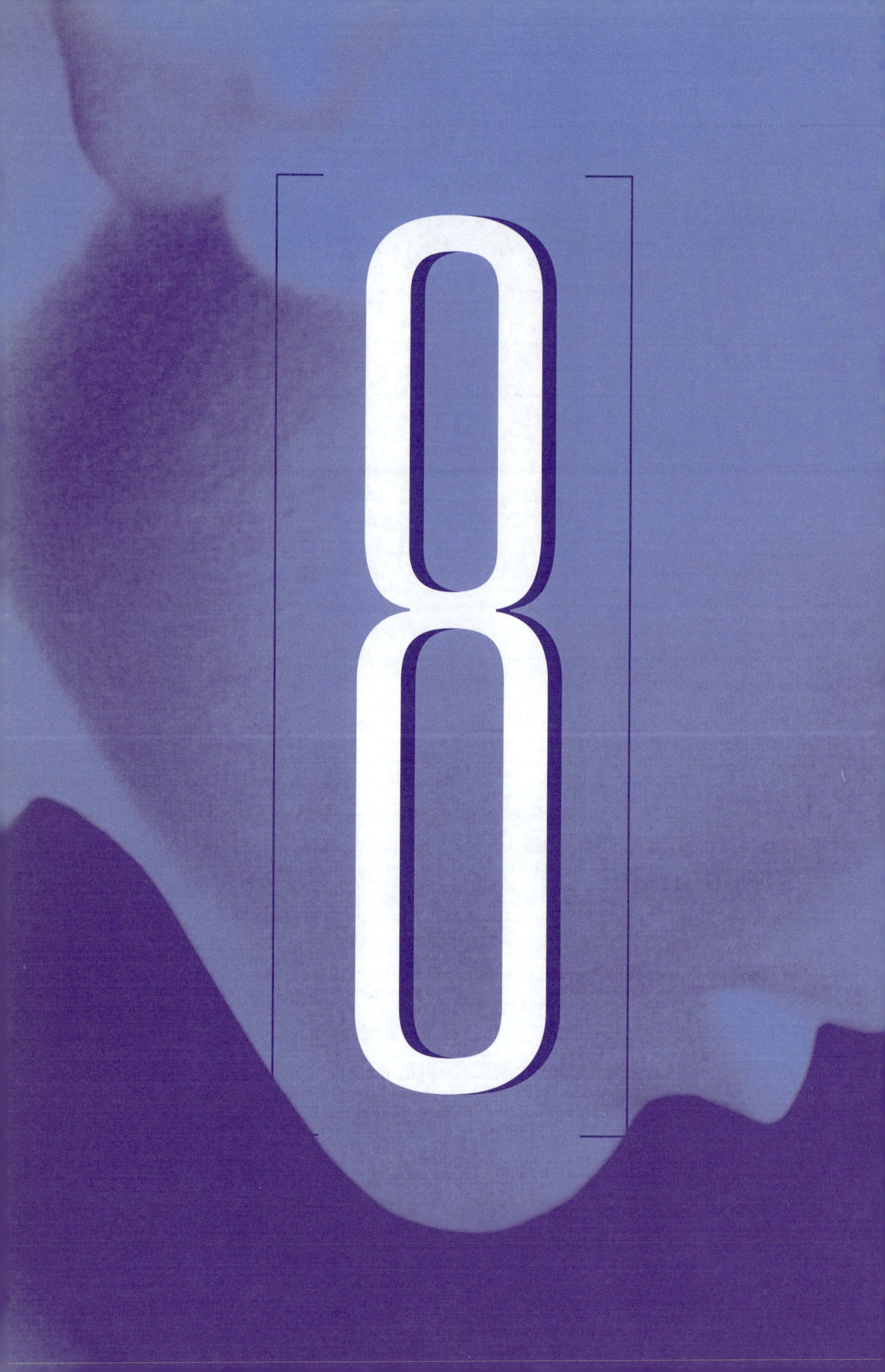
8

alcoolisme et toxicomanie

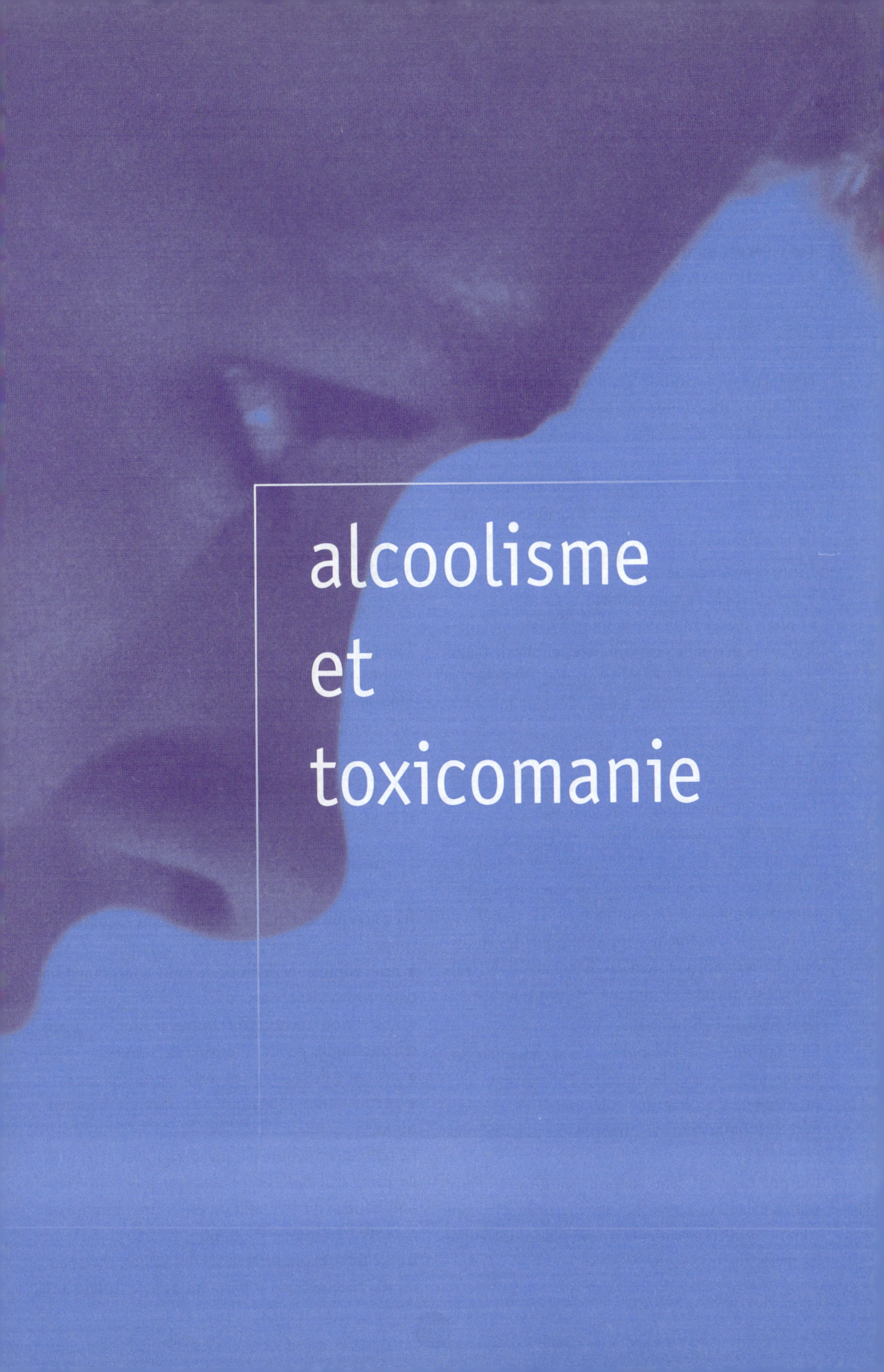

31 le traitement de l'intoxication alcoolique

Les objectifs du traitement

L'objectif du sevrage thérapeutique est de mettre fin à la consommation d'alcool sans souffrir de complications. L'OMS donne la définition suivante : « Un alcoolique est un buveur excessif dont la dépendance conduit à une consommation responsable d'un trouble mental ou physique affectant à un degré variable ses relations sociales et familiales et son statut économique. »

La prise d'alcool est responsable de troubles neurologiques retrouvés lors de l'intoxication alcoolique aiguë ou chronique.

L'intoxication aiguë

Elle se déroule en trois phases :

- phase d'excitation psychomotrice (alcoolémie ≥ 1 g/L) : la personne s'exprime avec euphorie (gaîté, tristesse ou agressivité) et désinhibition, mais son sens du jugement, son temps de réaction et sa volonté sont perturbés ;
- phase d'incoordination (alcoolémie > 2 g/L) : la personne est somnolente, hébétée et désorientée. Elle ressent une sensation de chaleur ;
- phase de coma (alcoolémie > 3 g/L) avec dépression du SNC et risque de décès par dépression des centres cardio-vasculaires (alcoolémie > 4-5 g/L).

L'intoxication aiguë ne comporte pas de traitement autre que le traitement symptomatique des vomissements ou l'isolement en cas d'agressivité. Le traitement d'un coma alcoolique est hospitalier.

L'intoxication chronique

La dépendance à l'alcool se caractérise par un besoin impérieux de boire. C'est l'alcoolisme. Très rapidement il se crée une tolérance à l'alcool qui nécessite l'ingestion de quantité de plus en plus grande d'alcool.

L'alcool est considéré comme un moyen d'être « mieux dans sa tête ». Le patient utilise l'alcool comme antidépresseur et le trouve plus efficace que les médicaments.

Le traitement de l'intoxication chronique (dépendance à l'alcool) est réalisé en milieu spécialisé sur un sujet volontaire et motivé. La prise en charge est lourde et la réussite thérapeutique espérée est faible si l'alcoolisme est ancien (plus de 10 ans).

L'hospitalisation dans un service d'alcoologie

Elle permet le sevrage physique et la désintoxication psychologique à l'alcool.

Une approche psychothérapeutique associée est indispensable.

Le principe de la cure de sevrage

Le patient accepte d'être hospitalisé pour une cure de sevrage.

Il en accepte les conditions en signant le contrat de soins :

- arrêt complet et définitif de toute consommation de boissons alcoolisées ;
- abstention de recevoir toutes visites et appels téléphoniques pendant les premiers jours ;
- nécessité de la stricte observance du traitement ;
- participation obligatoire aux activités thérapeutiques.

Le traitement débute par un sevrage avec arrêt total de prise d'alcool. Le patient est mis sous tranquillisants. Une hydratation est assurée ainsi qu'un apport vitaminique B1 et B6.

L'infirmière explique les buts des ateliers thérapeutiques, accompagne et participe avec le patient aux différents ateliers thérapeutiques : groupe de relaxation, groupe entrants, psychothérapie de groupe, etc.

Assurer un apport hydrique et vitaminique

L'apport hydrique

Il doit être suffisant.

La réhydratation est systématique pour prévenir un déséquilibre hydroélectrolytique avec complications sur le plan neurologique et cardio-vasculaire.

Les fièvres et les sueurs abondantes du sevrage provoquent une déshydratation.

L'apport hydrique par voie orale doit être de 1,5 à 3 litres/jour. Il sera proposé de l'eau, des bouillons de légumes, des jus de fruits, des tisanes. L'apport hydrique peut aussi se faire par perfusion en début de cure.

Les apports hydriques seront évalués et les quantités seront notées.

La prévention des carences vitaminiques

La vitaminothérapie (vitamines Bl, B6, B12) est systématique chez les alcooliques chroniques pour prévenir une encéphalopathie carentielle et une polynévrite.

Il faut veiller à une alimentation équilibrée et connaître les goûts et habitudes alimentaires du patient.

Exemples :

- Nicobion® 500 (vitamines), 1 comprimé le matin ;
- vitamine B1, B6, B12 (thiamine, pyridoxine, cyanocobalamine), 2 comprimés matin et soir.

Les risques d'hypotension

L'hypotension s'exprime par des vertiges le matin au lever.

Prendre la pression artérielle patient allongé, puis debout (le matin au lever).

Le patient ne doit pas changer brusquement de position.

Exemple d'antihypotenseur : Hept-a-Myl®, un comprimé le matin, le midi et le soir.

Tenir compte de l'état psychique du patient

L'alcoolique a une personnalité fragile et immature. Il est tantôt anxieux et dépressif et tantôt agressif et vindicatif. L'anxiété et l'état dépressif, s'ils ne sont pas pris en compte, peuvent être facteurs d'échec du sevrage à l'alcool.

Observer l'état psychique

Les paroles sont mal assurées. Il y a modification du caractère (irritabilité, instabilité). Les troubles intellectuels observés sont la baisse du rendement, des troubles de l'attention et de la mémoire (trous de mémoire).

Parmi les troubles de l'affectivité émerge souvent une tendance égoïste, avec insouciance, indifférence et complaisance.

La diminution des relations sociales s'associe à la diminution du sens éthique et des responsabilités.

Évaluer l'état d'anxiété

La prescription d'un anxiolytique fait partie des mesures de prévention du delirium tremens. Il faut évaluer les difficultés d'endormissement et le degré d'angoisse.

Les règles de vie communautaire instituées dans le service doivent fournir un cadre rassurant pour le patient. La lumière sera conservée la nuit pour éviter l'apparition des délires oniriques. Il faut penser à expliquer au patient de la chambre voisine que le maintien de la lumière est normal.

Un anxiolytique sédatif est prescrit dans les cas d'anxiété et d'agitation.

Exemples :

- Lexomil® (benzodiazépine), 1/2 comprimé le matin, le midi, le soir et au coucher ;
- Équanil® 400 mg, 1 à 2 comprimés matin, midi et soir.

Évaluer l'état dépressif et le risque d'auto-agressivité

Le patient est triste, anxieux et replié sur lui-même. Il s'exprime peu et reste en retrait des autres patients. Il présente une vulnérabilité de l'estime de soi.

Il faut surveiller le patient, son comportement, sa manière de s'habiller, son alimentation afin de repérer les changements d'humeur.

On doit le déculpabiliser par rapport à son hospitalisation.

Vérifier qu'il n'y ait pas d'objets susceptibles d'être utilisés pour un passage à l'acte : retrait des objets dangereux et tranchants, blocage des fenêtres, etc. La prise de médicaments sera surveillée, afin d'éviter tout stockage.

La surveillance du traitement

Le maintien de l'abstinence dépend de l'environnement du patient et de son état psychique.

Lors de l'administration

Expliquer le but du traitement.

Donner le traitement et vérifier la prise effective des médicaments.

Repérer la présence d'effets secondaires éventuels du traitement.

Effectuer les transmissions écrites dans le dossier de soins infirmier.

Constater le respect de l'abstinence à l'alcool

L'arrêt doit être complet et définitif. Lors du sevrage, le besoin de revenir à l'alcool est important, surtout si le patient utilise l'alcool pour son effet « antidépresseur » et anxiolytique.

L'infirmière doit rester ferme et intransigeante concernant l'abstinence totale et expliquer au patient le danger de reprendre de l'alcool même après une longue période d'abstinence.

L'interruption de la consommation d'alcool est confirmée par l'alcoolémie (nulle) et les bilans biologiques.

La reprise de l'alcool est constatée devant une ivresse prononcée avec des bouffées oniriques et délirantes, de l'agressivité et un comportement à risque physique.

Dépister les risques d'accident de sevrage

Pendant la cure il peut se produire les deux accidents majeurs que constituent le délire subaigu alcoolique ainsi que le delirium tremens.

➡ Les symptômes de sevrage

Ce sont des nausées, vertiges, transpiration importante (sueurs) et tremblements des extrémités (des mains). Le patient présente une excitation psychomotrice. Ces signes sont accentués le matin au réveil.

➡ Les signes évocateurs d'un état de pré-delirium

Agitation, sudation, trémulations importantes, sensation de fatigue et de soif, ralentissement psychique, hallucinations, hyperthermie, tachycardie, hypotension.

➡ Le delirium tremens

Le delirium tremens est une complication du syndrome de sevrage provoqué par l'hyperactivité brutale du système nerveux qui était inhibé par l'alcool. Le delirium tremens dû au sevrage brutal est un état confusionnel où le patient ne sait plus où il se trouve. Il a un délire aigu avec des hallucinations visuelles terrifiantes, comme la présence d'araignées autour de lui. Il présente une forte agitation avec convulsions et de l'anxiété majeure. C'est une urgence médico-psychiatrique qui aboutit, si elle n'est pas traitée, à un coma hyperthermique, une encéphalopathie et à la mort.

➡ L'agressivité ou l'agitation excessive

Elles sont traitées par injection de calmants (Tranxène® 50 mg IM) ou de neuroleptiques (Haldol®).

Mise en place de la surveillance

La surveillance des paramètres vitaux

Les changements observés dans l'état du patient seront signalés immédiatement au médecin :

- observer la couleur du visage : pâleur, rougeur et apparition de sueur ;
- quantifier son degré d'agitation ;
- surveiller la température régulièrement avec alerte à 38,5 °C ;
- surveiller la pression artérielle et des pulsations pour évaluer l'hypotension et la fatigue ;
- signaler les résultats des constantes de l'équilibre hydroélectrolytique : ions Na+, K+, Cl–.

La surveillance biologique

Le bilan sanguin est le reflet de l'alcoolisme :

- l'augmentation des transaminases (ASAT et ALAT) montre que l'alcool, toxique pour les cellules hépatiques, les a détruites, libérant les enzymes hépatiques dans la circulation sanguine ;
- l'augmentation des γ-GT (gamma-glutamyl transpeptidase) signifie que le foie a une activité très importante liée à une consommation d'alcool. Le taux s'abaisse lors de l'arrêt de consommation d'alcool ;
- une acidose métabolique est liée à l'insuffisance hépatique de l'alcoolisme.

Constater l'amélioration de l'état physique du patient

Son physique doit retrouver un aspect normal. Le patient alcoolique est amaigri. Il a un visage congestif et boursouflé avec des varicosités et un subictère. Les conjonctives sont injectées et il présente une expression d'obnubilation. On remarque souvent l'abdomen « en besace » et la maigreur des jambes.

Établir une relation de communication

Rester en contact avec le patient permet d'évaluer son adhésion au contrat de soins.

➡ Écouter et rassurer

L'infirmière doit avoir une attitude sécurisante, de mise en confiance sans être dans une attitude moralisatrice. Elle doit rester à l'écoute et être disponible.

➡ Établir une relation d'aide

Responsabiliser et accompagner le patient dans sa décision d'avoir entrepris une cure. S'assurer de sa coopération.

L'après-cure de désintoxication

L'alcoolique doit trouver ou retrouver des mécanismes autres que l'alcool pour faire face à ses difficultés psychiques, émotionnelles, relationnelles ou sociales.

Il devra manifester sa maîtrise de soi et avoir un comportement non violent.

L'aide apportée par les Alcooliques anonymes (association d'anciens buveurs) est importante.

Il existe deux traitements médicamenteux permettant de réduire la fréquence des rechutes :

- Aotal® (acamprosate), antagoniste des acides aminés excitateurs favorisant le besoin d'alcool ;
- Revia® (naltrexone), antagoniste des opioïdes endogènes (activation par l'alcool).

32 les traitements de substitution en toxicomanie

Les objectifs du traitement

La toxicomanie est la dépendance à un produit toxique. Cette notion est assimilée de fait à la consommation illicite de drogue. L'héroïne est un dérivé de synthèse de la morphine obtenu de manière illégale à partir de la morphine.

L'héroïne est souvent injectée par voie intraveineuse. Elle se transforme dans l'organisme en morphine.

L'héroïne induit des effets euphorisants importants, de l'hypothermie, de l'apathie et des troubles du sommeil. Elle perturbe les capacités de réflexion, de mémorisation et d'attention. Chaque injection provoque une phase de bien-être intense d'environ une demi-heure, suivie d'une période de somnolence et d'apathie de plusieurs heures.

L'usage abusif crée la dépendance. Le consommateur va associer des périodes où il sera apathique (injection récente) ou anxieux et agressif (besoin d'injection).

Ses activités ne sont consacrées qu'à la quête de drogue et d'argent. L'héroïnomane est souvent séropositif (sida) et atteint d'hépatite C.

Le médicament de substitution doit traiter les symptômes de manque et l'envie de drogue. Il doit bloquer les effets centraux des prises d'héroïne. Une fois que les besoins en héroïne ont cessé, le médicament de substitution est progressivement arrêté. Il s'est en effet créé une dépendance à ce médicament non nocif, à la place de la dépendance à l'héroïne.

Le traitement : les différentes phases

Le médicament n'est pas à lui seul un traitement de désintoxication. C'est la prise en charge globale qui joue un rôle de régulation de la dépendance. Le traitement de substitution va permettre de stabiliser le patient dans sa consommation d'opiacés et faciliter la réinsertion familiale et sociale.

Le traitement se déroule en trois étapes.

Période d'initiation et de stabilisation

L'initiation du traitement est effectuée en centre de soins spécialisé en toxicomanie par des médecins spécialistes. Le sevrage à l'héroïne est réalisé en ambulatoire ou en milieu hospitalier. Un sevrage sans médicaments de substitution ou sans médecin spécialisé est hasardeux. Le but du centre est de rendre possible l'accès aux soins, mais également de contrôler la normalisation des comportements.

Le patient va prendre quotidiennement, sur place, le traitement. Cela évite la prise des doses de toute la semaine en une fois et la revente de la méthadone.

Maintenance et continuité du traitement

La maintenance correspond à la stabilisation grâce aux posologies appropriées et au soutien du patient dans la construction d'un projet de vie.

Lorsque la stabilisation est effective, le patient traverse une sorte de période de vulnérabilité. Le patient se sent « guéri » et demande à arrêter le traitement.

Arrêt du traitement et désintoxication

La diminution de la consommation d'héroïne et l'arrêt de son utilisation vont aboutir à un état d'abstinence à l'héroïne après plusieurs années de traitement.

L'arrêt du traitement avec la méthadone nécessite un sevrage à cette substance. Les doses sont réduites progressivement, avec souvent nécessité de les réaugmenter (angoisse ou rechute).

Les produits de substitution

Il existe trois médicaments pour le traitement de la dépendance à l'héroïne : la Méthadone, le Subutex® et le Nalorex®.

La méthadone

Définition

C'est une substance opiacée psychotrope analogue à la morphine. Elle ne possède pas ses effets stupéfiants. Elle doit être administrée par voie orale aux sujets dépendants majeurs et avérés aux opiacés dans le cadre d'un traitement de substitution.
Les dosages de méthadone existants sont 5 mg, 10 mg, 20 mg, 40 mg et 60 mg. L'action débute au bout de 2 heures et dure 24 heures.

But du traitement

Le traitement de substitution de l'héroïne par la méthadone permet d'abandonner l'héroïne.
La méthadone peut pallier les déficits biochimiques supposés des toxicomanes. Elle constitue un moyen de compenser les déficits psychologiques de la personnalité à condition qu'elle soit dispensée dans un contexte de soins donné. Une fois le patient sous méthadone, son besoin en héroïne disparaît. Il faut alors faire diminuer progressivement les doses de méthadone.

Réglementation

La méthadone est inscrite sur la liste des stupéfiants. L'initiation du traitement est réservée aux seuls médecins spécialistes exerçant en centre de soins spécialisé en toxicomanie.
La prescription par un médecin de ville est limitée à 14 jours. Le médecin de ville contacte le pharmacien pour recueillir son accord d'assurer la délivrance du traitement dans le cadre du traitement de substitution pour son patient. La délivrance du traitement par le pharmacien doit se faire par fractions de sept jours. Sauf si la mention « délivrance en une seule fois » est indiquée explicitement par le médecin.

Effets secondaires

Ils sont semblables à ceux de la morphine. La méthadone induit peu d'effets psychiques. L'abus de méthadone expose à une intoxication aiguë.
Les effets fréquemment rencontrés au cours du traitement sont céphalées, constipation, troubles du sommeil, nausées et vomissements, hypersudation, anomalies de la miction.

La buprénorphine, Subutex®

Cette substance opiacée psychotrope est active en 30 à 60 min et son effet dure 24 heures.
Produits :
- Subutex®, comprimés sublinguaux sécables dosés à 0,4 mg, 2 mg et 8 mg ;
- Temgésic®.

Dans le cas d'un traitement de longue durée, il est souhaitable que le médecin de ville soit intégré à un réseau ville-hôpital toxicomanie.
Pour éviter tout détournement d'emploi par la falsification d'ordonnance, la prescription doit être faite sur une « ordonnance infalsifiable ». La durée de prescription est de 28 jours non renouvelable. Toutefois, le traitement est prescrit pour 7 jours en début de traitement.

La naltrexone, Nalorex®

Antagoniste des opiacés d'action rapide, elle assure le traitement de soutien et de consolidation du sujet dépendant aux opiacés.

Le traitement limitant les manifestations du manque

L'emploi de ces médicaments doit être le plus limité possible dans le temps. Il s'agit des antalgiques, des spasmolytiques, des antidiarrhéiques, des antiémétiques.

Pour calmer les réactions psychiques, il est souvent utilisé des sédatifs, des hypnotiques, voire des neuroleptiques sédatifs (Théralène®, alimémazine ; Tercian®, cyamémazine). Le recours à certaines molécules spécifiques (Rohypnol® - flunitrazépam ; Tranxène® 20 mg - clorazépate) est fortement contre-indiqué car ces produits sont désinhibiteurs.

La surveillance du traitement

Le sevrage étant réalisé en ambulatoire, c'est-à-dire hors du milieu hospitalier, l'infirmière doit pouvoir détecter l'état d'overdose du patient, son adhésion au traitement ou l'état de manque, si le traitement est insuffisant.

L'overdose

Les signes

Ils surviennent rapidement, souvent dans les minutes suivant l'injection du produit :

- hypothermie ;
- coma aréflexique ;
- bradypnée, voire apnée (avec possibilité de polypnée) en réaction ;
- myosis ;
- collapsus cardio-respiratoire avec hypotension et œdème du poumon ;
- décès par arrêt cardiaque anoxique (suite à l'apnée).

Conduite à tenir

C'est une urgence.

En l'absence du médecin, l'infirmière prend en charge dans l'urgence l'état du patient en respectant les protocoles préétablis :

- dégager les voies respiratoires ;
- placer le sujet en positon latérale de sécurité ;
- appeler le SAMU ou un médecin qui administrera un antagoniste opiacé type naloxone.

L'état de manque

Les signes

Ils surviennent dans un délai de quelques heures pour l'héroïne à quelques jours pour la méthadone. Ils persistent trois à quatre jours pour l'héroïne, plus longtemps pour la méthadone :

- mydriase ;
- bâillements incoercibles, hypersudation, larmoiement, rhinorrhée ;
- accélération du pouls ;
- tremblements, frissons, « chair de poule » ;
- spasmes, douleurs musculaires, lombalgies ;
- nausées et vomissements, douleurs gastriques et intestinales, diarrhées ;
- manifestations psychiques : anxiété, angoisse, insomnie, nervosité, dépression, agitation.

Conduite à tenir

Ce n'est pas une urgence.

Le toxicomane est très pressant et cherche à être persuasif. Il ne faut **jamais** céder à une sollicitation pour obtenir des opiacés ou certains tranquillisants. On doit orienter le toxicomane vers un centre de soins ou un médecin faisant partie d'un réseau spécialisé.

Notes

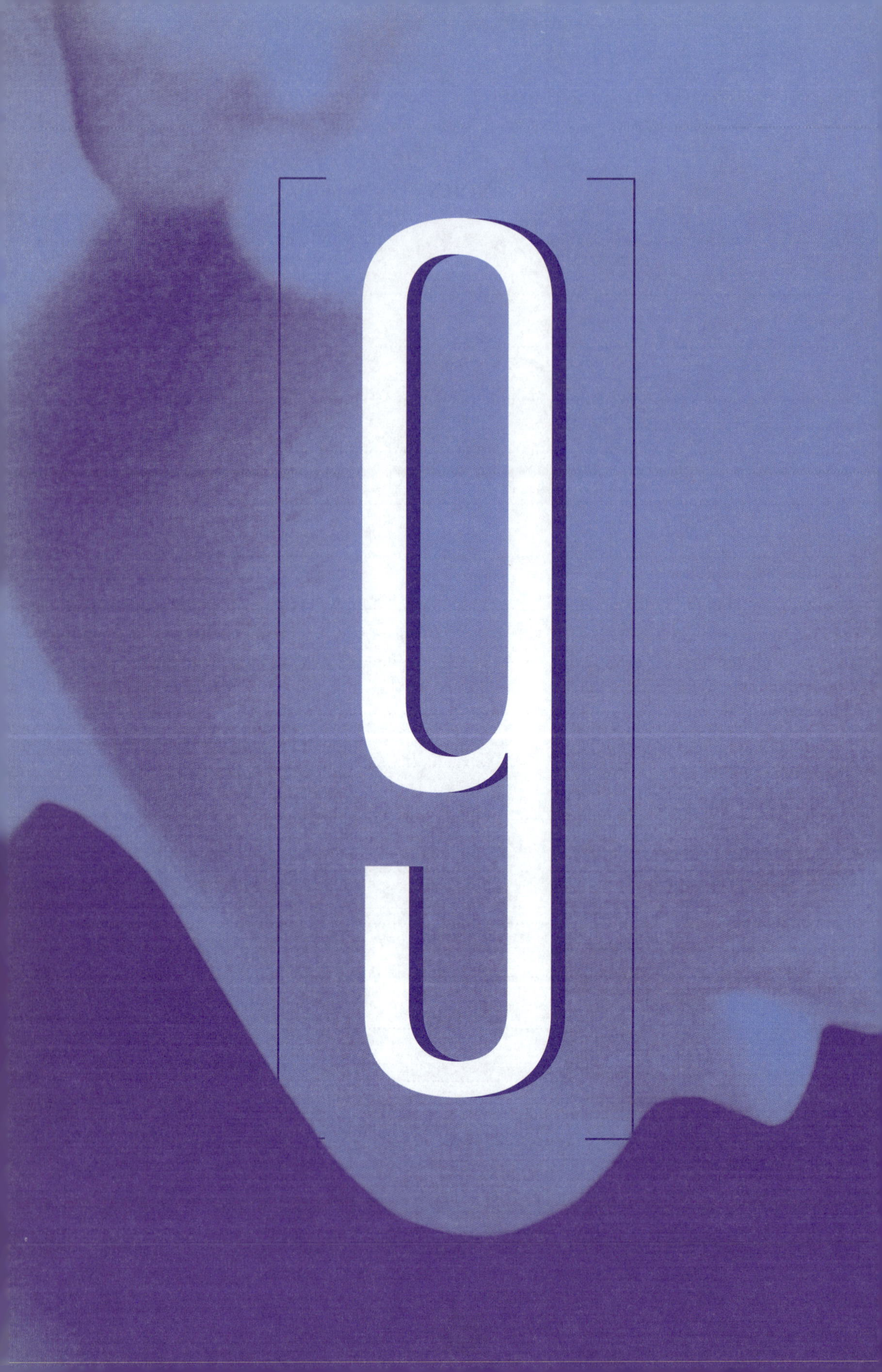
9

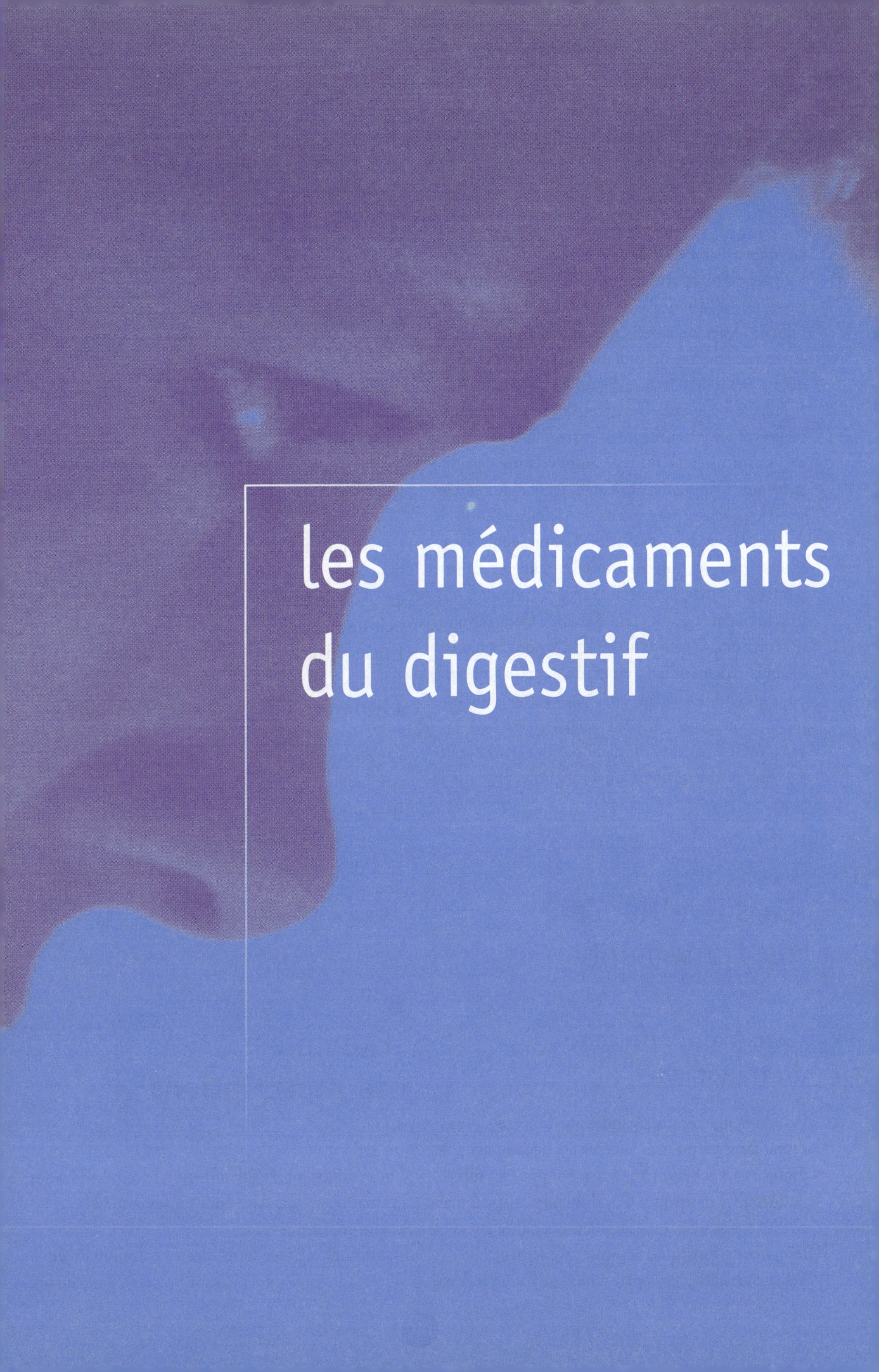

les médicaments du digestif

Les objectifs du traitement

L'ulcère est une perte de substance de la muqueuse gastrique. Il est dû à un germe, « helicobracter pilory ». L'acidité crée l'érosion de la muqueuse et altère la sécrétion de mucus qui la protège. Il y a des risques d'hémorragie digestive et de perforation si l'ulcère s'aggrave. Un ulcère non ou mal traité peut évoluer vers un cancer gastrique.

- Les **anti-ulcéreux du type antisécrétoire d'acidité gastrique** (Mopral®, Azantac®, etc.) réduisent les sécrétions acides pour permettre la cicatrisation de l'ulcère. La production d'acidité au niveau de l'estomac se fait par un mécanisme cellulaire appelé pompe à protons. Les inhibiteurs de la pompe à protons inhibent la production d'acidité. Cette diminution d'acidité va permettre la cicatrisation des ulcères. De plus, ils sont utilisés, en raison de cette propriété, pour prévenir les ulcérations dues à certains médicaments ulcérogènes (AINS, corticoïdes, etc.).
- Le traitement est complété par des **pansements gastriques** qui forment un film protecteur sur la paroi gastrique.

La surveillance du traitement

Constater l'efficacité du traitement

Les douleurs caractéristiques de l'ulcère doivent disparaître. La poussée ulcéreuse s'accompagne de douleurs 1 à 4 heures après le repas pour les ulcères duodénal et gastrique. Ces douleurs sont calmées par les repas, elles sont augmentées par le stress et les irritants gastriques (épices, café, tabac).
Les saignements gastriques se traduisent par un méléna.

Les moyens de surveillance

Le diagnostic repose sur la **fibroscopie** qui est un moyen de visualiser, par un endoscope introduit par la bouche, la paroi gastrique.
À la fin du traitement, la fibroscopie permet d'évaluer la cicatrisation de l'ulcère.
Le patient ne devra pas interrompre le traitement, même en l'absence de douleurs (risque de rebond d'acidité). Il devra respecter la durée du traitement prescrite par le médecin.
La **surveillance des saignements** repose sur l'examen de la NFS et sur l'observation des selles. En cas de saignements, on observe un méléna (sang noir digéré dans les selles).
La radiologie permet de localiser les lésions.

Dépister les effets secondaires

Les antisécrétoires acides sont bien tolérés et présentent peu d'effets secondaires.
Ils peuvent provoquer, dans de rares cas, des nausées, de la diarrhée ou de la constipation.
Les pansements gastriques doivent être administrés à distance des autres médicaments parce qu'ils empêchent leur absorption à travers la paroi digestive.

Exemples de prescriptions

Les prescriptions fréquemment rencontrées lors des évaluations et en stage sont les suivantes :

- anti-ulcéreux :

– Mopral® gélules (anti-ulcéreux inhibiteur de la sécrétion acide, traitement de l'ulcère), 1 gélule par

jour, pendant 8 semaines (génériques : Zoltum® et Oméprazole Ivax® etc.) ;
– Mopral® 20 mg, 1 gélule par jour le matin pendant la durée d'un traitement anti-inflammatoire à base d'AINS ;
– Azantac® 50 mg (antisécrétoire anti-H2, prévention postopératoire de l'ulcère de stress), 9 mg par heure à passer à la seringue électrique ;
• pansements gastro-intestinaux :
– Maalox® sachets (anti-acide, protecteur de la muqueuse gastrique, en cas de douleur gastrique), 1 sachet 3 fois par jour ;
– Gelox® sachets (anti-acide et pansement gastrique), 1 sachet toutes les 4 heures ;
– Ulcar® (anti-ulcéreux), 1 sachet 2 fois par jour.

Les conseils au patient

Le patient doit modifier ses habitudes alimentaires :
• il devra éviter les épices, agrumes, fritures, alcools qui irritent la muqueuse gastroduodénale, ainsi que les repas copieux, riches en graisse ou protéines qui augmentent le travail de l'estomac et entraînent une hypersécrétion d'acide chlorhydrique ;
• il prendra ses repas au calme, à heures régulières, en mâchant bien, et respectera 10 minutes de repos après le repas pour faciliter le travail de l'estomac. Il réduira autant que possible sa consommation de tabac et de café, car la nicotine et la caféine stimulent les sécrétions acides ;
• l'anxiété sera prise en compte et traitée par une psychothérapie. Le patient choisira des activités qui lui permettront de se détendre et de tisser des liens sociaux.
Toute prise médicamenteuse autre que son traitement nécessitera l'avis de son médecin. L'acide salicylique (Aspirine®) et les anti-inflammatoires (AINS, etc.) favorisent les saignements.

34 les médicaments du reflux gastro-œsophagien

Les objectifs du traitement

Le reflux correspond à l'évacuation passive du contenu de l'estomac. La conséquence en est une remontée acide se traduisant par des brûlures œsophagiennes (pyrosis) accompagnées de difficultés et de douleurs à la déglutition.

La cause du reflux est mécanique. Les reflux sont dus à un dysfonctionnement du cardia (sphincter gastro-œsophagien). Chez le nouveau-né, le cardia est immature, et le reflux est appelé régurgitation chez le nourrisson (RGO). Chez l'adulte, c'est une hernie hiatale due à la présence du cardia au-delà du diaphragme.

Le traitement repose sur l'utilisation de différents types de médicaments et sur la mise en place de règles hygiéno-diététiques :

- les pansements antireflux sont des absorbants de l'acidité gastrique, formant un film protecteur le long de la paroi de l'œsophage ;
- certains antivomitifs et antinauséeux (Motilium®) accélèrent la vidange gastrique vers l'intestin grêle. Ainsi, en vidant l'estomac le risque de régurgitation est moindre. Ils permettent alors de limiter le reflux gastro-œsophagien chez l'enfant (RGO) et chez l'adulte (hernie hiatale). Ils permettent le traitement des reflux, après échec des règles élémentaires hygiéno-diététiques ;
- les antisécrétoires gastriques calment les brûlures lors des remontées acides. Ils sont également utilisés à long terme pour cicatriser les lésions œsophagiennes créées par les remontées acides.

Exemples : Gaviscon® (générique : Alginate de sodium + Bicarbonate de sodium Biogaran® etc.), Gelox®, Gélopectose® (nourrissons).

La surveillance du traitement

Constater l'efficacité du traitement

Les symptômes du reflux doivent disparaître :

- le pyrosis chez l'adulte est une brûlure épigastrique remontant le long de l'œsophage. Il est souvent déclenché lorsque le patient se penche en avant ;
- la régurgitation du nouveau-né est le rejet du contenu de l'estomac (lait et glaires) sans contraction abdominale, immédiatement après son repas.

Dépister les effets secondaires

Les pansements antireflux

Ils doivent être administrés à distance des autres médicaments (risque de constipation).

Les antiémétiques, antireflux (Motilium®...)

Ils préviennent les vomissements en stimulant la motricité gastro-intestinale.

Ils ont des effets secondaires extrapyramidaux faibles, avec crampes abdominales, hyperprolactinémie, somnolence possible à forte dose.

Les stimulants de la motricité gastrique (Prepulsid®...)

Les effets secondaires sont du type crampes digestives, céphalées, vertiges, somnolence, troubles du rythme (arythmie), sensation de tête vide. Des troubles cardiaques du type arythmie peuvent être retrouvés chez le jeune enfant à antécédents cardiaques avec risques de décès.

Les stimulants de la motricité gastrique nécessitent une prescription hospitalière.

Exemples de prescriptions

Les prescriptions fréquemment rencontrées lors des évaluations et en stage sont les suivantes :

- pour les pansements antireflux : Gaviscon® (alginate, hydroxyde d'aluminium) comprimé et suspension buvable : 1 prise un quart d'heure après le repas, 1 à 3 fois par jour ;
- pour les stimulants de la motricité gastrique :

– Motilium® (dompéridone) comprimé à 10 mg ; adulte : 30 à 60 mg par jour (générique : Dompéridone Arrow® etc.),

– Motilium® suspension buvable pour enfant, 0,75 mg/kg par jour ;

- pour les antisécrétoires gastriques :

– Azantac® 75 mg, 1 comprimé au moment des brûlures,

– Azantac® 150 mg, 2 comprimés le soir pendant 4 semaines.

Les conseils au patient

En cas de hernie hiatale chez l'adulte

Le patient devra veiller à :

- éviter la position penchée en avant ;
- fractionner les repas ;
- éviter l'alcool, le tabac, le café, les épices ;
- ne pas créer de compression abdominale. Le traitement est le plus souvent chirurgical.

En cas de RGO du nourrisson

Il s'agit de l'immaturité du cardia chez certains nourrissons, qui provoque, dans certaines positions, l'ouverture brutale du cardia et donc la remontée du lait.

La maman devra respecter des règles hygiéno-diététiques pour son enfant régurgiteur, permettant ainsi de diminuer la charge médicamenteuse :

- l'éructation post-alimentaire (les rots) doit être respectée, afin d'évacuer le trop-plein d'air. Sinon l'air sous pression dans l'estomac s'évacue brutalement ainsi que le lait ;
- si l'enfant est bercé trop brutalement, le lait choque le cardia, ce qui retarde sa maturité ;
- ne pas coucher l'enfant trop rapidement après l'alimentation ;
- une alimentation trop fluide favorise le RGO. Il faudra donc épaissir le lait (farine diastasée) ou utiliser un lait anti-régurgitation : Gélopectose®, poudre épaississante.

Les objectifs du traitement

Un antiémétique est un médicament qui combat les vomissements :

- **dans le cadre de la chimiothérapie**, des protocoles antivomitifs sont mis en place pour la prévention de l'intolérance digestive induite par les anticancéreux ;
- **dans le cadre des fausses routes ou des reflux**, les antivomitifs accélèrent la vidange gastrique afin d'éviter les reflux ;
- **en prévention de l'intolérance digestive** en général, ils luttent contre les nausées et les vomissements dus à des affections hépato-digestives, d'origine sensorielle (goût, odeurs, vision…).

La surveillance du traitement

Lors de l'administration

La prise est généralement effectuée 15 minutes avant les repas ou bien le traitement est appliqué selon le protocole de chimiothérapie ; dans ce cas, il faut prévoir :

- un haricot à usage unique, des essuie-mains, des mouchoirs ;
- un repas régulier, au calme.

Constater l'efficacité du traitement

Il faut constater l'absence ou la diminution de la fréquence des vomissements. Si des nausées surviennent, elles seront évaluées selon les déclarations du patient.

Mise en place de la surveillance

Les mesures du poids et de l'hydratation seront effectuées en cas de vomissements persistants.

La recherche d'une hypokaliémie (troubles du rythme) est nécessaire si les vomissements créent une déshydratation, la normale étant de 3,5 à 5 mEq/L.

La surveillance de la température : le métoclopramide (Primpéran®) et ses dérivés (Vogalène®) étant rattachés à la famille des neuroleptiques en raison de leur structure chimique, l'apparition rare d'hyperthermie et de sudation importante peut être signe d'un syndrome malin des neuroleptiques. Le médecin doit être rapidement prévenu.

Dépister les effets secondaires

Les antiémétiques agissent directement sur le centre cérébral du vomissement. Ils régularisent les contractions œsophagiennes et augmentent le tonus du sphincter gastro-œsophagien.

Ils sont généralement bien tolérés. À forte dose et en usage prolongé, des céphalées, des diarrhées et des troubles extrapyramidaux peuvent apparaître. On constate souvent de la somnolence et des vertiges.

Si des mouvements anormaux apparaissent après une prise (1 à 3 heures) sous forme de spasme du visage, trismus, crise oculogyre, protrusion de la langue, plafonnement du regard, torticolis, etc., ce sont des signes de surdosage : prévenir immédiatement le médecin.

Exemples de prescriptions

Les prescriptions fréquemment rencontrées lors des évaluations et en stage sont les suivantes :

- **Protocole antivomitif de chimiothérapie :**

– Kytril® (antiémétique), 1 ampoule dans 100 mL de soluté isotonique à passer en 10 minutes,

– Zophren® (antiémétique), 1 ampoule par voie intraveineuse 15 minutes avant la chimiothérapie,

– Primpéran® injectable (antiémétique), 1 ampoule IVD à passer 15 minutes avant l'injection de l'anticancéreux,

– Primpéran® injectable (antiémétique), 5 mg en IVD, toutes les 8 heures si nécessaire, après la chimiothérapie ;

- **Prévention symptomatique des nausées et des vomissements** dans les autres cas :

– Primpéran® (métoclopramide, antivomitif), 1 à 3 comprimés par jour en cas de nausées (générique : Métoclopramide GNR® etc.),

– Vogalène® (métopimazine), 1 cuillerée à soupe 3 fois par jour,

– Motilium® (dompéridone), 1 comprimé, 20 minutes avant chaque repas (générique : Dompéridone EG® etc.).

Les conseils au patient

Compenser par des boissons salées ou sucrées (bouillons, sodas) les pertes en eau et en sels minéraux, provoquées par les vomissements fréquents.

Prévenir les vomissements par des mesures hygiéno-diététiques telles que :

- choisir des aliments appétissants et éviter les odeurs de nourriture provoquant des nausées ;
- préférer une alimentation riche en sucres et pauvre en graisses et prendre les repas au calme ;
- s'aérer à l'air frais ;
- éviter l'anxiété et le stress.

Au-delà de quelques jours sans amélioration, il faut contacter le médecin ou le spécialiste (gastro-entérologue, etc.).

36 les antidiarrhéiques

Les objectifs du traitement

Les diarrhées se caractérisent par l'émission de selles abondantes et fréquentes. Les traitements visent à réduire l'intensité et la fréquence de la diarrhée. Ce sont des médicaments utilisés en complément des traitements contre les causes infectieuses des diarrhées. Une diarrhée doit être prise en charge de façon précoce et énergique. Cette prise en charge s'effectue selon trois axes principaux :
- le traitement de la cause de la diarrhée ;
- la mise en place d'une alimentation adaptée et d'une réhydratation ;
- l'utilisation d'un traitement symptomatique de la diarrhée.

Les différents types de traitement

Les ralentisseurs du transit

Ces médicaments ralentissent le transit intestinal. Ils possèdent également une activité antisécrétoire qui limite la perte d'eau et respecte ainsi la flore bactérienne des selles. Ils ont une structure chimique (analogue structural) les rapprochant des opiacés (dérivés de l'opium) sans les effets secondaires de cette famille. Ils ne doivent pas être utilisés en cas de diarrhées survenant au cours d'un traitement antibiotique à large spectre (risque de stase bactérienne et de toxi-infection) ou en cas de fièvre importante (dysenterie non traitée).

Ils comprennent :
- l'Imodium® : il n'entraîne pas de somnolence. Il peut induire des sensations de ballonnements, et augmenter les douleurs abdominales ;
- la codéine : elle est considérée, par l'OMS, en plus de ses propriétés antalgiques et antitussives, comme un médicament antidiarrhéique indispensable ;
- le Tiorfan® : c'est un antisécrétoire intestinal, il inhibe la sécrétion d'eau et d'électrolytes.

Les absorbants et les levures

Ils peuvent compléter utilement les autres traitements symptomatiques des diarrhées, notamment des diarrhées d'origine bactérienne.
- **Les absorbants** fixent les gaz et les toxines produites par les bactéries. Ils diminuent les sensations de ballonnement et protègent les muqueuses des intestins et de l'estomac (Smecta®, les charbons).
- **Les levures** sont des ferments (Ultra-Levure®, Carbolevure®, Lactéol®). Leur rôle est de reconstituer une flore bactérienne saprophyte.

Les antiseptiques intestinaux

Ils ont une activité antibactérienne locale et de contact. Les antiseptiques intestinaux sont prescrits pour raccourcir et traiter les diarrhées bactériennes souvent toxi-alimentaires. En cas de fièvre ou d'amaigrissement le médecin prescrira, si nécessaire, un antibiotique général adapté à l'infection intestinale.

Exemples :
- Ercéfuryl® (nifuroxazide) (génériques : Panfurex® Gé, Nifuroxazide Ratiopharm® etc.).

L'adaptation alimentaire et hydrique

La diarrhée peut avoir deux conséquences : la déshydratation et la perte de poids.

La réhydratation

La diarrhée peut entraîner rapidement une déshydratation. Elle s'exprime par une hypotension, la sécheresse de la muqueuse buccale et une hypokaliémie. Il faut boire entre deux et trois litres d'eau par jour, surtout en cas de fièvre. On comptera l'eau absorbée dans le bouillon, la soupe, et les tisanes sucrées. Les jus de légumes dilués ou l'eau de cuisson du riz sont considérés comme d'excellents moyens naturels pour lutter contre les diarrhées.
Le Coca-Cola dégazéifié sans caféine (non light) est utilisé dans certains cas chez l'enfant car il contient des sels minéraux et des sucres.
Les préparations de réhydratation spécifiques (Adiaril®, etc.) se présentent sous forme de poudre de sels minéraux à reconstituer avec de l'eau. Elles sont utilisées dans la réhydratation du nourrisson.
À l'hôpital, il est souvent pratiqué une réhydratation avec une perfusion de sérum glucosé complété par du chlorure de potassium et de sodium.
Certaines boissons sont vivement déconseillées car elles augmentent la diarrhée : le café, le thé, le chocolat, l'alcool, le lait en quantité et le jus de pruneaux.

L'alimentation adaptée

Il n'existe pas de régime antidiarrhéique type. En cas de diarrhée prolongée, il convient d'augmenter les apports alimentaires et d'adopter une alimentation enrichie en calories et en protéines qui favorise le maintien de la masse musculaire. L'apport se fait par les féculents (le riz, les pâtes, le pain blanc).
La banane, les pommes et les coings ont des propriétés régulatrices du transit. Il en est de même pour le riz et la carotte.
Il faut éviter les crudités et les épices, le lait et les laitages.
L'alimentation doit être reprise progressivement.
Des compléments alimentaires sous forme de boissons aromatisées apportent 200 à 300 kcal et 15 à 20 g de protéines par briquette. Se nourrir uniquement de ces compléments serait une erreur diététique.

Avant l'âge de trois mois, le médecin peut être amené à proposer un lait hypoallergénique pour la réalimentation, s'il suspecte un trouble allergique. De même, un lait sans lactose peut être employé en cas de diarrhées rebelles.

La surveillance du traitement

Les moyens de surveillance

Les selles

L'observation des selles montre une émission fécale ou afécale, glairo-sanglante ou aqueuse.
Si, au bout de 2 jours, la diarrhée persiste ou si elle s'accompagne de sang ou de glaires dans les selles, de fièvre ou de vomissements, le signaler au médecin qui réévaluera le traitement.

La pression artérielle

La mesure de la pression artérielle doit être régulière, car la déshydratation est responsable d'hypotension et de fatigue.

L'hydratation

Elle doit être évaluée précisément.
Le maintien du pli cutané est un signe de déshydratation.
Chaque apport d'eau est compté. Il faut tenir compte de la boisson, de l'eau des perfusions et de l'eau absorbée dans le bouillon, la soupe et les tisanes sucrées.

La kaliémie

Le dosage de la kaliémie permet de rechercher une hypokaliémie.
En effet, l'élimination du potassium aboutit à des troubles du rythme.

Le poids

Le poids doit être contrôlé régulièrement.
La perte de poids due à la diarrhée doit être surveillée, surtout chez le nourrisson.
Au-delà de 10 % de perte de poids du corps, l'hospitalisation s'impose immédiatement.

Dépister les effets secondaires

Le traitement doit être arrêté dès que la diarrhée cesse.
Les effets secondaires sont les suivants :
- constipation, douleurs abdominales, ballonnements, nausées, vomissements, sécheresse buccale ;
- réactions allergiques et hépatiques rares ;
- asthénie, somnolence, vertiges.

Exemples de prescriptions

Les prescriptions fréquemment rencontrées lors des évaluations et en stage sont les suivantes :

- Smecta® (pansement gastro-intestinal) 1 sachet 3 fois par jour ;
- Imodium® (ralentisseur du transit) (générique : Lopéramide Teva® etc.) :
  – AD et ENF > 15 ans : 2 gélules en 1 prise d'emblée puis 1 gélule après chaque selle non moulée, sans dépasser 8 gélules par jour (max. 0,2 mg/kg/j),
  – ENF de plus de 8 ans : 1 gélule d'emblée puis 1 gélule après chaque selle non moulée sans dépasser 6 gélules par jour,
  – ENF de 2 à 8 ans : 1,5 mL/10 kg après chaque selle liquide, en respectant un intervalle de 4 heures entre chaque prise, sans dépasser 5 prises par jour. Le médicament est pris dans le biberon ou à la cuillère ;
- Diarsed® (antidiarrhéique opiacé), même posologie qu'Imodium® ;
- Tiorfan® (racécadotril, antisécrétoire intestinal), gélule et sachet enfant et nourrisson :
  – AD et ENF > 15 ans : 1 gélule d'emblée puis 1 gélule après chaque repas,
  – ENF : 1 à 2 sachets à 30 mg 3 fois par jour,
  – NOUR : 1 à 2 sachets à 10 mg 3 fois par jour.

Il existe des médicaments conseils dont le contenu est limité à 12 comprimés ou gélules et qui sont en vente libre : Bifix®, Septidiaryl®, Ercéfuryl®.

Les objectifs du traitement

Les laxatifs assurent le traitement de la constipation. Celle-ci est définie par une fréquence de selles inférieure à trois par semaine. La constipation est le résultat du séjour prolongé excessif des selles dans le côlon avec déshydratation des matières. Les selles sont de consistance dure, difficiles à évacuer et petites. Le patient ressent des douleurs coliques dues à la présence permanente de matières dans le gros intestin. Il se sent gêné et alourdi.

La constipation occasionnelle peut être due à une modification récente du mode de vie (voyage par exemple).

La constipation chronique (constipation de longue durée) est liée soit à une maladie de l'intestin, soit à un déséquilibre de la fonction intestinale dû aux habitudes alimentaires et au mode de vie.

Les traitements de la constipation

Le laxatif assure un traitement symptomatique.

Les laxatifs de lest

Après administration, si l'apport d'eau est suffisant, ils gonflent dans les intestins et distendent la paroi intestinale. Ils provoquent alors une contraction des fibres lisses, aboutissant à l'évacuation des selles (Spagulax®, Normacol®, Transilane®…). Les fibres sont digérées dans le côlon par les bactéries coliques entraînant la production de gaz. Le patient peut alors avoir des ballonnements et des flatulences en début de traitement.

Les laxatifs osmotiques

Ils augmentent l'hydratation et le volume du contenu colique. Ils agissent par effet osmotique, c'est-à-dire en attirant l'eau à l'intérieur du côlon, rendant les selles plus molles et plus mobiles (lactulose, lactitol, mannitol, sorbitol). Ils jouent un rôle d'hydratant du bol fécal, et facilitent son élimination grâce à un effet émollient (Duphalac®, Forlax®, Transipeg®). Ces laxatifs peuvent entraîner des douleurs abdominales, des selles semi-liquides.

Les laxatifs stimulants

Ils irritent la paroi intestinale à un point tel qu'elle se contracte brutalement, entraînant l'évacuation rapide des selles (Dulcolax®, Contalax®, etc.). Ces laxatifs peuvent entraîner des diarrhées et une hypokaliémie. Leur usage prolongé est à déconseiller.

Les laxatifs lubrifiants

L'action des laxatifs lubrifiants par voie orale (huile de paraffine, Lansoÿl®, etc.) est mécanique par lubrification. Ils facilitent la progression des selles et l'exonération. Leur délai d'action est de 12 heures. Leur utilisation prolongée peut entraîner des pertes en vitamines liposolubles (A, D, E, K) et des suintements anaux.

Les laxatifs par voie rectale

Les suppositoires et les lavements (suppositoires de glycérine, Microlax®, etc.) ont pour but de provoquer l'évacuation rapide de l'ampoule rectale. En usage prolongé ils donnent des brûlures anales. Les lavements (Normacol lavement®, etc.) sont utilisés pour traiter la subocclusion intestinale. L'échec du traitement signe le diagnostic d'occlusion, autorisant l'intervention chirurgicale.

La surveillance du traitement

Si le patient est sous morphine, l'infirmière devra dépister l'apparition de constipation. Il en est de même des patients buvant peu et s'alimentant difficilement. En cas de perte de la mobilité, le patient verra son transit intestinal ralenti.
Les laxatifs sont souvent pris en automédication. Le patient doit signaler à son médecin la prise de ces médicaments.
Ils sont contre-indiqués en cas de syndrome occlusif ou de syndrome douloureux abdominal de cause inconnue.
Il faut contrôler l'élimination en notant le nombre et la fréquence des selles. L'infirmière devra proposer au patient d'aller aux toilettes à heures régulières. Si cela n'est pas possible, elle lui apportera un bassin.
Ces laxatifs doivent être associés à un apport d'eau suffisant, d'au moins 1,5 litre par jour.
En général il n'est pas souhaitable de dépasser 8 jours de traitement consécutifs sans prendre l'avis d'un médecin.

Exemples de prescriptions

Les prescriptions fréquemment rencontrées lors des évaluations et en stage sont les suivantes :
- Duphalac® flacon (laxatif), 3 cuillerées à soupe par jour ;
- Duphalac® (laxatif), 1 à 3 sachets si nécessaire ;
- Importal® (laxatif), 2 sachets le matin ;
- Transipeg® (laxatif osmotique), 1 sachet le matin.

Les conseils au patient

Les laxatifs ne doivent pas être utilisés de façon prolongée car ils sont responsables d'accoutumance et de dépendance. Des règles hygiéno-diététiques sont appliquées systématiquement en association au traitement médicamenteux.

L'alimentation

Les règles alimentaires à suivre en cas de constipation sont les suivantes :
- hydratation correcte par un apport d'eau suffisant (1,5 litre par jour) ;
- alimentation riche en fibres végétales comme les légumes verts, la salade, les céréales, et les légumes secs ;
- consommer des aliments de lest (cellulose, pectine, son). En présence d'eau, ces aliments vont gonfler et détendre la paroi de l'intestin. Par réaction elle se contracte et évacue le contenu digestif (les selles) ;
- éviter les aliments qui constipent ;
- déclencher le réflexe gastrocolique matinal par un grand verre d'eau ou de jus de fruit frais ou un petit-déjeuner copieux.

Le patient peut éventuellement se faire aider par une diététicienne.

L'activité physique

Des massages coliques et une activité physique régulière sont conseillés, car ils renforcent la sangle abdominale.

Les objectifs du traitement

Les antispasmodiques suppriment les contractures douloureuses des fibres lisses et font disparaître les spasmes. Ils calment les douleurs intestinales et les crampes abdominales :

- En postopératoire, ils sont utilisés pour prévenir l'iléus paralytique dû à l'intervention abdominale. Ils stimulent la reprise du transit.
- Ils sont par ailleurs utilisés pour traiter la colopathie fonctionnelle, s'exprimant par l'alternance de diarrhée et de constipation. Ils sont alors prescrits ici à long terme et régularisent le transit, autant vis-à-vis de la constipation que des diarrhées.

Il existe deux types d'antispasmodique :

- les spasmolytiques musculotropes (Débridat®, Spasfon®, Duspatalin®, etc.) ;
- les antispasmodiques anticholinergiques (Spasmodex®, Viscéralgine®, etc.).

La surveillance du traitement

Constater l'efficacité du traitement

Il faut surveiller :

- le retour du transit intestinal en postopératoire : apparition de gaz ; absence de vomissements (occlusion) ;
- les colopathies : amélioration des signes.

Le traitement peut être bref et limité à une semaine ou plus long et étalé sur 2 à 3 mois, avec des cures se répétant plusieurs fois dans l'année.

Dépister les effets secondaires

Les spasmolytiques musculotropes

Ils possèdent peu d'effets secondaires mise à part l'épigastralgie (Spasfon®, Spasfon Lyoc®, Débridat®, etc.). Ils ne sont pas responsables de constipation, de sécheresse de la bouche, ni de troubles visuels.

Les antispasmodiques anticholinergiques

Ce sont des dérivés de la belladone, ils ont des effets secondaires atropiniques (Viscéralgine®) :

- la sécheresse de la bouche se corrige par l'hydratation (soif et polyurie) ;
- la constipation est traitée par un laxatif. Il faut surveiller le transit ;
- la rétention urinaire nécessite une surveillance de la diurèse ;
- les troubles de l'accommodation visuelle sont suivis par des examens ophtalmologiques ;
- l'hypotension réactionnelle et la tachycardie nécessitent la prise de la pression artérielle et du pouls.

Exemples de prescriptions

Les prescriptions fréquemment rencontrées lors des évaluations et en stage sont les suivantes :

- Débridat® suspension buvable (trimébutine, antispasmodique musculotrope), 1 cuillerée à soupe 3 fois par jour ;

• Spasfon® ampoule injectable (phloroglucinol, antispasmodique), 6 ampoules de 4 mL dans du sérum glucosé à 5 % par voie intraveineuse lente ;
• Viscéralgine® simple, ampoule (tiémonium, antispasmodique), 3 ampoules par 24 heures par voie intraveineuse directe lente ;
• Spasfon® injectable (phloroglucinol, antispasmodique), 3 ampoules dans 1 litre de G5 ;
• Débridat® 5 ml (modificateur de la motricité digestive), 1 ampoule IV le soir + 1 ampoule IV le lendemain matin, prescrit en raison de l'inefficacité du Forlax® ;
• Duspatalin® (mébévérine), gélule 200 mg, comprimé 100 mg et suspension buvable (antispasmodique musculotrope) ;
• Spasmopriv® Gé, Colopriv® Gé, Mébévérine Biogaran® etc. (génériques de Duspatalin®) ;
• Transacalm® Gé, Modulon® Gé, Trimébutine Qualimed® etc. (génériques de Débridat®) ;
• Spassirex® Gé, Phloroglucinol Sandoz® etc. (génériques de Spasfon®).

Notes

10

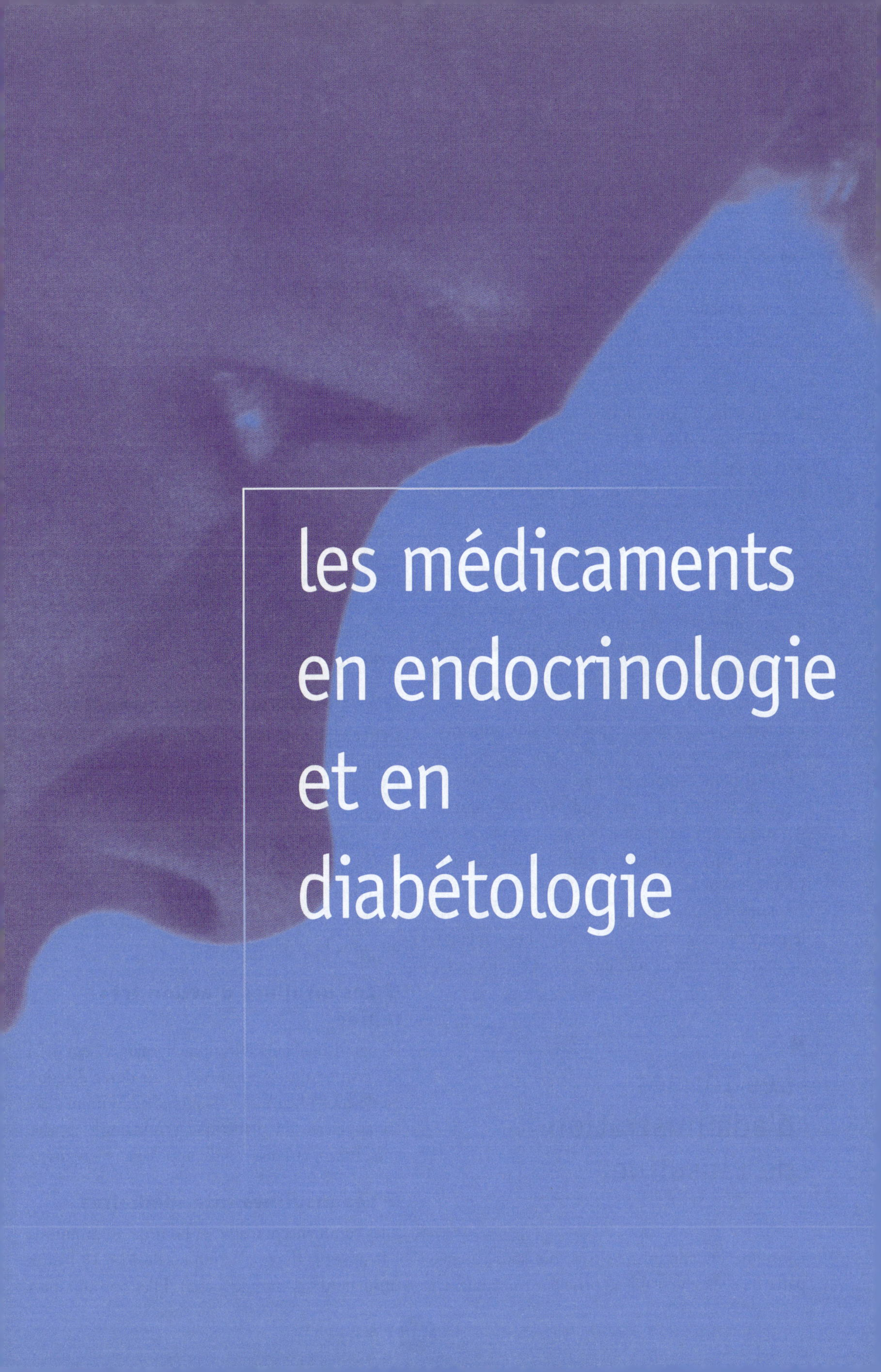

les médicaments en endocrinologie et en diabétologie

39 le diabète traité par l'insuline

Les objectifs du traitement

L'insuline est une hormone hypoglycémiante qui permet de stabiliser un diabète insulinodépendant (DID). Le pancréas est incapable de sécréter l'insuline dans ce type de diabète.

Rappels :

- la glycémie à jeun doit être inférieure à 1,20 g/L ou 6,67 mmol/L (0,70 g/L à 1,10 g/L) ;
- la glycémie postprandiale (1 h 30 après les repas) est inférieure à 1,40 g/L ou 7,78 mmol/L ;
- dans les urines la glycémie doit être égale à 0 g/L. Le sucre apparaît dans les urines quand la concentration de sucre dans le sang est supérieure à 1,8 g/L ;
- l'acétonurie est l'élimination par le rein de l'acétone, résultat de la dégradation des lipides utilisés à la place des glucoses par l'organisme.

Le schéma thérapeutique repose sur deux principes : d'une part, apporter de l'insuline qui agit en postprandial pour compenser l'hyperglycémie due aux repas et, d'autre part, maintenir un taux constant d'insuline entre les repas. Elle permet au glucose de pénétrer dans les cellules. Le but est de retrouver l'équivalent de la sécrétion physiologique d'insuline. Le nombre d'injections d'insuline se décide entre le médecin et le patient diabétique. Les modalités de traitement seront modulées selon chaque cas.

Les formes d'administration de l'insuline

L'insuline est administrée par voie sous-cutanée parce qu'elle est détruite en prise par voie orale. La forme transdermique (patch), encore objet de recherche, permettra peut-être d'éviter les injections.

L'insuline utilisée est d'origine humaine. Elle est produite par génie génétique. En modifiant le génome d'une bactérie, par introduction du gène codant pour l'insuline humaine, on lui fait ainsi produire de l'insuline humaine. Celle-ci sera isolée et purifiée.

Selon le type d'insuline

Les insulines se distinguent en fonction de leur délai d'action (temps au bout duquel elles commencent à agir) et de leur durée d'action (temps pendant lequel elles agissent).

Les insulines d'action rapide

L'effet apparaît entre 15 et 30 minutes et cesse au bout de 6 à 8 heures. Le contenu des flacons est limpide car il s'agit d'une solution constituée uniquement d'insuline sans ajout. Elles sont utilisées 15 minutes environ avant les trois repas (Actrapid®, Humalog®, etc.). De plus, on peut les employer par voie intraveineuse ou par pompe à insuline en cas d'urgence pour traiter ou prévenir un coma hyperglycémique.

Les insulines d'action très rapide

Il s'agit d'analogues d'insuline humaine. Leur délai d'action est de 15 minutes, et leur durée d'action est de 2 à 24 heures. Leur activité quasi immédiate est appréciée du diabétique (Humalog® appelée aussi lispro, et Novorapid® appelée aussi aspart).

Les insulines intermédiaires

Elles commencent à agir au bout de 30 minutes à 1 heure et la durée d'action est de 12 à 18 heures (Insulatard®, Umuline®, etc.). Elles ont un aspect trouble, car elles sont constituées d'une suspension d'insuline et d'une substance à effet retard (zinc, protamine, etc.).

Les insulines d'action prolongée

Elles agissent au bout de 2 heures et leur action est d'environ 24 heures (Ultralente®, Ultratard®, etc.). Elles permettent d'obtenir une concentration en insuline à peu près constante sur une journée. Elles contiennent plus de substance à effet retard que les insulines intermédiaires. L'injection d'insuline d'action prolongée se fait une fois par jour vers 20 heures ou au coucher. L'insuline Lantus® 100 UI/mL contient de l'insuline glargine, un analogue de l'insuline à durée d'action prolongée. Le Lévémir® contient de l'insuline détémir.

Les insulines mixtes

Ce sont des combinés d'insuline en solution à action rapide et d'insuline en suspension intermédiaire. Il y a les deux types d'insuline dans le même flacon (Mixtard®, Umuline® profil, etc.). Elles permettent d'avoir un effet rapide pour agir sur la glycémie postprandiale grâce à l'insuline rapide et un effet prolongé dû à l'insuline intermédiaire pour maintenir un taux suffisant d'insuline entre les repas. Il existe plusieurs insulines mixtes commercialisées en fonction des proportions d'insuline rapide et intermédiaire qu'elles contiennent (10/90, 20/80, 40/60, 30/70, 50/50).

Selon le type d'injection

Les insulines en flacon

L'injection d'une insuline prélevée d'un flacon se fait avec une seringue à insuline de 0,5 ou 0,3 mL, graduée en unités internationales (UI) d'insuline. Les flacons contiennent des insulines dosées à 100 UI/mL (flacon de 10 mL).

Les cartouches d'insuline pour stylo autopiqueur

Les cartouches sont introduites dans un stylo autopiqueur. Elles sont dosées à 100 UI/mL et contiennent 3 mL d'insuline. Chaque « clic » délivre 1 ou 2 UI d'insuline en fonction du stylo utilisé.

Les stylos prêts à l'emploi

Ils se manient comme les stylos à cartouche et se jettent après emploi, lorsqu'ils sont vides. Ils contiennent 300 UI (3 mL).

Les règles d'utilisation

Il ne faut pas changer de marque ni de type d'insuline sans avis médical. Il faut toujours avoir de l'insuline à effet rapide (en cas d'hyperglycémie) et surtout du sucre à proximité (en cas d'hypoglycémie).

La conservation

L'insuline est conservée au réfrigérateur entre 2 °C et 8 °C, sans être congelée. Elle sera réchauffée dans la main quelques minutes.
Une fois ouverts, les flacons, cartouches ou stylos jetables se conservent un mois. Il faut agiter légèrement les formes intermédiaires jusqu'à l'obtention d'un aspect homogène.

Les injections

Au vu des risques infectieux encourus par un diabétique, les injections d'insuline devront être pratiquées selon une technique aseptique rigoureuse. Après désinfection, il faut tendre la peau et piquer verticalement. Il est nécessaire de varier les lieux d'injection (par exemple, attribuer à chaque jour de la semaine une zone précise d'injection).
Il faut bien suivre le protocole médical établi et réaliser les contrôles (Dextrostix® ou Dextro., glycémie capillaire, glycosurie, acétonurie). Dextrostix® ne se fait plus depuis plus de 20 ans, mais une cou-

tume tenace est d'utiliser ce mot ou son abréviation Dextro. pour dire glycémie capillaire.

Les sites d'injection

Le site d'injection modifie la durée d'action de l'insuline. On raccourcit légèrement la durée d'action d'une insuline rapide en l'injectant dans l'abdomen et on l'allonge en l'injectant dans la cuisse.
Pour éviter les lipodystrophies (anomalies du tissu adipeux sous-cutané : boursouflures ou dépressions), il est conseillé de ne pas piquer toujours au même endroit (2 à 3 cm entre chaque point d'injection).

Les règles hygiéno-diététiques

L'alimentation devra être équilibrée (3 repas et 2 collations) par une bonne répartition des glucides, lipides et protides. On favorisera la prise de sucres lents (pâtes, riz, céréales) au détriment de sucres à assimilation rapide (chocolat, soda, friandises).
L'activité physique est conseillée mais peut nécessiter une diminution des doses d'insuline ou une augmentation d'apport de sucres lents avant l'effort. L'hygiène corporelle est importante pour prévenir les complications infectieuses et dégénératives (surveiller plaies, soins des pieds, etc.).

Dépister les effets secondaires

L'hypoglycémie

Les causes

Elle survient en cas de présence excessive d'insuline dans le sang suite à une erreur de dosage ou à une interaction médicamenteuse. Elle peut également se produire quand la quantité de sucre est insuffisante en regard de la quantité prévue d'insuline : c'est le cas, par exemple, d'une activité physique importante ayant utilisé le glucose comme carburant ou en cas d'un état de jeûne prolongé.

Les signes

L'hypoglycémie s'annonce par de la fatigue avec sensation de faim, par de la tachycardie et des tremblements. Elle s'accompagne de pâleur, sueurs, crampes et nausées.

Le traitement

Après avoir effectué une glycémie et averti le médecin, le traitement consiste à administrer du sucre.
Devant les signes annonciateurs d'une hypoglycémie, l'apport de glucose se fait par des morceaux de sucre, de la confiture ou une boisson sucrée.
Les symptômes d'hypoglycémie sont corrigés par resucrage. Il s'agit d'un apport en sucre sous forme de morceaux de sucre, ou de jus de fruits sucrés. Il est recommandé au diabétique d'avoir sur lui 1 ou 2 morceaux de sucre (enveloppés). En cas de coma hypoglycémique, le rétablissement de la glycémie se fera par injection intraveineuse de glucose ou par le glucagon (Glucagen®), qui est l'hormone hyperglycémiante.

Les troubles locaux

Ils font partie des effets secondaires possibles :
- les **lipodystrophies** sont des modifications du tissu adipeux graisseux. Il se forme des creux ou des boules de graisse. Pour les éviter, il faut changer de sites d'injection ;
- les **érythèmes** et les **douleurs** : ils se produisent si l'injection est trop superficielle ;
- les **hématomes** : il y a risque d'hématome si l'injection est trop profonde.

Les risques allergiques

Les allergies sont dues à l'insuline mais aussi à la protamine et aux autres substances à effet retard.

Des anticorps anormaux anti-insuline sont responsables de la résistance à l'insuline.

La surveillance du diabète

L'excès de sucre dans le sang fait apparaître des complications organiques ; le taux de glycémie doit être surveillé très régulièrement.

Reconnaître un déséquilibre hyperglycémique

Une hyperglycémie se traduit par une asthénie (non-utilisation du sucre par les cellules), un amaigrissement (utilisation des réserves lipidiques et protidiques), une polyurie (urines abondantes) et une polydipsie (avoir soif et boire beaucoup).

Dépister l'apparition des complications du diabète

Le diabète est une pathologie qui se traduit à long terme par des troubles graves. Le diabétique âgé a perdu une grande partie de sa vision et de plus, dans certains cas, il doit être amputé.

Les macroangiopathies

Elles se traduisent par de l'hypertension artérielle et par le dépôt de plaques d'athérome dû à la diminution de l'élasticité des vaisseaux. Elles sont responsables d'artériopathie des membres inférieurs et d'insuffisance coronarienne.

Les microangiopathies

L'obstruction des petits vaisseaux engendre un risque de gangrène par ischémie vasculaire périphérique.
Au niveau des yeux le patient se plaint de diminution de sa vision ; elle est due à une rétinopathie (dégénérescence de la rétine) ou à une cataracte (opacification du cristallin) et aboutit à une cécité.
Une néphropathie par atteinte du glomérule est cause d'une insuffisance rénale.

La neuropathie diabétique périphérique

C'est l'atteinte des nerfs périphériques. Des artérites des membres inférieurs seront responsables de douleurs et de troubles de la microcirculation au niveau des pieds. Le patient perçoit mal la chaleur, le froid, la douleur. Il risque de se blesser sans s'en rendre compte. Une gangrène peut faire suite à une artérite et aboutir à l'amputation du patient.

Le risque d'infection

Chez le diabétique les infections sont fréquentes en raison de la présence excessive de glucose et de la mauvaise circulation périphérique. Les microorganismes (microbes, champignons, virus) voient leur croissance favorisée par la stase veineuse et le substrat sucré. L'examen et les soins des pieds du diabétique (propreté et pédicure) nécessitent une vigilance particulière.
La cicatrisation d'un diabétique est lente.

L'autosurveillance de la glycémie

L'autocontrôle glycémique permet de juger de l'équilibre glycémique et d'intervenir sur les dosages en insuline à injecter en cas de modification excessive de la glycémie. Il faut respecter le mode d'emploi et les temps des différentes séquences pour obtenir des résultats exploitables.

➡ Les lecteurs de glycémie

Le patient mesure lui-même son taux de glycémie, grâce à un appareil de mesure appelé glucomètre, qui détermine les taux de sucre dans le sang par différentes techniques basées :

- soit sur la colorimétrie : Glucometer®, etc. Une réaction enzymatique avec le sucre contenu dans le sang se traduit par une couleur sur une bandelette, en fonction de la quantité de sucre présente dans le sang ;

- soit sur la variation d'un courant électrique de faible intensité, en fonction de la quantité de sucre dans la goutte de sang à analyser : Medisense®, One Touch®, etc.

Le lecteur donne en moins de 1 minute les résultats de la glycémie du patient.

➡ Les lancettes

Un autopiqueur muni d'aiguille à usage unique, montée sur ressort pour piquer, permet d'obtenir une goutte de sang :

- lancette One Touch®, Accu-Chek® ;
- autopiqueur Softclix®.

Les lancettes sont fines pour piquer rapidement sans douleur. Le bout du doigt sera pressé pour constituer une goutte de sang de taille suffisante.

➡ Les bandelettes

La goutte obtenue par l'autopiqueur est déposée sur une bandelette réactive qui est introduite dans le lecteur : bandelette Glucotrend®, bandelette One Touch®, bandelette Medisense®, etc.

Bilan complémentaire

Hémoglobine glycosylée

Elle donne le reflet de la glycémie des 6 à 8 semaines précédant le prélèvement. L'hémoglobine glycosylée correspond à une partie du globule rouge où se fixe le sucre. Le globule rouge ayant une durée de vie de 3 mois, les résultats du dosage indiquent les variations glycémiques.

Valeurs normales : 3,5 % à 6,5 %.

Créatinémie

Elle donne le reflet de la fonction rénale et permet de dépister une insuffisance rénale.

Valeurs normales : 6 à 11 mg/L.

Fond d'œil

Il permet de rechercher une microangiopathie vasculaire, la rétinopathie étant une complication fréquente du diabète *(voir chap. 70)*.

Échographie du pancréas

Elle permet d'apprécier l'aspect et la « grosseur » du pancréas.

Exemples de prescriptions

Les prescriptions fréquemment rencontrées lors des évaluations et en stage sont les suivantes :

- protocole d'insuline :
  – Actrapid®, une injection avant chaque repas (3 fois par jour), 14 UI le matin, 10 UI le midi, 18 UI le soir,
  – Ultratard®, 18 UI à 22 heures ;
- protocole d'insuline :
  – Actrapid®, 8 UI ± 2 UI en fonction de la glycémie, 3 fois par 24 heures (7 h, 12 h, 19 h),
  – Insulatard®, 16 UI en 1 injection par 24 heures (22 heures) ;
- protocole d'insuline :
  – Actrapid® (insuline d'action rapide) par voie sous-cutanée avant chaque repas en fonction de la glycémie capillaire, 0 UI pour une glycémie inférieure à 2 g, 6 UI pour une glycémie comprise entre 2 et 3 g, 10 UI pour une glycémie supérieure à 3 g,
  – Umuline® NPH (insuline intermédiaire) par voie sous-cutanée, 20 UI le soir, 40 UI le matin ;
- protocole pour pompe à insuline :
  – Actrapid® pompe à insuline, 40 UI par 24 heures,
  – Actrapid®, bolus de 8 UI avant les 3 repas ;
- protocole avec stylo injectable :
  – Mixtard® 30 (insuline mixte), 28 UI par stylo injecteur le matin,
  – Actrapid® (insuline d'action rapide), 12 UI à midi en sous-cutané à la seringue,
  – Mixtard® 50 (insuline mixte), 30 UI par stylo injecteur le soir.

Les objectifs du traitement

Il s'agit de stabiliser un diabète par les antidiabétiques oraux quand le régime faible en sucre est insuffisant pour normaliser à lui seul la glycémie. Ce type de diabète est dû à un apport insuffisant en insuline ou d'une présence excessive en sucre. Le pancréas fonctionne.

- Les sulfamides hypoglycémiants (Daonil®, Amarel®, Hémi-Daonil®, Diamicron®, etc.) sont utilisés pour traiter les diabètes non insulinodépendants (DNID) dont le pancréas est stimulable. Celui-ci fonctionne mais de manière insuffisante.
- Les biguanides (Stagid®, Glucophage®, etc.) traitent un diabète où le pancréas fonctionne normalement mais avec une quantité de sucre trop grande par rapport à l'insuline disponible. La metformine ne stimule pas le pancréas et n'a pas d'effet sur la sécrétion d'insuline. Elle agit en retardant l'absorption intestinale du glucose. Il ne sert à rien de stimuler le pancréas et le traitement consiste alors à bloquer l'absorption du sucre, en complément d'un régime pour limiter l'excès pondéral.
- Les autres antidiabétiques oraux :

– les substances de la famille du Glucor® : il s'agit des inhibiteurs de l'alphaglucosidase qui limite l'arrivée de glucose intestinal (Glucor®, etc.) ;

– les antidiabétiques de 2e génération réduisent l'insulinorésistance des cellules du muscle où le glucose est mieux utilisé, diminuant ainsi l'hyperglycémie. Ils ne stimulent pas la sécrétion d'insuline par le pancréas (Novonorm®, Actos®, Avandia®).

La surveillance du traitement

Lors de l'administration

Il faut vérifier que le régime hypocalorique et pauvre en sucre rapide est respecté. La prise de sulfamide hypoglycémiant doit être suivie d'un repas pour éviter une hypoglycémie.

Constater l'efficacité du traitement

La disparition des signes physiques du diabète

Ce sont les mêmes que pour le diabète insulinodépendant ou DID(voir traitement par l'insuline).

L'absence de signes de complications

Les complications les plus courantes sont l'insuffisance coronarienne et l'artérite des membres inférieurs. Les rétinopathies, les néphropathies et les neuropathies risquent d'apparaître si le diabète n'est pas stabilisé.

Les moyens de surveillance

Cela consiste à pratiquer des glycémies capillaires pour vérifier la glycémie, une fois par jour. En outre, des examens ophtalmologiques, biologiques, neurologiques et rénaux doivent être réguliers et planifiés.

La mise sous insuline sera instaurée si le traitement hygiéno-diététique et/ou médicamenteux ne suffit pas.

Dépister les effets secondaires

Les sulfamides

Ses effets secondaires sont :

- hypoglycémie s'exprimant par des sueurs froides, des tremblements, une faim impérieuse, une fatigue subite. Les symptômes modérés d'hypoglycémie, sans perte de connaissance ni signes neurologiques sont corrigés par resucrage. L'hypoglycémie sévère se traduit par un coma, des convulsions et des troubles neurologiques nécessitant une hospitalisation pour recevoir une perfusion de glucose en urgence ;
- éruptions cutanées, prurit, urticaire ;
- troubles gastro-intestinaux : nausées, diarrhées, gêne gastrique.

La metformine

La metformine administrée seule ne provoque pas d'accident d'hypoglycémie.

Ses effets secondaires sont :

- risque d'acidose lactique rare mais grave due au surdosage de metformine dans le sang. Elle s'exprime par une dyspnée (difficultés à respirer), des douleurs abdominales avec des crampes, un malaise et une hypothermie suivie d'un coma ;
- nausées, vomissements, diarrhées, goût métallique et perte d'appétit. La persistance des diarrhées et vomissements impose l'arrêt du traitement.

Le médecin doit être prévenu en cas de crampes, de malaises, de fatigue qui sont des signes de surdosage.

Exemples de prescriptions

Les prescriptions fréquemment rencontrées lors des évaluations et en stage sont les suivantes :

- Glucophage® 850 (metformine, antidiabétique oral), 2 comprimés par jour (générique : Metformine Qualimed® etc.) ;
- Daonil® 5 mg (glibenclamide, antidiabétique), 1 comprimé le matin, le midi, le soir (générique : Glibenclamide Teva® etc.) ;
- Diamicron® (gliclazide, sulfamide hypoglycémiant), 1/2 comprimé le matin (générique : Gliclazide Teva® etc.) ;
- Actos® (pioglitazone, antidiabétique oral), 1 comprimé à 15 ou à 30 mg par jour.

Les conseils au patient

- L'alimentation doit être suffisante, régulière et équilibrée pour éviter l'hypoglycémie. Il ne faut jamais sauter un repas ni faire de jeûne prolongé. Il faut consommer les deux types de glucides (sucres lents et glucides simples) et diminuer l'apport en graisses pour diminuer les apports caloriques. Une activité physique quotidienne permet une dépense énergétique et évite la surcharge pondérale.
- Les analyses biologiques recommandées pour la surveillance du diabète et de la fonction rénale doivent être effectuées régulièrement.
- Il faut éviter la consommation d'alcool. Prudence lors de la conduite et l'utilisation de machines en raison des symptômes de l'hypoglycémie.
- La réévaluation régulière par le médecin de l'efficacité du traitement est nécessaire, en raison de la progression de la sévérité du diabète ou d'une diminution de réponse au traitement.

les médicaments régulateurs de la thyroïde

Les objectifs du traitement

La thyroïde est l'organe de régulation du métabolisme basal. Elle gère, entre autres, la régulation de la température, le maintien de l'ossature et la croissance pondérale. L'hyperfonctionnement de la thyroïde (hyperthyroïdie) ou le manque de production d'hormones thyroïdiennes (hypothyroïdie) sont les deux pathologies les plus fréquemment rencontrées. L'atteinte de la thyroïde peut également s'exprimer par des goitres, des thyroïdites ou des nodules thyroïdiens.

Le traitement des hyperthyroïdies : les antithyroïdiens

L'hyperthyroïdie a pour cause la maladie de Basedow ou une intoxication par des médicaments comme par exemple la Cordarone® (antiarythmique). Les antithyroïdiens assurent la réduction de l'hyperthyroïdie. La production excessive d'hormones thyroïdiennes doit cesser, les taux de T3 et T4 doivent se normaliser, et le taux de TSH s'abaisser.

Les médicaments employés sont utilisés par voie orale. Il s'agit du Néo-Mercazole® 20 mg ou 5 mg, du Basdène® 25 mg et du PTU® 50 mg (propylthio-uracile). Le traitement comporte deux périodes. La phase d'attaque permet d'initialiser le traitement par des doses fortes. Les doses seront ensuite dégressives tous les deux mois, jusqu'à l'obtention de la posologie idéale. En cas d'échec du traitement, il peut être pratiqué une thyroïdectomie afin d'éviter les aggravations.

La surveillance du traitement

Constater l'efficacité du traitement

On surveillera l'amélioration de l'état général d'un patient hyperthyroïdien. Les signes de l'hyperthyroïdie doivent disparaître :

- disparition de la tachycardie ;
- reprise du poids. La perte de poids est liée à l'augmentation du métabolisme de base, non compensé par des apports difficilement suffisants en raison des diarrhées et de l'agitation ;
- arrêt des tremblements ;
- disparition des sueurs et bouffées de chaleur, des thermophobies s'exprimant par une sensation de chaleur ;
- atténuation de l'exophtalmie (saillie du globe oculaire hors de son orbite) ;
- absence de diarrhée ;
- atténuation de l'anxiété ;
- disparition du myxœdème prétibial. Il s'agit d'une atteinte de la peau, sous forme d'infiltration s'étendant à partir de la cheville vers le genou, et située à l'extérieur et à l'avant de la jambe.

Dépister les effets secondaires

Ils sont le reflet d'un surdosage en antithyroïdiens :

- arthralgie (douleurs aux articulations) ;
- réaction allergique s'exprimant par une éruption cutanée ;
- troubles hématologiques du type agranulocytose. Celle-ci est rare mais peut avoir de graves conséquences ;
- fatigue, hypotension, constipation.

Les traitements complémentaires

Les symptômes associés devront également être pris en charge :

- **la perte de poids :** avec l'aide de la diététicienne, il sera élaboré une alimentation antidiarrhéique et enrichie en protéines. Ces aliments seront choisis avec le patient. Il faut assurer un apport hydrique suffisant et un contrôle régulier du poids ;
- **l'agitation, l'irritabilité, l'anxiété :** un traitement anxiolytique est instauré (Atarax®, Lexomil®, etc.), permettant de contrôler les réactions émotionnelles du patient ;
- **la tachycardie et l'hypertension :** la prescription de bêtabloquants (Avlocardyl®, etc.) assure un ralentissement du rythme cardiaque et la régularisation de la pression artérielle ;
- **la diarrhée :** les pansements gastriques (Smecta®, Actapulgite, etc.) limitent le volume des selles. Les ralentisseurs du transit s'opposent à l'augmentation de la fréquence des selles ;
- **l'hyperthermie :** il faut assurer une surveillance régulière de la température. Les vêtements et les draps seront changés souvent en raison de l'hypersudation. La chambre sera aérée fréquemment pour assurer une fraîcheur recherchée par le patient.

Le traitement des hypothyroïdies : les hormones thyroïdiennes de substitution

L'hypothyroïdie peut être fonctionnelle ou causée par des médicaments comme le Lithium (Téralithe®) ou l'iode radioactif. Chez la femme, elle est plus fréquente au moment de la ménopause.

Les hormones thyroïdiennes vont suppléer à la déficience de synthèse des T3 et T4. La substance active la plus employée est la lévothyroxine :

- Lévothyrox® en comprimés, aux dosages 25 µg, 50 µg, 75 µg, 100 µg, 150 µg ;
- L-Thyroxine® Roche en gouttes (25 µg pour 5 gouttes) ou en comprimés à 100 µg.

La posologie est à dose progressive, en une seule prise :

- adulte : de 50 à 150 µg par jour ;
- enfant 25 à 100 µg par jour.

La surveillance du traitement

Constater l'efficacité du traitement

Les signes de l'hypothyroïdie doivent régresser :

- disparition de la bradycardie et de l'hypotension ;
- arrêt de la prise de poids et de l'hypercholestérolémie ;
- absence d'œdèmes par rétention d'eau ;
- disparition de la fatigue et de l'apathie ;
- arrêt de la frilosité et des crampes musculaires ;
- régression de la constipation.

Dépister les effets secondaires

Ils sont dus au surdosage en hormones de substitution. Les prises de médicaments doivent être arrêtées quelques jours. Pour éviter l'apparition des troubles, le traitement est institué par paliers progressifs tous les 25 jours afin d'obtenir l'euthyroïdie. Il s'agit d'atteindre un taux de T4 à la limite supérieure de la normale :

- aggravation d'une insuffisance coronarienne ;
- tachycardie, troubles du rythme ;
- insomnie, irritabilité, céphalées ;
- amaigrissement rapide et diarrhée.

La surveillance biologique et les examens complémentaires

Les examens biologiques

Ils sont effectués sur prescription. Ils font partie de l'exploration de la fonction thyroïdienne :

• les hormones thyroïdiennes doivent retrouver une concentration sanguine normale :

– taux de T4 : 60 à 150 nmol/L, soit 50 à 120 µg/L,

– taux de T3 : 1 à 3 nmol/L, soit 0,5 à 2 µg/L,

– pour la TSH : 0,25 milli-unités/L. En cas d'hyperthyroïdie, le traitement doit permettre la diminution du taux de T4 et T3 et la remontée du taux de TSH. En cas d'hypothyroïdie le traitement doit assurer l'augmentation des taux de T4 et T3 et la baisse du taux de TSH ;

• NFS (conséquences de l'agranulocytose des médicaments antithyroïdiens).

Les examens complémentaires

➡ La scintigraphie

Elle est pratiquée à l'aide d'iode radioactif injecté en IV. La fixation de l'iode sur la thyroïde est révélée par la détection des rayonnements gamma émis par l'isotope radioactif (sans effets biologiques sur la thyroïde) sur une plaque sensible aux radiations gamma, ou bien par une gamma-caméra. Plus l'activité de synthèse hormonale est élevée, plus l'iode radioactif se fixe.

➡ L'échographie de la thyroïde

Elle recherche la présence de nodules, signe d'un éventuel cancer de la thyroïde.

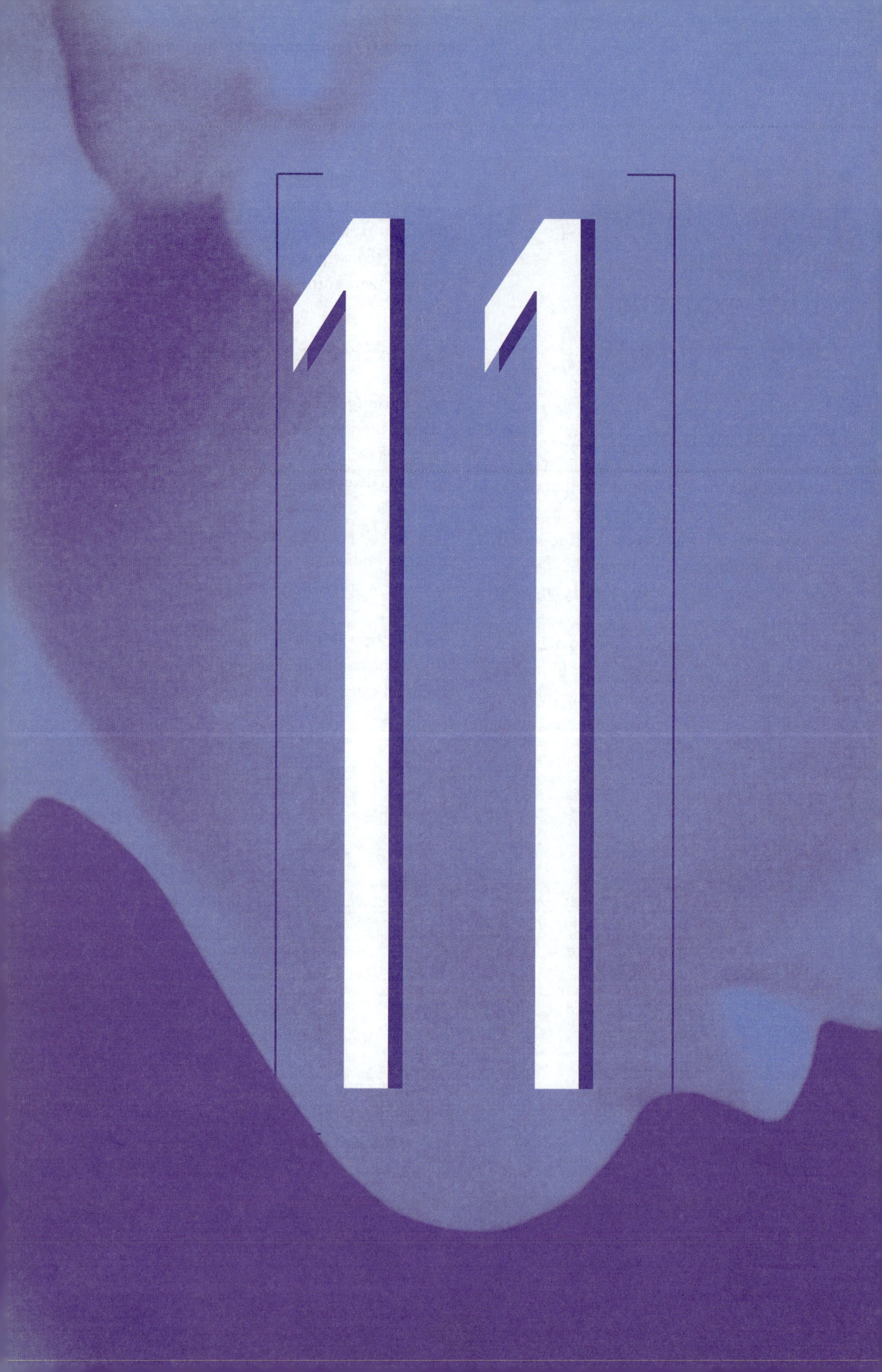

11

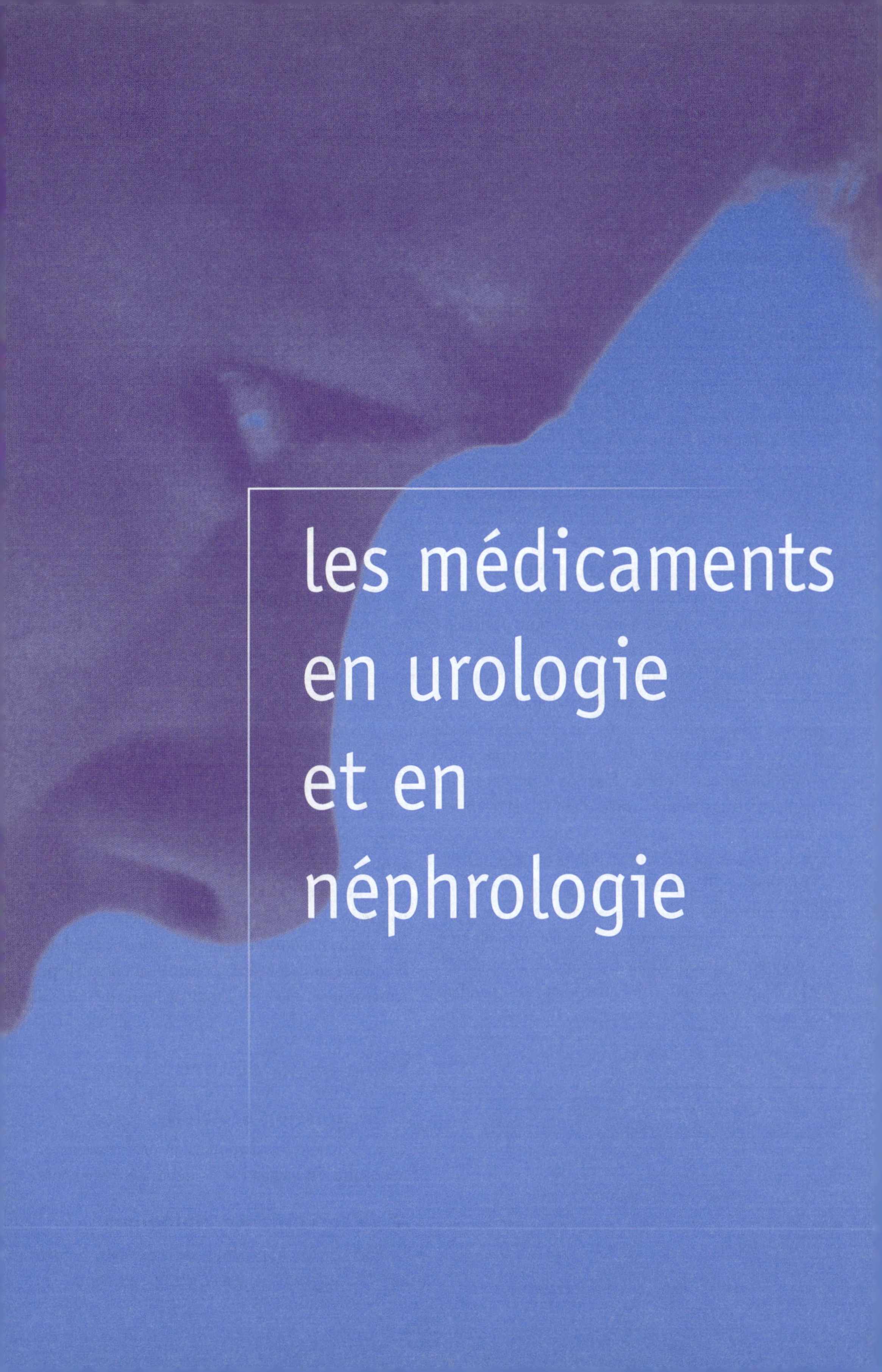

les médicaments en urologie et en néphrologie

42 le traitement de l'adénome prostatique

Les objectifs du traitement

L'adénome prostatique est une hypertrophie bénigne (non cancéreuse) de la prostate (glande sexuelle masculine située sous le col vésical, devant le rectum). Cette croissance provoque une obstruction urétrale, qui entraîne une rétention urinaire.

La chirurgie est le traitement de l'hypertrophie de la prostate. Il s'agit de l'adénomectomie pratiquée par voie basse. L'inconvénient est le sectionnement des canaux séminifères, aboutissant à l'absence d'éjaculation.

Dans l'attente de la chirurgie ou si celle-ci doit être retardée, des médicaments urosélectifs sont alors utilisés pour traiter des manifestations fonctionnelles et les poussées évolutives de l'adénome :

- les alpha-1 bloquants urosélectifs se fixent de façon sélective sur les récepteurs alpha du système sympathique, situés au niveau de la vessie, de l'urètre et de la prostate. Cette fixation provoque un relâchement des fibres lisses de la prostate et du col vésical améliorant ainsi les signes de la rétention urinaire ;
- les plantes soulagent les troubles occasionnés par l'adénome. Elles améliorent les troubles de la miction sans effets secondaires et sont prescrites généralement avant la mise en place des alpha-1 bloquants urosélectifs. Exemples : Permixon®, Tadenan®, 1 comprimé matin et soir pendant 2 mois.

La surveillance du traitement

Lors de l'administration

Vérifier la prescription

Les prises du médicament doivent être effectuées de préférence le soir en raison des risques d'hypotension orthostatique qu'ils génèrent.

Recommandations

Les alpha-1 bloquants ont aussi un effet vasodilatateur périphérique lié au blocage des récepteurs alpha-1, situés sur les artérioles et les veinules, avec comme résultat un effet antihypertenseur. On observe donc une baisse tensionnelle.

Cela explique qu'au début du traitement, certains patients peuvent réagir de façon intense (pertes de connaissance brutales, lipothymies, étourdissements, sensations vertigineuses). Ces phénomènes sont en général transitoires.

Des antécédents d'hypotension orthostatique majeurs contre-indiquent l'emploi des alphabloquants.

Prendre les traitements de l'HTA à distance des alphabloquants en raison de la potentialisation de l'hypotension, notamment avec les antagonistes du calcium.

Les moyens de surveillance

La pression artérielle

La recherche d'une hypotension orthostatique est nécessaire, en particulier en début de traitement.

La surveillance biologique

Le PSA (antigène spécifique de la prostate, *prostate specific antigen* en anglais) est une glycoprotéine synthétisée uniquement par la prostate. Le taux de PSA sanguin augmente en cas d'inflammation aiguë de la prostate, d'adénome prostatique ou de cancer de la prostate. D'où son utilité dans le dépistage et le suivi de ces maladies.

Constater l'efficacité du traitement

Disparition des signes physiques de la pathologie

La maladie s'exprime par des envies fréquentes d'uriner, l'émission de petites quantités d'urine et des difficultés à uriner.

L'alfuzosine diminue l'obstruction de la vessie et augmente le flux et le volume urinaire éliminé en une fois. L'augmentation de la fréquence des mictions oblige le patient à se lever plusieurs fois la nuit pour uriner, rendant son sommeil de mauvaise qualité.

Absence de signes de complications

L'adénome prostatique non stabilisé peut aboutir à une rétention urinaire totale.

Un adénome pris en charge tardivement peut se cancériser.

Le diagnostic de l'adénome permet d'éliminer le cancer de la prostate. Il se fait par toucher rectal et échographie prostatique.

Dépister les effets secondaires des alpha-1 bloquants urosélectifs

Les troubles cardio-vasculaires

Il y a risque d'hypotension orthostatique avec perte de connaissance, précédée de symptômes annonciateurs (sensations vertigineuses, fatigues, sueurs), surtout si des antihypertenseurs sont associés au traitement.

Dans ce cas, le malade devra être allongé jusqu'à disparition complète des symptômes, et un traitement clinique de l'hypotension artérielle sera institué (remplissage vasculaire, correcteur de l'hypotension).

Chez le coronarien, l'apparition de douleurs cardiaques est possible malgré la mise en place d'un traitement antiangoreux et nécessite de prévenir le médecin.

Les troubles neurosensoriels

Lipothymies, étourdissements, sensations vertigineuses sont souvent observés, en début de traitement, lorsque la posologie est mal adaptée.

Sécheresse de la bouche, congestion nasale, céphalées sont des effets d'apparition plus tardive.

Les troubles digestifs

Ils sont modérés, du type nausées, diarrhée, constipation. Leur présence est la conséquence de l'activation du système sympathique, malgré la sélectivité de ces médicaments pour l'appareil urinaire.

Les troubles urinaires

L'excès d'activité provoque de la pollakiurie (augmentation anormale du nombre de mictions) et de l'incontinence, nécessitant une diminution de posologie.

Exemples de prescriptions

Les prescriptions fréquemment rencontrées lors des évaluations et en stage sont les suivantes :

- alpha-1 bloquants urosélectifs :

– Xatral® LP 5 mg (alfuzosine), 1 à 2 comprimés par jour (générique : Alfuzosine Merck® etc.),

– Josir® (tamsulosine), 1 gélule le matin,

– Omix® (tamsulosine), 1 gélule le matin,
– Hytrine® (térazosine), 1 mg le 1er jour, 2 mg du 2e au 8e jour, puis 5 mg par jour, le soir au coucher (générique : Térazosine Teva® etc.) ;
• correcteurs de l'hypotension utilisés :
– Hept-a-Myl® (heptaminol), 1 à 2 comprimés ou 30 à 50 gouttes 3 fois par jour,
– Praxinor® (théodrénaline, cafédrine), 2 comprimés le matin et 1 à 2 en début d'après-midi.

Les conseils au patient

En raison des risques d'hypotension orthostatique avec perte de connaissance, le patient devra être clairement informé de la survenue de ces incidents et particulièrement s'il conduit un véhicule ou utilise des machines.

Il faut prévenir le patient de ne pas quitter la position assise ou couchée de façon brutale.

L'hypotension est source de non-observance par le patient, qui décide de lui-même d'arrêter le traitement. Elle est corrigée par une diminution de posologie ou l'utilisation de formes à libération prolongée (LP).

Le traitement du cancer de la prostate

Les alpha-1 bloquants ne sont pas utilisés.

Le cancer de la prostate est testostérono-dépendant. Le traitement consiste à bloquer la production de testostérone. Il s'accompagne d'une chimiothérapie et d'une intervention chirurgicale.

On injecte une neuro-hormone hypophysaire qui bloque la production et le développement séminal. Il n'y a donc pas de production de testostérone.

Exemples de produits :

• Zoladex® (goséréline), implant injectable sous-cutané, 3,6 mg ou 10,8 mg, 1 implant à 3,6 mg tous les 28 jours, ou 1 implant à 10,8 mg toutes les 12 semaines ;
• Décapeptyl® (triptoréline) injectable 0,1 mg, ou LP 3 mg et LP 11,25 mg ;
• les protocoles anticancéreux actuels sont à base de Cisplatyl® et d'Adriblastine®.

le traitement des calculs urinaires (lithiases)

43

Les objectifs du traitement

Le calcul est une concrétion cristalline située dans les voies urinaires (du calice à l'uretère). Sa présence est responsable de rétention urinaire et de douleurs rénales localisées et caractéristiques, appelées « coliques néphrétiques ».

La lithiase se forme progressivement. Elle est due à la présence dans les urines de certaines substances ou sels sous forme non soluble.

Il se crée alors des amas solides appelés les calculs. Le passage de la solubilité à l'insolubilité, cause de calcul, est dû au changement de pH de l'urine. Ces substances se cristallisent en milieu acide ou alcalin. Leur probabilité d'apparition est plus élevée lorsque l'urine est concentrée :

- lorsque les calculs sont présents et obstruent les voies urinaires, la rétention d'urine est source de fortes douleurs et de spasmes de l'uretère. Face à de telles douleurs, il faut instaurer un traitement en urgence de la crise de coliques néphrétiques ;
- en l'absence de crises, un traitement préventif est mis en place pour limiter la formation des calculs ;
- dans certains cas, un traitement chirurgical ou la lithotripsie seront nécessaires.

La surveillance du traitement

Traitement antalgique de la crise

Les coliques néphrétiques se traduisent par des douleurs situées au niveau rénal, et sont dues à la présence d'un obstacle (obstruction) mettant le rein en surpression. L'uretère, le calice, les néphrons sont très dilatés. Ils sont douloureux et présentent des spasmes. Les douleurs sont calmées par la prise d'antalgiques et l'administration par la voie injectable de l'association d'anti-inflammatoires non stéroïdiens (AINS) et d'antispasmodiques.

Cette association permet de relâcher les uretères, et de calmer les spasmes des fibres lisses, favorisant ainsi l'évacuation du calcul, sans douleur.

Exemples :

- Profénid® (kétoprofène), IM + Spasfon® (phloroglucinol), IM, administration pratiquée en deux injections distinctes ;
- Viscéralgine® (tiémonium), comprimé, 2 comprimés 1 à 3 fois par jour ;
- Spasfon® (phloroglucinol), comprimé, lyoc ou suppositoire, assure le traitement des manifestations spasmodiques et douloureuses aiguës des voies urinaires en relais avec un traitement injectable, ainsi que le traitement symptomatique des manifestations spasmodiques douloureuses en gynécologie (règles douloureuses ou syndrome prémenstruel). Les lyocs sont à dissoudre dans un peu d'eau ou à sucer sous la langue pour un effet plus rapide.

Des antalgiques morphiniques sont prescrits, mais ils provoquent une rétention urinaire. L'antalgique souvent utilisé est le Perfalgan® (paracétamol) injectable.

Les moyens de surveillance

Évaluer la diminution de la douleur

Elle se fait de la même manière que l'évaluation lors de la prise d'un antalgique *(voir chap. 20)*.

La surveillance radiologique

L'urographie intraveineuse consiste en l'injection de produits de contraste opaques aux rayons X, à élimination rénale. On peut ainsi visualiser les cavités rénales et les voies urinaires : on recherche une coupure dans la visualisation (signe d'obstruction) ou un épaississement (signe de dilatation des voies urinaires). L'urographie se fait de préférence lorsque la crise est atténuée, car l'apport de liquide augmenterait la surpression du rein. On y associe une injection de corticoïde, Célestène® 8 mg (bétaméthasone), qui permet de prévenir le risque allergique dû à l'iode contenu dans le produit de contraste. Ce corticoïde diminue l'inflammation, ce qui est favorable au relâchement des uretères et au passage du produit de contraste.

La surveillance bactériologique

L'ECBU (examen cytobactériologique des urines) doit être réalisé sur prescription, surtout en présence de fièvre, car les calculs provoquent une stase bactérienne responsable d'infection. Ainsi le traitement des coliques néphrétiques sera-t-il souvent associé à un antibactérien ou un antibiotique urinaire déterminé selon l'antibiogramme, après ECBU.

La température

Elle doit être surveillée régulièrement. Elle est le reflet d'une infection urinaire.

Le filtrage des urines

- Au moment de la crise, il faut garder les urines pour mettre en évidence, après filtrage, la présence du calcul. Prévoir un bocal avec filtre et donner un urinal. Le calcul est rarement retrouvé.
- Le filtrage des urines en dehors des crises se fait sur trois semaines, régulièrement, afin d'isoler des éléments solides. Ainsi le type chimique du calcul sera identifié.

La diurèse

Elle permet d'évaluer le degré de rétention urinaire.

La surveillance biologique

On pratique des prélèvements pour :

- NFS : à la recherche d'une hyperleucocytose ;
- ionogramme : pour évaluer l'équilibre hydro-électrolytique ;
- bilan rénal : à la recherche d'une insuffisance rénale.

Constater l'efficacité du traitement

Disparition des signes physiques de la pathologie

La douleur est dorsale, latéralisée au niveau des « reins » et d'apparition brutale. Il n'y a pas de position antalgique absolue, bien que la douleur soit calmée par la position en chien de fusil ou penché en avant.

Le déclenchement d'une crise se fait souvent lors d'un changement des habitudes (déshydratation, immobilisation prolongée, secousses dues à un voyage).

Absence de signes de complications

L'infection se traduit par des urines troubles ou purulentes et la présence de fièvre. L'obstacle engendre une insuffisance rénale s'il n'est pas levé dans les meilleurs délais.

Dépister les effets secondaires

Les effets secondaires de l'association de Profénid® et Spasfon® sont des douleurs gastriques ou des hémorragies digestives en cas d'ulcère. Il y a allergie croisée avec l'aspirine, par les AINS. Le Profénid® donne une coloration brune des urines.

Les comprimés sont pris au milieu des repas pour protéger la paroi gastrique en raison du risque ulcérogène. Une hémorragie digestive se caractérise par des selles noires (méléna).

Les conseils au patient

Il faut pratiquer les examens complémentaires demandés et respecter les consignes concernant les boissons.

Au moment de la crise : diète hydrique

La colique néphrétique est un symptôme traduisant un obstacle et la mise en hyperpression de l'appareil urinaire. Il faut donc que le patient reste en diète hydrique (moins de 500 mL d'apport par 24 heures).
Cette diète hydrique permet d'éviter d'augmenter la surpression intra-urétérale en cas d'obstruction par le calcul. Elle est associée à un repos strict.

Prévention des crises

Elle repose sur trois éléments.

Hydratation abondante

Boire 2 à 3 litres d'eau par jour, constamment et régulièrement en l'absence de crises.
Une boisson abondante permet d'éliminer en continu les lithiases qui pourraient se former, et en fonction de l'eau choisie, d'assurer la solubilité aux éléments du calcul :

- l'eau utilisée doit être alcalinisante dans les lithiases d'acide urique et cystinurique (Vichy-Saint-Yorre®, Vichy-Célestins®, etc.) ;
- elle doit être peu minéralisée dans les lithiases oxalocalciques (Volvic®, Evian®, etc.) ;
- le traitement en cures thermales se fait en fonction de la détermination du type chimique du calcul.

Traitements médicamenteux

Ils sont relativement peu efficaces par rapport à une prévention hydrique correcte. Ils doivent être administrés en continu, mais sont peu utilisés. Leur principe repose sur la modification du pH urinaire, favorable au maintien de la solubilité des éléments de la lithiase, dans les urines.
On distingue :

- les acidifiants : ils augmentent la solubilité du calcium (Phosoforme®, Chlorammonic®, etc.) ;
- les alcalinisants : ils favorisent l'élimination de l'acide urique (Alcaphor®, Foncitril® 400 mg, etc.) ;
- les anti-cystinuriques (Acadione® 250 mg, etc.).

Règles alimentaires

En cas de risque de formation de calculs d'acide urique, il faut éviter les charcuteries, les poissons marinés et le vin blanc.
En cas de calculs d'acide oxalique, il faut éviter les aliments riches en oxalates (chocolat, thé, bière, épinards, poivre, betteraves).

44 le traitement de l'insuffisance rénale chronique

Les objectifs du traitement

L'insuffisance rénale chronique est la conséquence de la réduction irréversible (destruction) et progressive du nombre de néphrons actifs, qui assurent l'épuration rénale du sang. Cette insuffisance d'épuration aboutit à la rétention dans le sang de déchets métaboliques normalement éliminés dans l'urine. Ce sont ces quantités anormales de déchets dans le sang qui vont créer les troubles de l'insuffisance rénale.

Le traitement préventif des conséquences de l'insuffisance rénale chronique grave permet de faire parvenir les patients le plus tardivement possible vers la dialyse. Les troubles associés sont : hypertension artérielle et dégradation vasculaire, anémie, atteinte ostéo-articulaire ou neurologique.

Au stade terminal, la dialyse et la transplantation sont les deux traitements qui permettent de sauvegarder la fonction rénale.

L'insuffisance rénale chronique avérée

On considère qu'il y a insuffisance rénale chronique dès lors que 80 % des néphrons sont détruits.

Prise en charge des troubles extrarénaux

L'insuffisance rénale chronique n'entraîne des symptômes qu'à un stade avancé.

Chaque trouble est traité individuellement pour ralentir la progression de l'insuffisance rénale chronique.

Des médicaments seront nécessaires à la correction de ces troubles.

Les troubles hématologiques

L'anémie

Elle est due à une insuffisance de sécrétion par les reins d'érythropoïétine (EPO). Elle est constatée dès que la filtration glomérulaire atteint 40 mL/min. L'EPO est une hormone qui permet la production de globules rouges. On constate alors une asthénie avec amaigrissement. L'anémie peut provoquer une tachycardie, des difficultés à l'effort et des troubles respiratoires.

Elle est traitée par l'érythropoïétine (EPO) recombinante humaine (Eprex®) ou par transfusion de culots érythrocytaires.

Les autres troubles hématologiques

Il y a également baisse des polynucléaires neutrophiles et des lymphocytes entraînant un déficit de l'immunité et une sensibilité aux infections. La baisse des plaquettes provoque l'allongement du temps de saignement.

Les troubles osseux et articulaires

L'insuffisance rénale conduit à des lésions osseuses (ostéodystrophie rénale) qui sont fréquentes et précoces.

L'ostéomalacie

La baisse du tissu osseux calcifié est due à un remodelage osseux insuffisant et à la diminution de la vitesse de minéralisation par le calcium. Elle s'exprime par des douleurs et fractures. L'administration préventive de calcium (Orocal®…) est de 1 à 3 g par jour.

Le recours à la vitamine D (Orocal D3®, Dédrogyl®, Un-Alfa®…) est favorable à la reminéralisation.

L'hyperparathyroïdie secondaire

Des douleurs osseuses et des fractures sont dues à une fibrose des cavités médullaires. L'hyperphosphorémie crée un prurit. L'hyperphos-

phorémie est traitée par l'hydroxyde d'aluminium par voie orale (Xolaam® Polysilane®, Lithiagel®, etc.).
Le traitement consiste à réduire les apports phosphorés et à mettre en place une supplémentation calcique. L'apport de calcium permet également de complexer le phosphore sous forme insoluble au niveau digestif, réduisant ainsi son absorption intestinale.

➡ Les calcifications

Elles peuvent atteindre la plupart des organes lorsque la solubilisation calcium/phosphore est insuffisante (atteinte articulaire, conjonctive, prurit…).

Les troubles cardiaques

Ils sont dus à la rétention d'eau et d'électrolytes (Na^+, K^+...) qui provoquent une HTA et favorisent le dépôt de plaques d'athérome.

➡ L'hypertension artérielle

L'hypertension artérielle (HTA) est un facteur d'aggravation de l'insuffisance rénale en raison des troubles spécifiques dont l'HTA est responsable (lésions artériolaires, accident coronaire et cérébral). Les anti-hypertenseurs de la famille des IEC et les inhibiteurs des récepteurs à l'angiotensine ont un effet néphro-protecteur en plus de leur propriété d'antihypertenseurs (sauf les épargneurs potassiques). La posologie est de 1 comprimé par jour, de préférence le matin.
Une bi ou trithérapie antihypertensive devra souvent être instaurée pour normaliser la pression artérielle (120/80 mmHg). La restriction sodée n'est justifiée qu'en cas d'hypertension artérielle non contrôlée ou d'œdèmes.

➡ L'insuffisance cardiaque et la péricardite

Ce sont les deux autres pathologies cardiaques, plus rares, conséquences de l'insuffisance rénale.

Les troubles neurologiques

La polynévrite d'origine urémique (toxicité de l'urée) s'exprime par l'atteinte des membres inférieurs avec impatience des jambes, fatigue des mollets, paresthésies et fourmillements. Elle peut aboutir à l'impotence des membres inférieurs. L'atteinte centrale va se traduire, dans les cas graves par de la confusion mentale.

Les troubles métaboliques

➡ L'acidose métabolique

Pour lutter contre l'acidose métabolique de l'insuffisance rénale chronique, on peut conseiller l'eau de Vichy (Célestins, Saint-Yorre), riche en bicarbonates. Elle peut être remplacée en cas de restriction sodée par une solution contenant du trométamol ou Tham (Alcaphor®) à la dose de 8 g/j.

➡ L'urémie

Une polyurie doit être favorisée car la clearance de l'urée est augmentée. L'augmentation de la ration quotidienne d'eau doit être progressive.
Les déséquilibres hydroélectrolytiques sont à l'origine de l'hypertension rénale.
L'allopurinol assure le traitement de l'excès d'acide urique et de la goutte.

➡ Les troubles phosphocalciques

L'hypocalcémie et l'hyperphosphorémie sont importantes.

➡ L'hyperkaliémie

Elle peut être mortelle. Elle provoque des troubles du rythme cardiaque.
L'apport potassique doit être normal sans aliments riches en potassium et en évitant les sels de potassium de régime. Une hyperkaliémie est traitée par le Kayexalate® (polystyrène sulfonate de sodium) qui est une résine échangeuse d'ions. La résine fixe les ions potassium et libère à la place des ions sodium. Un régime sans sel est utile en raison de la prise de Kayexalate®, qui échange le potassium contre du sodium, provoquant ainsi un risque d'hypernatrémie. La posologie est d'une mesure (15 g), 1 à 4 fois par jour.

Les troubles digestifs

Une malnutrition est favorisée par de l'anorexie. Des nausées et des vomissements matinaux sont fréquents dans l'insuffisance chronique grave.

Les troubles rénaux

Au début de l'insuffisance rénale chronique, une polyurie-polydypsie assure l'élimination par les néphrons restant fonctionnels. L'oligurie (diminution du volume des urines) n'apparaît que tardivement.

Chez l'insuffisant rénal chronique, de nombreux médicaments éliminés normalement par le rein s'y concentrent et deviennent néphrotoxiques aux doses habituelles. La posologie doit être adaptée. Il faut réaliser l'éviction des médicaments potentiellement néphrotoxiques : aminosides ou chimiothérapie néphrotoxique (cisplatine), administration de produits de contraste iodés, AINS.

La surveillance de l'insuffisance rénale

La surveillance biologique

La clairance de la créatinine

La gravité de l'insuffisance rénale chronique est estimée par la clairance de la créatinine.

Il y a trois phases dans l'insuffisance rénale chronique :

- **insuffisance rénale chronique modérée** lorsque la clairance de la créatinine est comprise entre 50 et 80 mL/min, avec créatininémie < 250 µmol/L. Elle est peu symptomatique et nécessite l'instauration d'un régime nutritionnel adapté ;
- **insuffisance rénale chronique sévère** avec clairance comprise entre 15 et 50 mL/min, avec créatininémie < 600 µmol/L. Les manifestations cliniques sont variables d'un patient à l'autre. Mise en place des traitements :
  - de l'HTA,
  - de l'anémie,
  - des troubles phosphocalciques,
  - de l'acidose et de l'hyperkaliémie ;
- insuffisance rénale chronique grave avec clairance de la créatinine au-dessous de 10 mL/min qui impose la dialyse ou la transplantation.

L'urée sanguine

L'hyperuricémie est fréquente et s'élève rapidement.

Le bilan phosphocalcique

Le déséquilibre hypocalcémie/hyperphosphorémie est responsable de troubles osseux.

Le bilan comprend :

- calcémie : N = 84 à 102 mg/L ;
- phosphorémie : N = 25 à 45 mg/L ;
- phosphaturie : doit être comprise entre 400 et 600 mg/24 h (13 à 20 mmol/24 h) ;
- calciurie : doit rester entre 80 et 120 mg/24 h (2 à 3 mmol/24 h) ;
- dosage de la parathormone.

L'ionogramme

Il comprend :

- kaliémie : N = 3,5 à 5 mEq/L ;
- natrémie ;
- fer et ferritine.

La numération-formule sanguine (NFS)

Elle recherche une anémie.

La surveillance radiologique

Des lésions osseuses de type ostéodystrophie sont recherchées par radiologie aux rayons X, mais aussi par des biopsies osseuses.

La surveillance des constantes

Elle comprend :

- mesure de la pression artérielle régulièrement ; on doit contrôler la normalisation des chiffres tensionnels (objectif : 120/75 mmHg) ;
- courbe de poids ;
- évolution de la diurèse et évaluation des apports aqueux.

L'hémodialyse rénale

Aux stades très évolués, seules l'hémodialyse périodique par rein artificiel (épuration extrarénale), la dialyse péritonéale ou la transplantation rénale peuvent améliorer la qualité de vie des malades. Le traitement est débuté lorsque la clairance de la créatinine atteint une valeur de 5 à 8 mL/min, avec créatininémie de 800 µmol/L et urée de 30 mmol/L.
Le capital veineux doit être préservé au maximum en vue des dialyses.

Surveillance de l'eau et des électrolytes

Les conséquences de la surcharge en eau sont l'hypertension artérielle et l'œdème aigu du poumon. Le patient doit être pesé régulièrement entre les séances et à chaque séance de dialyse. L'apport hydrique doit être adapté à la diurèse. L'apport sodé est fonction de l'équilibre hydroélectrolytique du patient. La teneur en aluminium de l'eau de dialyse est évaluée.

Surveillance des infections

Le patient est sensible aux infections à germes banals et à la tuberculose.
L'hépatite à virus B doit être prévenue par le vaccin (Genhevac B®…).
Il faut diminuer les doses d'antibiotiques ou espacer les prises en cas d'élimination rénale de ceux-ci.

Surveillance d'une amylose

L'amylose est l'infiltration dans les tissus d'une substance amyloïde.
Elle peut provoquer un syndrome du canal carpien, parfois des arthropathies.
L'amylose ostéo-articulaire doit être recherchée chez les malades dialysés depuis de nombreuses années.

Les conseils au patient

Au début de l'insuffisance rénale chronique le traitement repose sur le respect de règles hygiéno-diététiques et un régime hypoprotidique.
L'équilibre nutritionnel permet de préserver la fonction rénale le plus longtemps possible et chez le dialysé d'éviter la dénutrition.

Les protides

Un régime hypoprotidique limite les apports de phosphore. L'apport protidique comprend œufs, produits laitiers, viandes, charcuteries et poissons. Il existe des tables d'équivalence des protides qui permettent au patient de varier son alimentation.
L'apport des protides est fonction des résultats de la clairance de la créatinine, c'est-à-dire des possibilités d'excrétion azotée des reins :

- 1 g/kg/j de protides dans les insuffisances rénales chroniques légères. Cela correspond à la consommation de viande, de poisson ou d'œufs une fois par jour ;
- autour de 0,6 à 0,8 g/kg/j dans les formes plus sévères ;
- 0,3 mg/kg/j dans les formes graves, ce qui implique une restriction protidique totale et une supplémentation en acides aminés essentiels.

Les glucides

Il est recommandé un apport plus important en glucides complexes d'absorption lente (riz, pâtes, biscottes, pain). La consommation de glucides simples d'absorption rapide (miel, confitures, pâtisseries) est normale (sauf chez le diabétique).

Les lipides

Les huiles végétales riches en acides gras mono-insaturés (arachide, olive) et polyinsaturés (tournesol, maïs, noix) sont préférées aux acides gras saturés (beurre, lard…) en raison de leur effet dans la prévention des complications cardiovasculaires.

L'eau et les boissons

Boire normalement en surveillant le volume quotidien de boissons (1,5 à 2 litres par jour). Il faut éviter la déshydratation.

Les sels minéraux

➡ Le sodium

Le rein ne peut plus éliminer correctement l'eau et le sel qui s'accumulent dans l'organisme en provoquant un œdème des membres inférieurs et un essoufflement. L'œdème aigu du poumon ou une défaillance cardiaque globale en sont les deux conséquences graves.
Le régime sans sel, réduit à 2 g par jour, est instauré en présence d'œdèmes, d'hypertension artérielle sévère ou d'insuffisance cardiaque.

Le régime sans sel ajouté consiste à réduire l'apport en sel à 4 g par jour en supprimant le sel de cuisson et en diminuant la consommation d'aliments salés (crustacés, fromages, charcuteries, plats cuisinés, conserves…). Les plats sont assaisonnés avec des épices et des aromates (bouquet garni, poivre ou épices).

➡ Le potassium

Un régime pauvre en potassium est impératif. Éviter le chocolat, les légumes et les fruits secs, les pistaches, la banane riche en potassium.
Faire cuire les légumes dans deux eaux de cuisson consécutives en jetant à mi-cuisson la première eau.

Notes

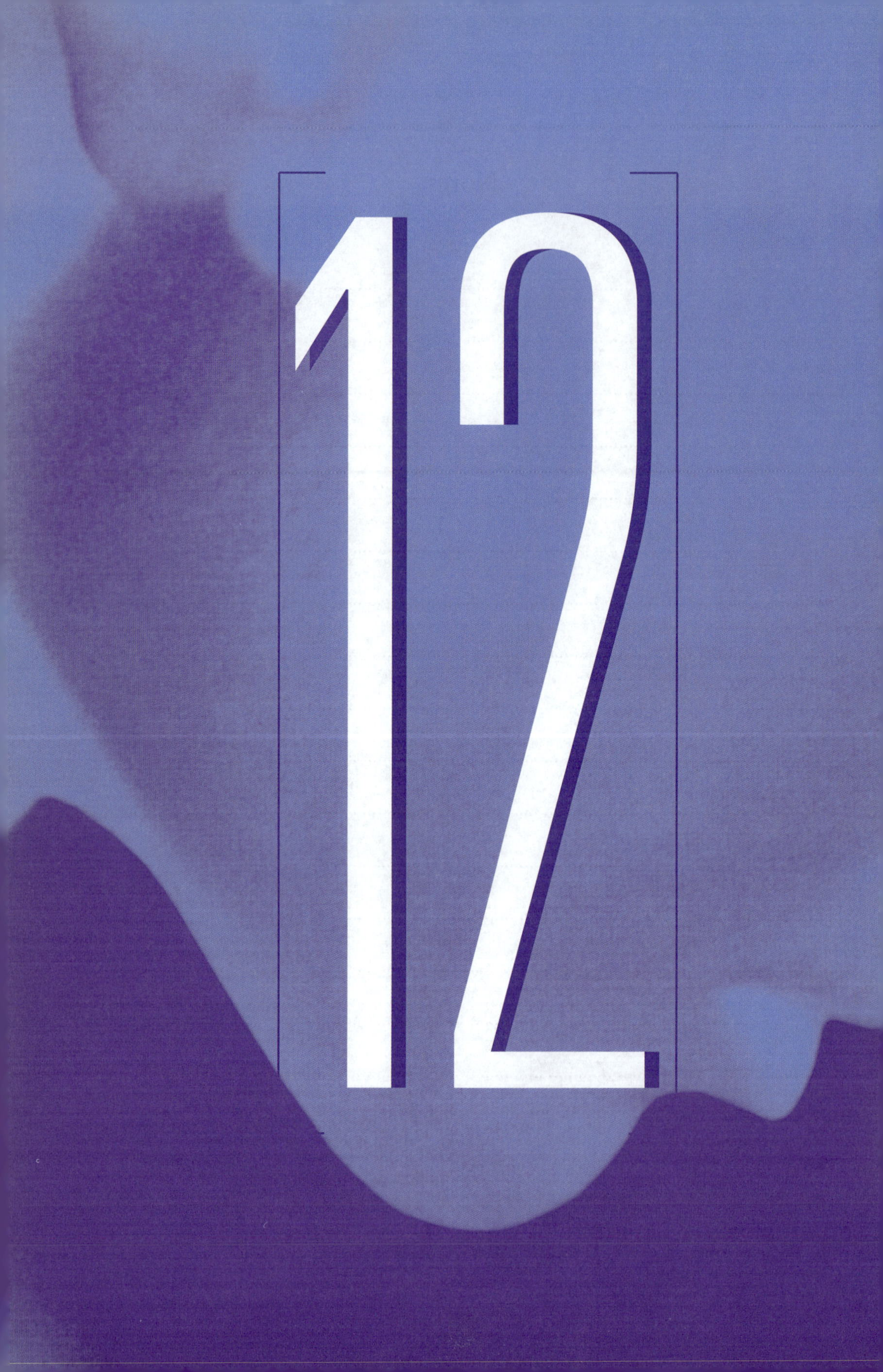

12

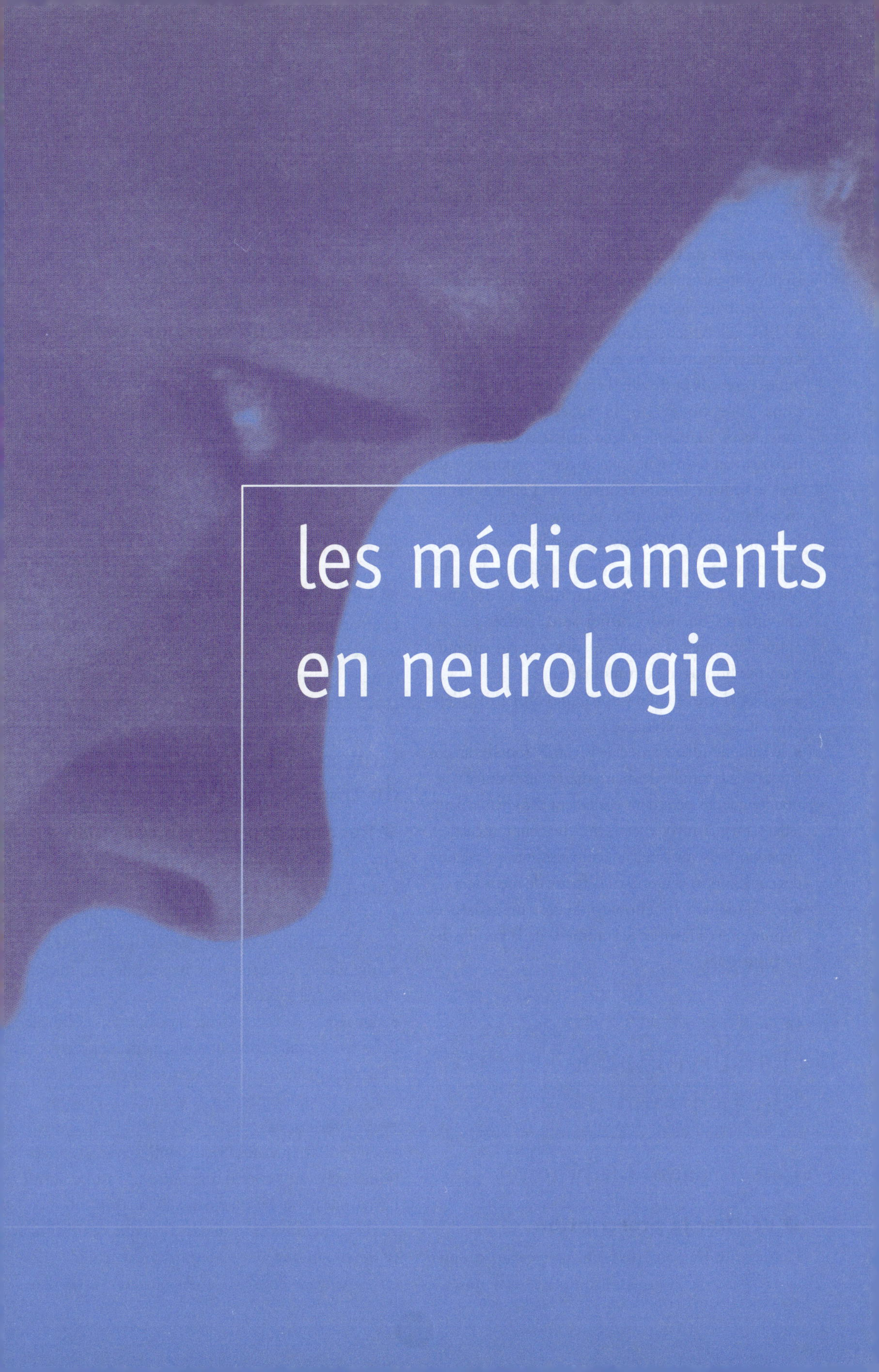

les médicaments en neurologie

45 les antiépileptiques et les anticonvulsants

Les objectifs du traitement

L'épilepsie est une maladie qui résulte de troubles dans l'activité électrique du cerveau avec anomalie à l'EEG (électroencéphalogramme).

Les antiépileptiques ont pour but de limiter la souffrance cérébrale et d'éviter l'apparition de manifestations épileptiques ou la répétition des crises convulsives. L'antiépileptique abaisse la fréquence de dépassement d'un seuil épileptogène, responsable du déclenchement des crises convulsives. L'épilepsie et les convulsions concernent fréquemment les enfants.

Le traitement de l'épilepsie généralisée ou partielle et la prévention des crises de convulsions de différentes causes (post-traumatique, alcoolisme, convulsions du nouveau-né) sont assurés par les antiépileptiques. La famille des antiépileptiques n'est pas homogène chimiquement :

- la Dépakine® (acide valproïque) est l'antiépileptique majeur de référence ;
- le Valium® (diazépam) et le Rivotril® sont des anxiolytiques de la famille des benzodiazépines à durée d'action longue. Ils possèdent également des effets sédatifs (effet calmant), myorelaxants (relâchement musculaire), hypnotiques (somnifère), anticonvulsivants (prévention des convulsions) et amnésiants (perte de mémoire) ;
- le Gardénal® (phénobarbital) est un sédatif et hypnotique (il favorise le sommeil) de la famille des barbituriques.

La surveillance du traitement

Lors de l'administration

Vérifier la prescription

La prescription doit être nominative, signée, datée et la posologie doit être complète. Les doses à administrer sont vérifiées en fonction de l'âge et du poids du patient.

Maintenir un traitement régulier

Le traitement est long, généralement autour de deux ans minimum, voire à vie.

Il doit être sans oubli ni variation dans les temps d'administration pour éviter l'apparition des crises. La modification des doses et surtout l'arrêt brutal du traitement entraîneront un effet rebond avec réapparition exagérée des symptômes caractéristiques de l'épilepsie.

Le bilan préthérapeutique

Le bilan hépatique et l'EEG doivent être vus par le médecin. Il doit y avoir absence d'allergie au traitement ; toute allergie doit être précisée dans les antécédents du patient.

Constater l'efficacité du traitement

Reconnaître la crise convulsive

Elle se caractérise par :

- un début brutal avec cri et chute ;
- une phase hypertonique clonique avec apnée, morsure de la langue et secousse musculaire brusque ;
- une phase résolutive avec hypotonie, respiration bruyante, perte d'urine ;
- une reprise de la conscience avec une amnésie totale de la crise. Certaines personnes se remettent rapidement. D'autres sont hébétées et confuses, souffrent de maux de tête et peuvent avoir besoin de sommeil ou de repos.

➡ **Les variations**

Elles sont fréquentes. Les manifestations épileptiques peuvent varier d'une personne à une autre. La nature de la crise dépend de la région du cerveau qui est affectée au départ ainsi que de l'endroit et de la rapidité de propagation du trouble. Les crises peuvent être fréquentes ou rares. Elles peu-

vent durer seulement quelques secondes ou plusieurs minutes.
Elles sont généralisées ou partielles. Elles peuvent se traduire par un discret mouvement d'une partie du corps ou par des secousses de tout le corps. La même personne peut avoir des crises de plusieurs types.

➡ L'attitude à adopter en cas de crise

En cas de crise généralisée, il faut rester calme et empêcher d'autres personnes d'agir de façon malencontreuse. Dès lors qu'elle a commencé, il n'est pas possible d'arrêter le déroulement d'une crise. Elle doit suivre son cours. L'infirmière doit se montrer rassurante et réconfortante dès la fin de la crise.

Prévenir les crises

➡ Reconnaître les signes annonciateurs de la crise d'épilepsie

On constate pâleur, fatigue, baisse d'activité. Elle est également annoncée par des « absences ». Ce sont de brèves périodes de suspension de conscience parfois confondues avec des instants de rêverie. La personne (souvent un enfant) cesse alors son activité et reste immobile avec le regard fixe. Puis elle reprend son activité normale. Il faut noter dans le dossier de soins toutes les variations de l'état général et du comportement.

➡ Éviter les situations agressantes

Il est souhaitable de placer la personne à risque hors du bruit et des excès de lumière (jeux vidéo), et de lui assurer une bonne régularité de vie. Le patient doit éviter le surmenage, le manque de sommeil ainsi que l'alcool.

➡ Prévoir le matériel en cas de crise

Il faut savoir où se trouve le protocole d'urgence et réaliser les démarches à suivre indiquées dans ce protocole (ordonnance du médecin « en cas de »). Il s'agit alors de traiter une crise qui se répète sans qu'elle soit allée jusqu'au bout de son cycle. On utilise le Valium® injectable administré par voie rectale, à l'aide d'une canule rectale.

Le contrôle du traitement

Un contrôle régulier permet d'éviter le risque de réapparition des crises.

L'EEG

Il permet de détecter une anomalie des ondes électroencéphaliques. C'est grâce à la constatation de la normalisation de ces tracés que le médecin peut décider d'interrompre le traitement.

La dépakinémie

Le seuil toxique est proche du seuil thérapeutique. La surveillance de la dépakinémie est nécessaire pour s'assurer de la bonne adaptation au traitement :

- taux thérapeutiques pour une dépakinémie située entre 50 à 100 mg/L ;
- taux toxiques au-delà de 130 à 150 mg/L.

Le bilan hépatique

Il faut rechercher les transaminases (Dépakine®), reflet de la souffrance du foie au cours des 6 premiers mois de traitement.

Dépister les effets secondaires

Les effets secondaires seront spécifiques à chaque classe d'antiépileptiques :

- **Les barbituriques** (Gardénal®, Gardénal® 50, etc.) : somnolence, sédation, réactions cutanées, signes d'anémie, arthralgies ;
- **Les dérivés de l'acide valproïque** (Dépakine®).

La Dépakine® constitue le traitement de référence de la prévention des crises de convulsion :
– troubles digestifs transitoires (nausées, gastralgies, vomissements) ;
– troubles hépatiques : ils s'expriment par de l'asthénie, de l'anorexie, des douleurs abdominales, des vomissements et un ictère ;
– hépatotoxicité : élévation fréquente transitoire et isolée des transaminases, rares hépatites. Il faut effectuer un bilan hépatique préalable, puis un

bilan hépatique régulier pendant les 6 premiers mois ;
– troubles neurosensoriels (chute de cheveux, tremblement d'attitude, prise de poids, thrombopénie) ;
– surdosage aigu (coma calme, myosis, hypotonie, hyporéflexie) ;
- **Les benzodiazépines** (Valium®, Rivotril®, etc.) : somnolence, hypotonie.

Exemples de prescriptions

Les prescriptions fréquemment rencontrées lors des évaluations et en stage sont les suivantes :
- Dépakine® chrono 500 (antiépileptique), 1/2 comprimé le matin, 1 comprimé le soir (générique : Valproate de sodium 500 LP Qualimed® etc.) ;
- Dépakine® injectable (antiépileptique), 1 400 mg en bolus IV lent, puis 70 mg/heure avec une seringue électrique jusqu'au soir, puis arrêt de la forme intraveineuse. Ensuite, relais avec Dépakine® chrono 500 (antiépileptique) à effet prolongé, 1 comprimé matin et soir ;
- Gardénal® 50 mg (barbiturique antiépileptique), 1 comprimé le soir ;
- Rivotril® (antiépileptique anticonvulsivant, benzodiazépine), 3 ampoules dans 250 mL de SG isotonique ;
- Valium® 10 mg (antiépileptique benzodiazépine), 10 mg en urgence.

Les conseils aux proches du patient

Ce qu'il faut faire en cas de crise

Notez l'heure précise. Dégagez l'espace autour de la personne. Protégez la tête en plaçant un coussin ou un vêtement replié sous la tête. Desserrez les vêtements, le col et la ceinture, et enlevez les lunettes si la personne en porte. Dès que possible, mettez la personne en position latérale de sécurité (PLS), rassurez-la pendant la période de confusion qui peut suivre le retour à la conscience. Si vous remarquez une absence, laissez-la récupérer et demeurez un instant auprès d'elle, afin de vous assurer que tout se passe bien. Parfois, une crise partielle est suivie d'une crise généralisée.

Ce qu'il ne faut pas faire en cas de crise

Il ne faut pas transporter la personne pendant la crise, sauf si elle se trouve en danger immédiat (au milieu d'une route fréquentée, en haut d'un escalier, au bord de l'eau, à proximité d'un feu).
N'entravez pas ses mouvements.
N'essayez pas de l'asseoir.
Ne mettez rien dans sa bouche et surtout pas vos doigts.
N'intervenez pas sans nécessité juste après la crise.

Recommandations

L'entourage du patient doit pouvoir reconnaître une crise d'épilepsie et savoir mettre en place les mesures de protection pour le patient. Les formes d'expression des crises et leur évolution sont multiples.
Habituellement, il n'est pas nécessaire d'appeler un médecin, le SAMU, les pompiers ou la police quand une personne connue pour être épileptique a une crise qui suit son cours habituel. Mais plusieurs crises consécutives nécessitent une hospitalisation.
Les crises peuvent être plus ou moins sévères.

Les objectifs du traitement

Le traitement de la maladie de Parkinson est symptomatique, il n'arrête pas l'évolution de la maladie et doit donc être adapté au cours du temps. En effet, la maladie de Parkinson est liée à la dégénérescence des neurones dopaminergiques situés dans les centres du contrôle du mouvement.

Il y a carence en dopamine. Il est possible alors de pallier le déficit dopaminergique par la mise en jeu de deux stratégies :

- la stimulation des récepteurs dopaminergiques postsynaptiques par administration d'un précurseur de la dopamine, la lévodopa (L-dopa), ou par des agonistes spécifiques ;
- l'augmentation de la production de dopamine par les neurones demeurés fonctionnels. Les antiparkinsoniens assurent également le traitement du syndrome parkinsonien dû aux neuroleptiques *(voir chap. 29)*.

Le traitement de la maladie de Parkinson est symptomatique, il n'arrête pas l'évolution de la maladie et doit donc être adapté au cours du temps.

La surveillance du traitement

Constater l'efficacité du traitement

Les troubles du tonus musculaire et de l'élaboration des mouvements automatiques doivent disparaître.

L'akinésie

L'akinésie est une perte de l'initiation et de l'exécution automatique d'un mouvement. Le démarrage de la marche se fait avec un certain retard. Les gestes sont lents et laborieux. L'akinésie entrave la réalisation de gestes quotidiens simples comme l'habillage, la toilette. Le visage est inexpressif, triste, figé, la parole lente et monotone, le clignement des paupières est rare.

L'akinésie disparaît avec le traitement, le patient reprenant alors une vie normale. Les akinésies sont déclenchées souvent par une émotion. Il est donc important d'entourer affectueusement le patient.

L'hypertonie

Le patient conserve une attitude rigide. Le mouvement se fait par à-coups, signe de la « roue dentée ». Le sujet a une posture caractéristique avec la tête et le buste penchés en avant, les bras collés au corps, genoux et coudes fléchis.

Le tremblement

Il est dit de repos. Il prédomine aux extrémités, faisant osciller la main. Il s'accélère lors d'une émotion.

Détecter les signes de fluctuation d'activité

La maladie évolue inexorablement vers des fluctuations d'efficacité de la L-dopa (dopamine). Elles sont dues à une diminution de la durée de l'effet de la prise de lévodopa. Elles se traduisent par un simple ralentissement des gestes (dyskinésie) et surviennent 2 à 3 heures après chaque prise. Après plusieurs années, ces fluctuations, nommées effets « on-off », sont responsables de dyskinésies brutales, alternant en quelques minutes des périodes de blocage « off » avec une akinésie massive et de déblocage « on » avec le retour à une motricité normale. Le patient est figé sur place. Ces effets sont améliorés par un fractionnement des prises de L-dopa ou par les formes à libération prolongée

(Sinemet® LP 200, Modopar® LP 125). L'ajout d'agoniste dopaminergique (Parlodel® 5 mg...) améliore les fluctuations de fin de dose et prévient leur apparition à long terme.

Dépister les effets secondaires du Modopar®

Les effets secondaires du Modopar® sont les suivants :

- troubles digestifs : lors de l'ajustement de la posologie : anorexie, nausées, vomissements ;
- troubles psychiques : cauchemars, insomnie, confusion mentale, épisodes psychotiques, idéations paranoïdes. À utiliser avec prudence en cas d'antécédents psychotiques ;
- troubles cardiologiques : il y a risque d'hypotension orthostatique en début de traitement. Exceptionnellement, des troubles du rythme de type extrasystole, fibrillation auriculaire, tachycardie paroxystique peuvent apparaître ;
- troubles neurologiques : il s'agit de mouvements anormaux involontaires tardifs fréquents (50 % des cas après 5 ans). On voit arriver des dystonies de fin de dose (crampes douloureuses) ou des dyskinésies de milieu de dose (mouvements choréiques cervico-faciaux et des extrémités). La posologie est alors adaptée ;
- troubles neurosensoriels : urines foncées, hyperuricémie, hypersudation, rhinorrhée, hypersialorrhée, troubles olfactifs et mydriase.

Les conseils au patient

Respect de la prescription

En début de traitement, la posologie doit être progressive et augmentée par paliers jusqu'à la dose minimale efficace. Les doses sont administrées en prises fractionnées et en dehors des repas (sauf intolérance digestive). Dans les formes fluctuantes, les horaires sont précis (à 15 minutes près).

L'alimentation

L'apport de protéines est réduit au repas de midi. Il y a compétition entre l'absorption de la dopamine et les autres amines ingérées (protéines). Toute constipation ou diarrhée peut gêner ou diminuer l'absorption du traitement et entraîner un sous-dosage. Le poids corporel est surveillé ainsi que l'hydratation en raison de l'état d'hypersudation du malade.

Notes

13

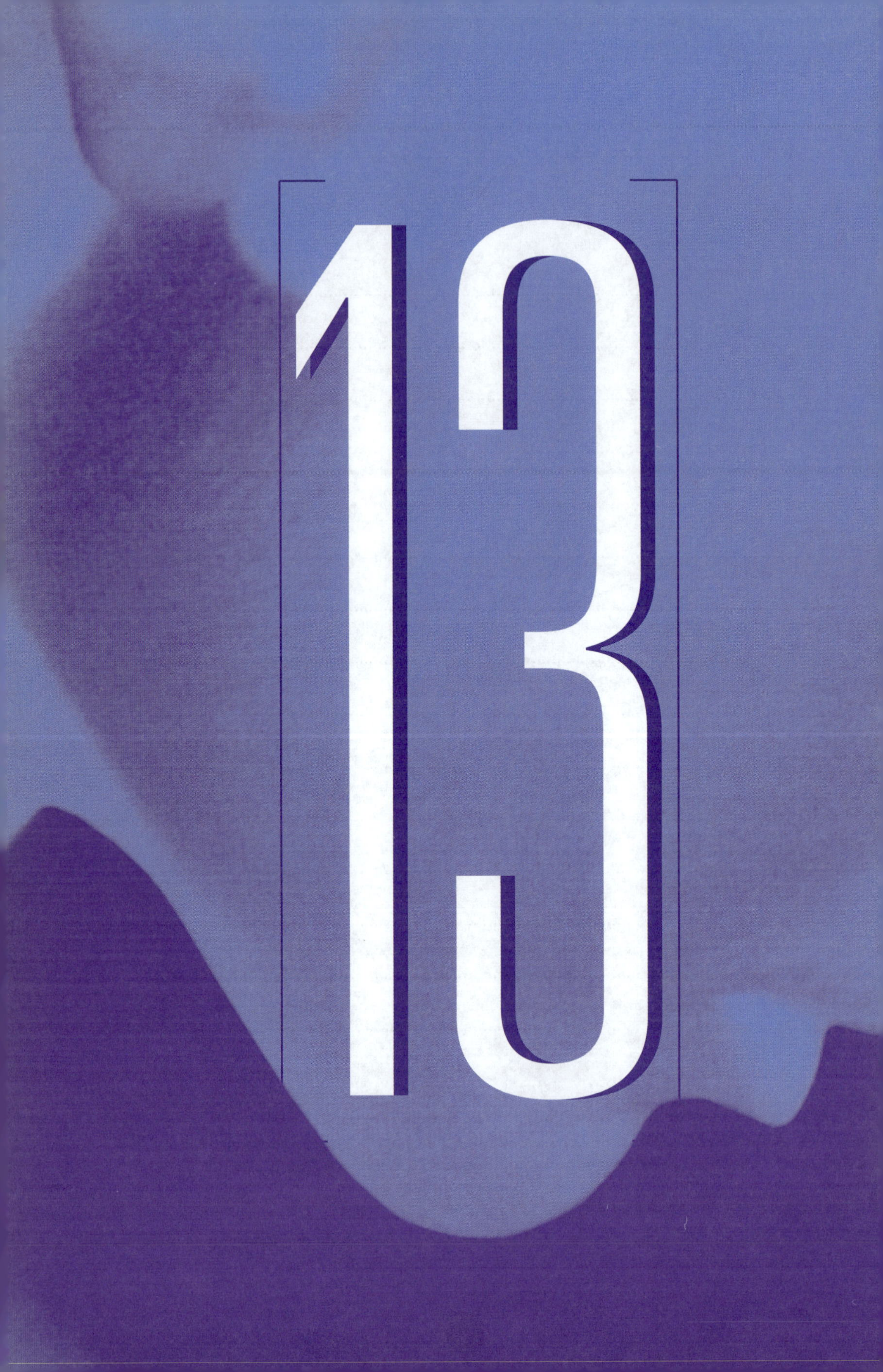

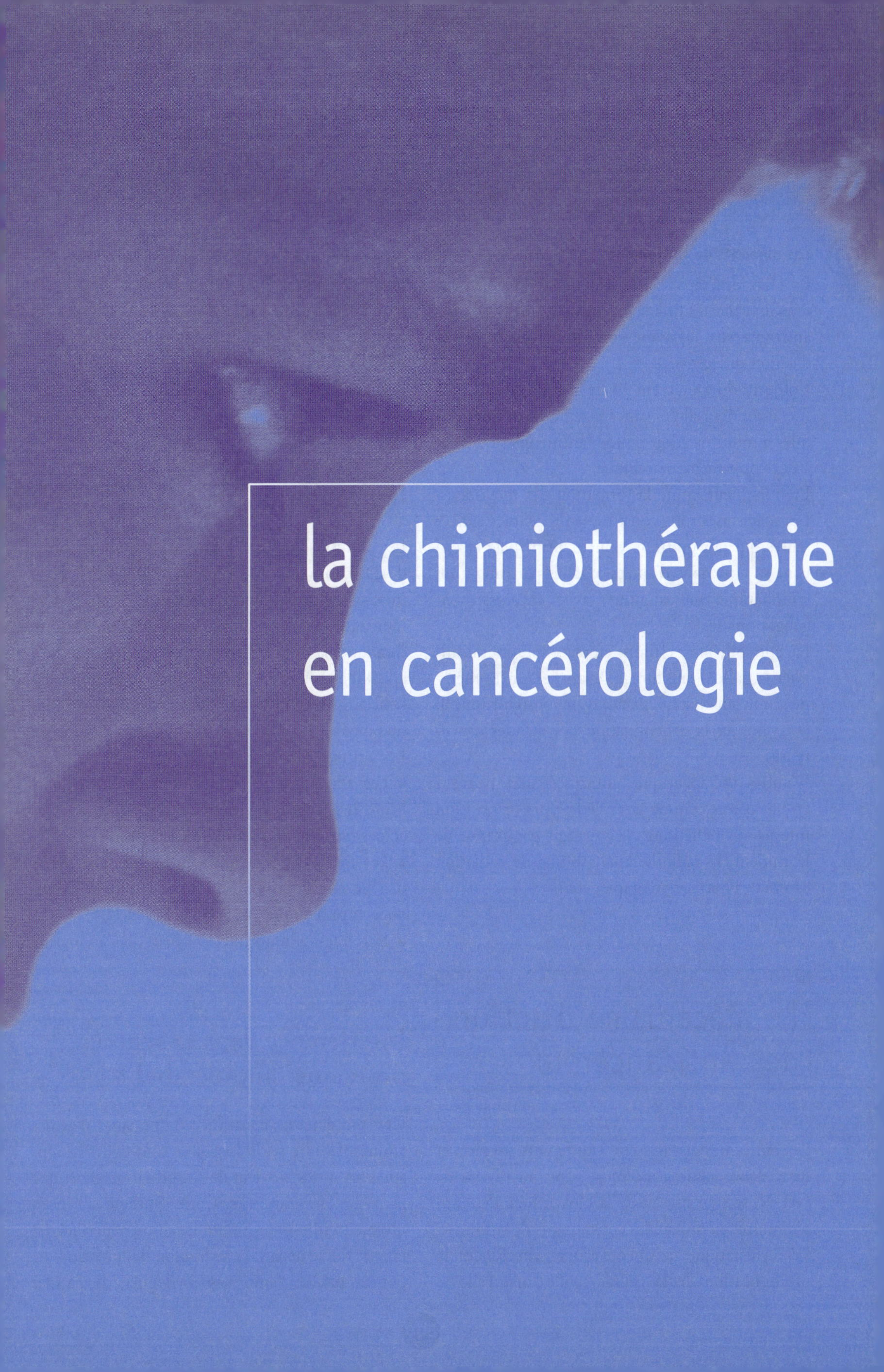

la chimiothérapie en cancérologie

47 les médicaments anticancéreux

Les objectifs du traitement

La chimiothérapie est le traitement médicamenteux du cancer. Elle associe plusieurs médicaments anticancéreux, agissant suivant des mécanismes d'action différents.

L'objectif du traitement est de lutter contre la prolifération des cellules cancéreuses qui sont des cellules à multiplication rapide (antinéoplasiques) et à développement anarchique.

Le traitement limite la formation des métastases. Les métastases sont constituées de cellules cancéreuses qui ont quitté la tumeur principale et qui vont se fixer dans d'autres organes par migration lymphatique ou sanguine, avec envahissement ganglionnaire.

La chimiothérapie est mise en place soit pour diminuer la taille d'une tumeur avant les autres thérapies, soit en traitement adjuvant postchirurgical, pour limiter la dissémination des cellules cancéreuses.

D'autres thérapeutiques anticancéreuses peuvent être associées comme la curiethérapie (exposition interne aux radiations), la chirurgie par exérèse de la tumeur, la radiothérapie (source de radiation externe), l'hormonothérapie, etc.

Le mécanisme d'action des anticancéreux

Les anticancéreux agissent à différents niveaux et lieux de la cellule cancéreuse : soit au niveau de l'ADN, soit au niveau de la biosynthèse des protéines, soit au niveau des constituants de la mitose.

Les cytostatiques antinéoplasiques empêchent la multiplication de la cellule jeune lorsqu'elle se divise. Puisque les cellules cancéreuses se multiplient plus vite que les autres cellules, l'anticancéreux en détruit davantage mais n'épargne pas les cellules saines. Ces traitements tendent à devenir sélectifs en ne visant que ces cellules à multiplication anarchique.

Action sur l'ADN (antimitotiques)

Le chromosome est constitué de deux brins d'ADN formant une double hélice. Lors de la mitose, le chromosome doit se retrouver en double, identique à lui-même. Pour cela, l'ADN se duplique, la double hélice s'ouvre, et chaque brin ainsi libéré sera copié pour former deux nouvelles hélices. Si l'ADN ne peut pas se dupliquer la cellule meurt.

Les antimitotiques comprennent :

- **Les alkylants** : ils se positionnent entre deux brins. Il se crée artificiellement des ponts entre les acides nucléiques de la double hélice d'ADN ;
- **Les intercalants** s'immiscent entre deux paires d'acide nucléique. L'ADN ne peut plus se dupliquer ni se répliquer, et la cellule meurt ;
- **Les fragmenteurs** : ils coupent des morceaux d'ADN.

Interférence dans la synthèse protéique (antimétabolites)

Une protéine est constituée d'une suite d'acides aminés. L'ordre selon lequel ils sont collés les uns après les autres provient de l'information génétique issue des chromosomes. Cette synthèse a lieu au niveau du ribosome. Si l'information génétique est faussée dès le départ, la réalisation des protéines ne pourra pas se faire. Les analogues des acides nucléiques sont des antimétabolites. Ils se substituent aux vrais acides nucléiques, rendant la lecture de l'information génétique impossible et provoquant la mort de la cellule cancéreuse.

Poisons du fuseau

Lorsqu'une cellule a doublé sa quantité de chromosomes en vue de réaliser sa multiplication en deux nouvelles cellules, elle rassemble les chromosomes en son centre. Les chromosomes dédoublés sont rattachés aux deux pôles de la cellule par un fuseau constitué de microtubules. Lorsque celles-ci se contractent, les chromosomes dédoublés se séparent et regagnent chacun un pôle de la cellule. C'est à ce niveau que se constitueront les deux nouvelles cellules.
Le poison du fuseau bloque la contraction des microtubules, et la cellule, ne pouvant plus se diviser, meurt.

Les principaux anticancéreux

Il n'y a pas de domaine réservé pour un anticancéreux particulier. L'indication donnée sera fonction des protocoles expérimentés.
Les anticancéreux sont choisis en fonction du type de cellules cancéreuses, du stade du cancer et de sa localisation.

Les moutardes azotées

Ce sont des alkylants, dérivés d'un gaz chloré, le gaz moutarde (ypérite).
Exemples :
- Endoxan® (cyclophosphamide) ;
- Alkéran ® (melphalan) ;
- Holoxan®.

Les dérivés du platine

Ce sont des alkylants. Ils ont une toxicité spécifique organique de type rénal, hématologique et auditif.
Exemple : Cisplatyl® (cisplatine).

Les anthracyclines

Ce sont des intercalants. Les anthracyclines sont des antibiotiques anticancéreux. Ils ont une toxicité cardiaque.
À partir de cette substance ont été synthétisés de nombreux dérivés.
Exemples :
- Farmorubicine® (épirubicine) ;
- Adriblastine® (doxorubicine).

Les vinca-alcaloïdes

Ce sont des dérivés de la pervenche de Madagascar. Ce sont des poisons de fuseau.
Exemples :
- Oncovin® (vincristine) ;
- Navelbine® (vinorelbine).

Les antimétabolites

Les antimétabolites prennent la place des bases puriques ou pyrimidiques qui sont les bases nucléiques nécessaires à la constitution de l'ADN. Leur présence dans l'ADN va perturber sa structure et rendre sa traduction impossible au niveau du ribosome.
Exemples :
- Fluoro-uracile ;
- Aracytine® ;
- Fludara® ;
- Purinéthol.

Les inhibiteurs de la tyrosine kinase

En bloquant cette enzyme, il est possible de limiter la prolifération des cellules leucémiques récentes. Il en est de même des cellules tumorales de l'estomac.
Exemple : Glivec®, administré par voie orale.

Les inhibiteurs de la topo-isomérase

Ils inhibent l'enzyme permettant aux chromosomes de se rassembler au centre de la cellule en voie de division.
Exemples :
- Campto® (irinotécan).

Les taxanes

Ce sont des poisons du fuseau. C'est actuellement le produit de référence dans le traitement de certains cancers métastasés. Ils ont une toxicité cutanée, cardiaque et neurologique.
Exemples :
- Taxol® (paclitaxel) ;
- Taxotère® (docétaxel).

Le méthotrexate

Il s'agit d'un analogue de l'acide folique, bloquant la synthèse de l'ADN. Il est utilisé dans le traitement des carcinomes et des localisations méningées.

La Bléomycine®

Elle permet le traitement des lymphomes de Hodgkin ou des lymphomes non hodgkiniens et celui des carcinomes testiculaires. Elle agit en cassant les brins d'ADN.

L'Hydrea ®

Elle inhibe la synthèse de l'ADN. Elle agit essentiellement au niveau de la moelle osseuse, utilisée dans le traitement des leucémies.

Exemples de prescriptions

Les prescriptions fréquemment rencontrées lors des évaluations et en stage sont les suivantes :

- **sur voie périphérique :**

– Adriblastine® (cytostatique intercalant), 60 mg par voie intraveineuse directe, 5 mL par 5 mL en lavant la veine ;
– Bléomycine® (cytostatique scindant), 20 mg par voie intraveineuse directe sur 1 minute dans 20 mL de sérum physiologique ;
– Velbé® (cytostatique, poison du fuseau), 10 mg par voie intraveineuse directe sur 1 minute dans 20 mL de sérum physiologique ;
– Déticène® (cytostatique, alkylant), 380 mg par voie intraveineuse directe sur 1 heure, à l'abri de la lumière, dans 250 mL de sérum glucosé à 5 % ;
– un autre protocole peut être administré par voie périphérique :
 - Adriblastine® (cytostatique, intercalant), 90 mg dans 100 mL S G 5 % en 1 heure, 15 minutes après le Kytril®,
 - Endoxan® (cytostatique, alkylant), 1 300 mg dans 100 mL SG5 % en 3 heures,
 - Eulexine® (anticancéreux anti-androgène), 1 comprimé 3 fois par jour ;

- **sur chambre implantable** : elle est à préparer dans le service, sous hotte à flux laminaire :

– Cisplatyl® (cisplatine, antinéoplasique cytostatique), 25 mg dans 50 mL de sérum physiologique à passer en 1 heure ;

– Fluoro-uracile (antinéoplasique cytostatique), 750 mg en 1 heure dans 1 litre de sérum polyionique ;
– Paraplatine® (carboplatine, antimitotique), 600 mg dans 200 mL de sérum physiologique à passer en 2 heures ;
– 5-Fu® (fluoro-uracile, antimitotique), 1 800 mg à passer en 24 heures ;

• **dans un site implanté en région sous-claviculaire droite :**
– Novantrone® (antinéoplasique) 14 mg dans 100 mL de sérum glucosé à 5 % en 30 minutes ;
– Navelbine® (poison du fuseau) 30 mg dans 125 mL de sérum physiologique à passer en 30 minutes.

48 dépistage et surveillance des effets secondaires des anticancéreux

Les objectifs du traitement

Les anticancéreux cytostatiques agissent sur les cellules en voie de division (mitose). Les cellules malignes se divisant rapidement, elles sont lésées de façon préférentielle. Les tissus sains ont également des cellules à divisions rapides. La chimiothérapie endommage aussi ces tissus, provoquant l'apparition d'effets secondaires.
Certains effets secondaires sont communs à la plupart des anticancéreux. Il s'agit de la toxicité hématologique (aplasie médullaire), de troubles digestifs (diarrhées, nausées, vomissements, etc.), d'alopécie et de troubles allergiques.

Les troubles hématologiques : l'aplasie médullaire

L'anticancéreux atteint les cellules souches des lignées sanguines situées dans la moelle osseuse :
- globules rouges : réticulocytes (jeunes globules rouges) ;
- globules blancs : granulocytes (cellules souches des globules blancs) ;
- plaquettes.

Les anticancéreux provoquent une dépression médullaire responsable de troubles hématopoïétiques, appelée aplasie médullaire. Elle se traduit par une baisse des globules rouges (anémie), des globules blancs (leucopénie) et des plaquettes (thrombopénie).
L'aplasie s'exprime par de la fatigue, des infections et des hémorragies.

L'atteinte des globules rouges : l'anémie

Elle est due à la chute des globules rouges et à la diminution de l'hémoglobine.
Les valeurs normales sont les suivantes :
- hémoglobine (Hb) :
  – homme : 13 à 17 g/100 mL,
  – femme : 12 à 16 g/100 mL ;
- globules rouges : 4 à 5,5 millions/mL.

L'anémie se traduit par de la pâleur, de l'asthénie, des cheveux et des ongles cassants.
Elle est corrigée par l'injection d'erythropoïétine (EPO) (Neorecormon®, Eprex®) pour compenser l'aplasie induite par la chimiothérapie, et un apport de fer ou d'acide folique. Elle est prévenue par une alimentation riche en fer, en protéines et en vitamines. Elle nécessite le repos.

L'atteinte des globules blancs : sensibilité aux infections

Le risque infectieux est dû à la baisse des globules blancs (neutropénie) et à la diminution du nombre de lymphocytes (baisse de l'immunité). Il y a sensibilité accrue aux infections lors des traitements anticancéreux.
Les précautions d'asepsie seront rigoureuses, particulièrement en ce qui concerne la perfusion et le cathéter (lavage des mains, gants, blouse, masque, poubelle réservée). Les visites devront être limitées pour éviter les facteurs de contamination. Une antibiothérapie préventive pourra être mise en place.
Les infections se manifestent par la modification de l'état général, l'hyperthermie, des frissons, des sueurs, des troubles de la conscience, des hallucinations. L'infirmière informera le patient de l'importance des soins bucco-dentaires et de la

nécessité d'être vigilant devant tout problème infectieux (gorge, plaies, intestin, etc.). Les neutropénies sont corrigées par l'injection de facteurs de croissance hématopoïétiques (Neupogen®, etc.).

L'atteinte des plaquettes : le risque hémorragique

La diminution du nombre de plaquettes peut provoquer des hémorragies mineures telles que des gingivorragies, des ecchymoses spontanées, des épistaxis et des hématomes aux lieux d'injection. Ce sont des repères potentiels de saignements internes graves, de type hématémèse, hématurie, accident vasculaire cérébral hémorragique, hémoptysie.
Le dépistage se fera par la recherche des saignements et la modification de l'état général, polypnée, hypotension (induit une tachycardie), pâleur, anxiété, agitation.

L'alopécie

Il s'agit de la chute des cheveux et des poils due à la mort du follicule pileux.
Elle est réversible à l'arrêt de la chimiothérapie.
Elle commence 8 à 10 jours après le début de la chimiothérapie. Elle est prévenue ou limitée par l'emploi d'un casque réfrigérant (qui provoque des céphalées et une sensation de froid). Le patient utilisera une chevelure d'appoint (perruque) pour masquer la chute des cheveux. Le mieux est de prévoir l'achat de la perruque avant le début de la chute des cheveux pour qu'elle soit la plus proche possible de la réalité.
La patiente devrait porter des cheveux courts pour ne pas subir un traumatisme psychique important pendant la période où les cheveux vont tomber en grande quantité, voire par plaques.
Il faut rassurer le patient. En effet, les cheveux repoussent en 3 à 4 semaines après la fin de la chimiothérapie.

Les troubles digestifs

Ils sont du type nausées et vomissements et les autres effets secondaires digestifs possibles sont l'anorexie, la diarrhée (ou constipation) et des douleurs abdominales.

Les nausées et les vomissements

Ils sont provoqués par l'atteinte directe sur les cellules de contrôle du plexus digestif (blocage des neurotransmetteurs).
Les vomissures sont à manipuler avec précaution par le personnel soignant, car elles contiennent des anticancéreux. Un contact cutané peut générer les mêmes complications que les anticancéreux lors de leur préparation.
Il existe plusieurs types de vomissements.

Pendant la cure

Les vomissements sont prévenus par l'administration d'antiémétiques spécifiques de la chimiothérapie. Ce sont les antagonistes de la sérotonine (sétrons), administrés avant la séance de chimiothérapie et renouvelés si nécessaire (perfusion).
Lorsque le vomissement a eu lieu, il est traité par un antiémétique général (Primpéran®, métoclopramide).
Les antiémétiques présentent des risques de vertiges et de somnolence, avec de rares céphalées et de rares troubles extrapyramidaux.

Retardés

Après la cure, il peut se produire des nausées ou des vomissements retardés, 24 à 48 heures après la fin de la chimiothérapie. Ils sont dus à l'accumulation des anticancéreux. Ils sont prévenus par une association de corticoïdes et d'antiémétiques par voie orale ou rectale.

Anticipés

Il peut se produire des vomissements anticipés, 24 à 48 heures avant la chimiothérapie. Ils sont dus à l'anxiété du patient, surtout si les cures précédentes se sont accompagnées de troubles. Ils sont prévenus par la prise d'anxiolytiques (benzodiazépines).

La diarrhée

Plus ou moins sévère, elle peut aller jusqu'à l'hémorragie et la déshydratation. Elle est due à l'attaque directe des anticancéreux sur les cellules digestives et intestinales en voie de multiplication et est traitée par des pansements gastriques.

Les troubles allergiques

Tous les anticancéreux peuvent provoquer de l'allergie. Elle est néanmoins rare. Elle s'exprime classiquement par des éruptions cutanées et des œdèmes. Elle doit être traitée en urgence par des corticoïdes et de l'adrénaline.

L'atteinte des organes

Elle dépend de l'affinité de l'anticancéreux pour tel ou tel organe.

La toxicité cardiaque

Elle s'exprime par des troubles du rythme, de la tachycardie. Il s'agit d'une toxicité cumulative (anthracéniques, Adriblastine®, etc.). Il ne faut pas dépasser les doses maximales cumulatives par 24 heures. Il est nécessaire d'effectuer des ECG et des échocardiographies régulièrement.

La toxicité rénale

Elle s'exprime par une insuffisance rénale, conséquence d'une vasoconstriction intrarénale, et d'une toxicité directe sur les néphrons. Elle est rencontrée fréquemment avec les dérivés du platine (Cisplatyl®, cisplatine, Paraplatine®). Une hydratation par perfusion favorise l'élimination rénale des anticancéreux et de leurs métabolites. L'administration doit alors être précédée et accompagnée d'une hyperhydratation. Pendant la cure, le malade doit boire abondamment. La surveillance porte sur la diurèse et l'ionogramme sanguin. Une clairance de la créatinine doit être effectuée avant chaque cure.

La toxicité neurologique

Les signes neurologiques sont des atteintes de la vigilance allant jusqu'à des états de confusions, des polynévrites avec douleurs et des atteintes périphériques avec fourmillements et troubles de la motricité.
Un bilan neurologique complet est nécessaire avant chaque cure (cisplatine, dérivés de la pervenche, méthotrexate, vincristine, etc.).

La toxicité pulmonaire

Elle se traduit par une insuffisance respiratoire (dyspnée, essoufflements, baisse de la saturation en oxygène) accompagnée de toux sèche, voire de râles crépitants. L'insuffisance respiratoire est due à la perturbation des échanges gazeux alvéolaires. La surveillance doit comprendre, avant le début du traitement et tout au long de celui-ci, un bilan respiratoire et radiologique (Bléomycine®, melphalan, cyclophosphamide, méthotrexate, etc.).

La toxicité hépatique

Elle s'exprime par des douleurs hépatiques, une hépatomégalie, un ictère, une insuffisance hépatique. La surveillance comprend la recherche des transaminases et un bilan hépatique complet.

La toxicité auditive

Elle correspond à une atteinte de l'oreille interne. Elle est d'autant plus grave que le rein fonctionne mal. Un audiogramme doit être pratiqué avant le début du traitement, puis au cours des cycles ; en cas de perturbation de l'audiogramme, il faut diminuer la posologie (cisplatine, etc.).

Les troubles des muqueuses, de la peau et des veines

L'atteinte des muqueuses

Les anticancéreux sont caustiques par atteinte directe des tissus constituant les muqueuses (irritation locale, voire brûlures). On peut rencontrer une ulcération de la bouche ou une mycose buccale. Elles sont traitées avec un antifongique par voie orale (Triflucan®) et des bains de bouche contenant différents produits (antiseptique en bain de bouche, antimycosique, anesthésique local et bicarbonate de sodium).

L'atteinte de la paroi des veines

Risque d'extravasation. Cette complication se rencontre avec les produits les plus caustiques parmi lesquels la doxorubicine, la mitomycine C, les alcaloïdes de la pervenche.

L'atteinte de la peau

On peut citer les desquamations, les éruptions, etc. Les anticancéreux peuvent être responsables de photosensibilisation.

L'atteinte des yeux

Il y a toxicité des anticancéreux pour la muqueuse oculaire, nécessitant l'usage fréquent d'un collyre (à base d'antibiotique et de corticoïde).

Les effets mutagènes

Les anticancéreux sont responsables de modifications du génome cellulaire. Ils peuvent induire des cancers (leucémies aiguës).

La toxicité sur les organes de la reproduction

Les cytostatiques affectent le métabolisme de l'ADN, support de l'information génétique et de l'hérédité. Il existe alors un danger d'altération du patrimoine des cellules de la reproduction (effet mutagène).

Chez l'homme

Le traitement par les cytostatiques peut induire une azoospermie, entraînant un risque de stérilité.

Chez la femme

Ils sont responsables de troubles du cycle (apparition d'aménorrhée), et de complications ovariennes (cause de stérilité). Il y a contre-indication à utiliser ces médicaments lors d'une grossesse. Les antinéoplasiques sont tératogènes.

49 la mise en œuvre du traitement anticancéreux

Les conditions d'administration du traitement

Effectuer le bilan préthérapeutique

Avant la chimiothérapie, le bilan sanguin est vérifié par le médecin. En effet, les cytostatiques provoquent une aplasie de la moelle osseuse, lieu de production des différents éléments figurés du sang. Elle entraîne de la fatigue, des infections, des hémorragies.
L'analyse des résultats de la numération-formule sanguine (NFS) permet de moduler les doses en fonction du nombre de globules rouges, de plaquettes et de leucocytes. C'est au vu de la NFS que le médecin jugera de l'opportunité de démarrer la séance de chimiothérapie. L'étude du bilan rénal et du bilan hépatique sera effectuée compte tenu de la toxicité des produits pour ces organes.
Le premier bilan servira de référence. Les autres traduiront l'impact du traitement en termes d'effets secondaires. Les résultats peuvent nécessiter de différer la séance de chimiothérapie ou de modifier les doses à administrer.

Respecter la prescription

Les traitements anticancéreux nécessitent de respecter la prescription :

- l'ordonnance (provenant d'un protocole standard) doit être nominative, datée et signée du médecin responsable de la chimiothérapie ;
- il faut vérifier la prescription et les doses prescrites en fonction de la surface corporelle, car le poids du patient peut varier d'une cure à l'autre ;
- il faut effectuer les calculs de doses pour préparer la perfusion ;
- il est important de bien suivre le protocole et les précautions d'emploi des produits.

L'infirmière doit s'informer auprès du médecin en cas de doute.

La préparation des anticancéreux

La manipulation des antinéoplasiques doit être contrôlée car ces produits sont toxiques par inhalation et par contact cutané. Il faut prendre des précautions pour le soignant et pour le soigné.

La protection du soignant

Le local

Le manipulateur doit y être au calme et à l'abri du va-et-vient.
Il s'agit d'un local spécifique, d'une salle blanche ou d'une « bulle ». Il est ventilé et à l'abri des courants d'air (fermeture des portes et des fenêtres). L'utilisation d'une hotte à flux laminaire vertical limite les tourbillons et aspire l'aérosol. La manipulation est assurée, dans certains hôpitaux, par la pharmacie, dans un local réservé à cet usage.
On ne doit ni fumer ni manger dans le local réservé à la préparation des anticancéreux.

La tenue

Elle répond à certaines exigences :

- éviter tout contact avec la peau et les muqueuses par projection ou inhalation ;
- se laver les mains ;

- porter des **gants** en PVC stériles. Les gants remontent sur la blouse. Il y aura un lavage des mains après avoir enlevé les gants ;
- porter des **lunettes** de protection pour prévenir des projections oculaires ;
- porter un **masque** pour éviter l'inhalation d'aérosols d'anticancéreux, et éviter de parler ;
- porter une blouse et une surblouse à **manches longues**, col **fermé** et **poignets serrés**, jetable ou pas. Elle ne sert qu'à cet usage ;
- porter une **charlotte**.

Les précautions sont d'autant plus justifiées si l'infirmière est enceinte. On peut craindre alors des malformations du fœtus lorsque des agents cytostatiques sont manipulés par une infirmière en cours de grossesse (effets tératogènes).

La manipulation des produits

L'ordonnance est vérifiée. Elle doit détailler le protocole avec la posologie et le mode d'administration. L'infirmière effectue le calcul de doses et se réfère au médecin en cas de doute.

Éviter toute projection

La manipulation a lieu sur le plan de travail prévu à cet effet. Il doit être lisse et désinfecté. L'infirmière travaillera sur un champ jetable à usage unique, face absorbable dessus, face imperméable dessous.

Le matériel

Les différentes étapes sont les suivantes :

- casser les ampoules contenant l'anticancéreux en les tenant enveloppées dans une compresse, avec la main gantée (**jamais à main nue**) ;
- respecter les conditions d'utilisation spécifiques à chaque produit (fluoro-uracile à l'abri de la lumière, hydratation importante pour le méthotrexate, etc.) ;
- utiliser des seringues avec embouts verrouillables dont le volume est supérieur à celui à prélever. Ne pas désolidariser les aiguilles des seringues ni les différentes tubulures des perfusions ;
- purger dans une compresse ;
- jeter le matériel utilisé et les déchets dans un sac étanche ou un conteneur, étiqueté, fermé, imperméable et incinérable (déchets toxiques).

Identification de la préparation

Le produit ainsi préparé portera le nom de la spécialité, son dosage, l'heure de la préparation, ainsi que le nom et le prénom du patient.

En cas de contact avec les anticancéreux

Tout accident ou incident doit faire l'objet d'une déclaration d'accident de travail.

Si une ampoule se brise sur le sol, il faut ramasser les débris avec précaution, en évitant tout contact avec la peau, à l'aide d'une compresse. Les déchets sont jetés dans le sac des déchets toxiques.

Les gants ou les vêtements ayant été en contact avec les anticancéreux doivent être changés.

En cas de contact avec la peau

Il faut laver immédiatement la zone touchée à l'eau et au savon, puis rincer abondamment.

En cas de piqûre

Il faut tremper le doigt un quart d'heure dans du Dakin®, qui est une solution diluée d'eau de Javel, puis consulter un médecin.

En cas de projection dans les yeux

Il faut bien laver les yeux avec une solution ophtalmique de rinçage (Dacryosérum®, sérum physiologique) et consulter un ophtalmologiste.

Les précautions à prendre pour le patient

Travailler avec asepsie

Des mesures draconiennes d'asepsie seront respectées tout au long de la préparation des antimitotiques et lors de la pose de la perfusion, pour éviter d'apporter des germes à un patient dont les défenses immunitaires sont fortement réduites.
En effet l'aplasie médullaire fait décroître le nombre de globules blancs disponibles.

Éviter l'extravasation

L'extravasation est la diffusion dans les tissus sous-jacents, en dehors de la veine, des liquides injectés. La veinotoxicité des anticancéreux en est la cause.
L'extravasation se traduit par des douleurs, une tuméfaction, des rougeurs, des indurations. Elle évolue vers une réaction tendineuse douloureuse, voire une nécrose.

L'injection

Il est préférable de passer par une chambre implantable pour préserver les veines.
Il faut vérifier que l'aiguille est bien dans la veine et commencer la perfusion par une solution **sans anticancéreux**, puis injecter les produits par ordre de **causticité croissante**.
Il est important de **rincer la veine** entre chaque produit, d'utiliser **une seringue par produit** et de surveiller le débit de la perfusion et le point d'injection.

En cas d'extravasation

Conduite à tenir :

- arrêter immédiatement l'injection en cas de douleurs ou de gonflement, mais **laisser l'aiguille en place** ;
- **prévenir** le médecin ;
- **aspirer** quelques millilitres de sang ;
- **injecter l'antidote** du médicament et/ou de l'hydrocortisone selon la prescription ou le protocole ;
- appliquer des compresses chaudes ;
- injecter en sous-cutané, tout autour de la lésion d'extravasation, un corticoïde selon protocole ;
- suivre soigneusement l'évolution des troubles.

Le protocole antivomitif de chimiothérapie

Le protocole antivomitif est mis en place pour prévenir l'intolérance digestive des anticancéreux.

L'utilisation des antiémétiques

Les antiémétiques évitent ou réduisent les nausées et vomissements induits par les anticancéreux.
Ils sont à utiliser selon le protocole établi, généralement par injection (15 minutes avant la cure, à renouveler si nécessaire pendant la cure. Le relais sera pris par la voie orale ou rectale, après la cure, à domicile pendant 2 à 3 jours).
On effectuera le calcul du débit de la perfusion et sa surveillance.

Les actes infirmiers et la surveillance du patient

L'infirmière doit prévoir un haricot à usage unique, des essuie-mains, des mouchoirs.
Elle surveille l'efficacité du traitement. C'est par des questions posées au patient que l'on évalue l'importance des nausées. Le traitement pourra être ainsi réévalué.
Les antivomitifs sont bien tolérés (rares céphalées, rares troubles extrapyramidaux).

Exemples de prescriptions fréquemment rencontrées

(Voir « *Le protocole antivomitif de chimiothérapie* », *chap. 35.*)

L'utilisation d'une chambre implantable pour perfusion intraveineuse

L'intérêt de la chambre implantable

La chambre implantable est un petit boîtier cylindrique et plat, muni d'une membrane souple. Il est implanté le plus souvent dans la région sous-clavière gauche et relié à une veine par un cathéter.

La chambre implantable permet de préserver le capital veineux ayant à recevoir les traitements intraveineux de longue durée des chimiothérapies. C'est une voie d'accès permanente pour les injections d'anticancéreux et le branchement d'éventuelles perfusions. Elle permet un abord veineux profond, sans avoir à utiliser chaque fois une veine superficielle. Certaines cures pouvant parfois durer plusieurs semaines, elle permet d'améliorer la qualité de vie du patient et lui apporte une liberté de mouvement.

Les règles d'utilisation

En cas d'utilisation d'une chambre implantable, il faut respecter les règles suivantes :

- vérifier la prescription ;
- respecter une asepsie rigoureuse. Le risque infectieux est toutefois moindre qu'avec un cathéter classique (port de gants et masque, utilisation de désinfectant) ;
- vérifier le reflux sanguin, par injection lente et aspiration à la seringue de 10 à 20 mL de chlorure de sodium 0,9 %. ;
- respecter les temps et les ordres de passage selon le protocole ;
- bien rincer les dispositifs avant et après chaque administration. Ce rinçage du cathéter peut se faire avec une solution de chlorure de sodium 0,9 % contenant une faible quantité d'héparine (par exemple 2000 UI). L'héparinisation doit se faire au moins tous les 15 jours ;
- en cas de suspicion d'infection liée au cathéter, il convient de rechercher le foyer infectieux et de procéder si besoin à une antibiothérapie.

Le mode opératoire

Le mode opératoire répond aux exigences suivantes :

- enfiler des gants stériles, mettre en place un champ percé stérile ;
- piquer perpendiculairement à la membrane avec une aiguille de Huber, au préalable purgée et montée sur une seringue de 10 mL ;
- vérifier la perméabilité de la membrane par le retour veineux ;
- brancher la perfusion ou injecter le médicament ;
- ne jamais forcer pour injecter et ne pas laisser entrer d'air dans la chambre ;
- s'assurer de l'absence de douleur ;
- respecter les précautions habituelles de rinçage veineux entre chaque produit ;
- hépariner la chambre en fin de traitement ;
- recouvrir d'un pansement.

Les conseils post-chimiothérapie au patient et à son entourage

Il est important d'informer le patient des effets secondaires du traitement. Il faut le faire, néanmoins, avec précautions sans le désinformer ni l'affoler, en tenant compte de son état psychologique, notamment dépressif, et du niveau de ses connaissances. L'idéal est de confirmer ce que le médecin a dit, particulièrement si le pronostic est bon. Il faut être prudent avec les contradictions et les incohérences, sources d'anxiété pour le patient.

À la suite de la séance de chimiothérapie et après le retour à domicile du patient, il faut lui demander de noter la survenue de tous les incidents de santé éventuels et de prévenir son médecin.

En outre, il faut lui rappeler qu'il est important de prendre le traitement antiémétique selon le protocole prescrit concernant les prises effectuées à domicile, après la cure à l'hôpital.

Enfin il faut recommander au patient de respecter les dates des examens biologiques (NFS, myélogramme) entre les cures, et l'inciter à contacter le médecin traitant dès l'apparition de fièvre, d'anémie ou d'hémorragie.

Les objectifs du traitement

L'aplasie médullaire acquise lors des traitements anticancéreux peut être traitée par la greffe de moelle.
Les immunosuppresseurs assurent la prévention du rejet de greffe de moelle. Ils diminuent la réponse immunitaire empêchant ainsi l'organisme de s'attaquer à la greffe. En effet, celle-ci est considérée par les défenses immunitaires de l'hôte (lymphocytes T) comme un corps étranger à rejeter.

La surveillance du traitement

Lors de l'administration

Mode d'administration

La solution buvable doit être diluée juste avant l'administration, dans un récipient en verre. Les capsules peuvent être soit avalées intactes, soit mâchées (avec un grand verre d'eau). L'emploi de jus de pamplemousse est formellement déconseillé.

Contre-indications

La créatininémie doit être dosée préalablement au traitement, l'insuffisance rénale étant contre-indiquée.

Constater l'efficacité du traitement

Le traitement permet d'atteindre le bon niveau de réussite de greffe de moelle. L'immunosuppression ne doit pas être trop faible pour éviter un risque important de rejet. Si le taux de ciclosporine dans le sang est trop élevé, il favorise la survenue de complications de type infectieux, insuffisance rénale, hypertension ou complications métaboliques.

Les moyens de surveillance

On surveille chez ces patients :
- la pression artérielle de façon régulière, en raison du risque d'hypertension artérielle généré par la ciclosporine ;
- la température et l'état général, pour détecter et traiter le plus tôt possible une infection, la ciclosporine étant responsable d'immunosuppression.

La surveillance biologique

Elle porte sur :
- la mesure de la ciclosporinémie (concentration minimale) afin de la maintenir dans l'intervalle thérapeutique souhaité : 200 à 300 pg/L au cours des premiers mois, puis de 100 à 200 pg/L par la suite ;
- la surveillance de la fonction rénale. La créatinémie élevée se traduit par une oligurie et une difficulté à uriner avec douleur rénale ;
- le bilan hépatique : dépistage d'une augmentation des enzymes hépatiques dans le sang ;
- une recherche d'hyperuricémie ou d'hyperkaliémie.

Dépister les effets secondaires

➡ Néphrotoxicité

Il s'agit du principal effet secondaire car la ciclosporine est toxique pour les néphrons. Elle induit un risque d'insuffisance rénale ou de néphrotoxicité.
La néphrotoxicité peut être aiguë et réversible mais peut évoluer vers une insuffisance rénale chronique avec diminution du nombre de néphrons fonctionnels (élévation de la créatininémie et de l'urée sanguine). On pratique un bilan rénal tous les

15 jours pendant les trois premiers mois, puis normalement une fois par mois.

➡ Infections et tumeurs malignes

Il y a un risque d'infections et de tumeurs malignes en cas d'immunodépression accrue.

➡ Troubles cardio-vasculaires

Hypertension artérielle. Œdème du visage et signes de rétention hydrosodée. Troubles du rythme.

➡ Troubles digestifs

Anorexie, nausées, vomissements, diarrhée.

➡ Troubles neurosensoriels

Hypertrophie gingivale et hirsutisme sont fréquents.

➡ Troubles neurologiques

Paresthésies avec sensations de brûlure des pieds et des mains. Tremblements des extrémités. Crises convulsives (rares).

➡ Troubles métaboliques

Ils devront être prévenus autant que possible :

- crise de goutte et hyperuricémie : restriction de l'apport en protéines, boire abondamment ;
- hyperkaliémie : éviter les apports supplémentaires en potassium (y compris alimentaires) et les diurétiques d'épargne potassique ;
- hyperlipidémie : respecter un régime pauvre en graisses.

➡ Hépatotoxicité

Hépatite rare et réversible à l'arrêt du traitement. Élévation de la bilirubinémie, des phosphatases alcalines et des γ-GT.

Les autres indications des immunosuppresseurs

Le tacrolimus (Prograf®) est un autre immunosuppresseur chimique proche de la ciclosporine (Sandimmun®, Néoral®…) indiqué comme la ciclosporine dans le traitement du rejet rebelle corticorésistant après transplantation d'organes.

Les immunosuppresseurs autres que la ciclosporine sont les corticoïdes (Cortancyl®, Médrol®…), les antimétabolites (Imurel®, Cellcept®…) et les anticorps anti-lymphocytes (Orthoclone OKT3®, Lymphoglobuline®…).

Certains immunosuppresseurs couvrent l'ensemble des indications, d'autres sont utilisés dans certaines pathologies seulement :

- transplantations d'organes, en prévention du rejet ou en traitement du rejet (rein, foie, cœur, cœur-poumon, poumon, pancréas, etc.) ;
- greffes de moelle osseuse : en prévention du rejet et en traitement de la maladie du greffon contre l'hôte ;
- hématologie : aplasies médullaires acquises sévères ne pouvant bénéficier d'une greffe de moelle allogénique ;
- maladies auto-immunes ou à déterminisme immunologique : lupus érythémateux disséminé, polyarthrite rhumatoïde sévère, psoriasis sévères, sclérodermie, pemphigus, poussées de la maladie de Crohn, etc.

Les conseils au patient

Les immunosuppresseurs sont des médicaments qui diminuent la réponse immunitaire. Ce qui expose à deux complications :

- augmentation de la fréquence et de la gravité des infections ;
- augmentation du risque de survenue de certaines affections malignes (rare).

Les examens réguliers de contrôle doivent donc être respectés.

Notes

14

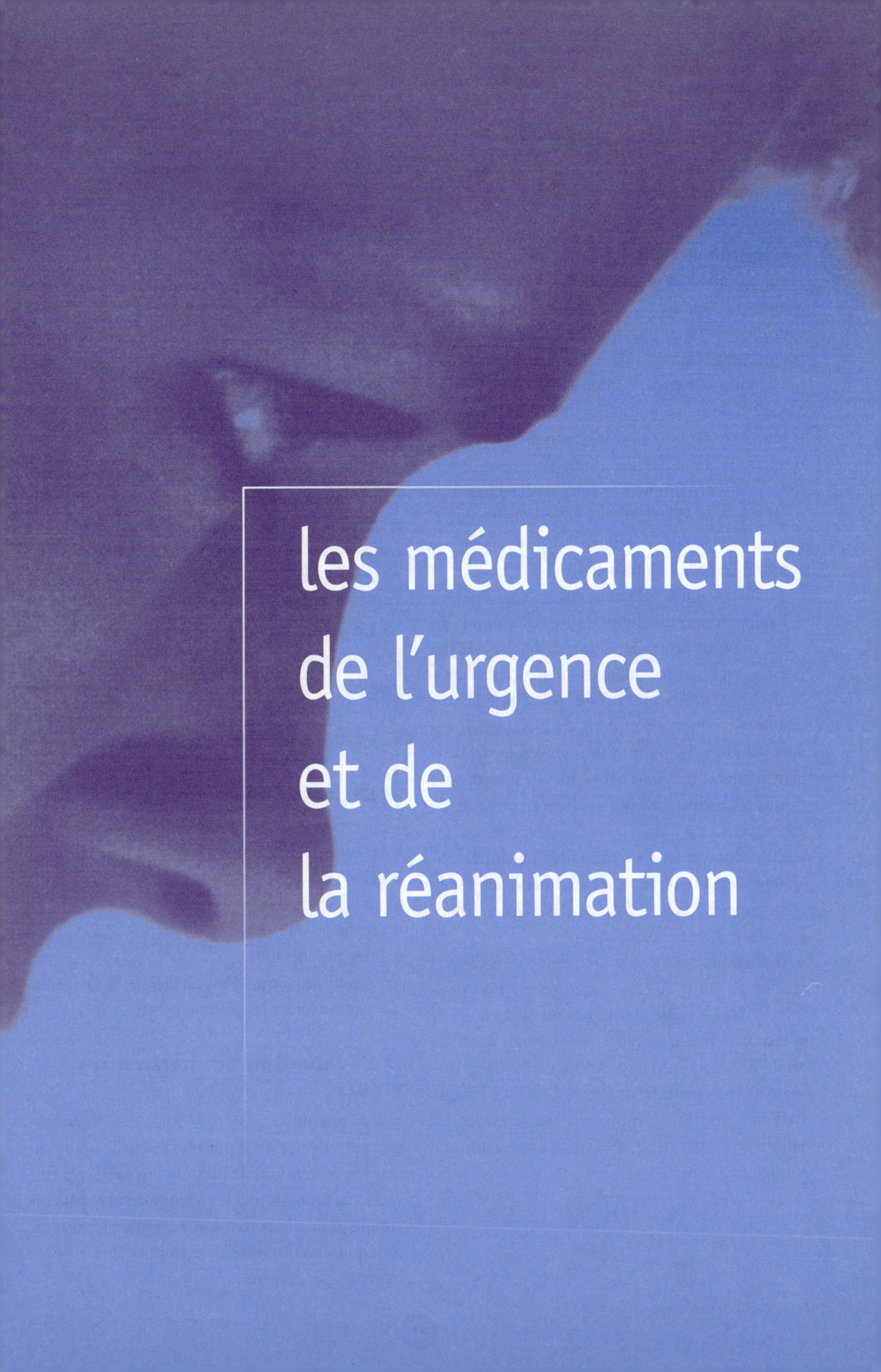

les médicaments de l'urgence et de la réanimation

51 les tonicardiaques

Les objectifs du traitement

Les tonicardiaques renforcent l'activité du cœur et assurent le maintien de la pression artérielle. Ils sont dits inotropes positifs. Leur action se traduit par une augmentation de la fréquence cardiaque, une augmentation de la force contractile du myocarde et une augmentation du débit cardiaque. Ils stimulent le système nerveux central et le système respiratoire (bronchodilatation).

Ils permettent de traiter le choc cardiogénique. Il s'agit d'un état d'insuffisance fonctionnelle circulatoire liée au cœur. Sa principale cause est l'infarctus du myocarde en phase aiguë.

Les tonicardiaques comprennent :

- **La dopamine et la dobutamine :** elles sont indiquées en cas de décompensation cardiaque avec bas débit. C'est le cas de l'infarctus du myocarde menaçant, des bas débits au cours ou après chirurgie cardiaque avec diminution de la contractilité. Il y a aussi les embolies pulmonaires graves, les états de choc d'origine toxi-infectieuse, les valvulopathies et cardiomyopathies non obstructives en poussées de décompensation ;
- Elles sont employées pour traiter les chutes tensionnelles importantes après anesthésie péridurale et rachianesthésie et les états de choc d'origine toxi-infectieuse ;
- **l'éphédrine :** elle assure le traitement de l'hypotension au cours de l'anesthésie générale ou péridurale, dans le cadre chirurgical ou obstétrical.
- **l'isoprénaline** (Isuprel®) : elle permet le traitement des blocs auriculo-ventriculaires dans l'attente de l'appareillage, de l'arrêt cardiaque lorsque l'activité cardiaque réapparaît, des torsades de pointe et du bas débit cardiaque, après chirurgie cardiaque.

La surveillance du traitement

Mise en place de la surveillance

Les paramètres cardio-vasculaires doivent constamment être surveillés. La disponibilité de matériel de réanimation et la proximité d'un médecin sont obligatoires. La mise en place de deux voies veineuses périphériques est recommandée.

Le monitoring

L'enregistrement continu de l'ECG (électrocardiogramme) sera mis en place en raison des troubles du rythme dont les tonicardiaques sont responsables et pour visualiser la réussite du traitement.

La surveillance biologique

Un bilan biologique sera effectué en urgence :

- marqueurs biologiques de la nécrose cardiaque ;
- gaz du sang ;
- ionogramme sanguin ;
- créatinémie ;
- bilan préopératoire.

En raison du risque d'hypokaliémie, il est nécessaire de surveiller la kaliémie.

L'évaluation des paramètres vitaux

Elle comprend :

- la surveillance de la pression artérielle pour évaluer l'hypertension : la pression artérielle sera surveillée au moins toutes les 15 minutes. Les patients atteints d'une hypertension artérielle préexistante sont plus prédisposés à développer une réponse hypertensive exagérée ;

- la surveillance de la fréquence cardiaque toutes les 15 minutes : l'administration devra être arrêtée en cas d'irrégularité du rythme ou de tachycardie excessive ;
- le débit urinaire et la diurèse évaluent la fonction rénale ;
- la mesure de la pression veineuse centrale, la pression artérielle pulmonaire d'occlusion, la mesure des dimensions ventriculaires ou de la pression artérielle pulmonaire d'occlusion se font sur prescription.

Dépister les effets secondaires

Les effets secondaires possibles sont les suivants :
- hypertension artérielle ;
- tachycardie, palpitation et extrasystole ventriculaire. Fibrillation auriculaire et flutter auriculaire ;
- angor, douleur thoracique et infarctus du myocarde. Il y a risque d'augmentation des besoins en oxygène. Une accélération du rythme cardiaque et une élévation de la pression artérielle sont capables de déclencher un angor chez l'angoreux ;
- thrombophlébite (peu fréquent) ;
- nausée et dyspnée ;
- réaction allergique (rare) : éruption cutanée, urticaire, œdème, fièvre, éosinophilie, bronchospasmes (sulfites) ;
- hypokaliémie (rare) : association aux diurétiques hyperkaliémiants.

La surveillance des traitements associés

Avant d'entreprendre un traitement par la dobutamine, il convient de corriger les autres symptômes qui accompagnent la chute de pression artérielle :
- remplissage vasculaire (macromolécules, culots sanguins) avant d'administrer la dobutamine pour traiter une hypovolémie associée ;
- la mise sous oxygène (6 à 8 L/min par sonde nasale), pour corriger l'hypoxie. Ventilation assistée après intubation si nécessaire ;
- diurétique intraveineux pour assurer le maintien de la diurèse, avec compensation des pertes ;
- traitement des troubles du rythme avec les anti-arythmiques ;
- traitement de l'acidose par une perfusion de bicarbonate.

Exemples de prescriptions

➡ Choc cardiogénique (défaillance cardiaque)

Il est caractérisé par une insuffisance cardiaque et une hypotension sévère. Le choc cardiogénique de l'infarctus du myocarde est lié à l'étendue de la nécrose du myocarde.

On administre de la dobutamine (5 à 15 µg/kg/min) associée si nécessaire à la dopamine :
- la posologie sera augmentée par paliers en commençant par 2,5 µg/kg/min puis en augmentant régulièrement en fonction de l'état clinique du patient ;
- le débit d'administration et la durée du traitement doivent être adaptés à la réponse du patient ;
- le traitement par la dobutamine ne doit pas être interrompu de façon brutale mais le débit d'administration doit être réduit progressivement afin d'éviter tout phénomène de rebond.

➡ Chutes tensionnelles après péridurale

L'éphédrine est utilisée sous la responsabilité du médecin anesthésiste.

➡ Bloc auriculo-ventriculaire et torsade de pointes

L'isoprénaline (Isuprel®) est administrée en perfusion IV continue constituée de 5 ampoules d'Isuprel® dans 250 mL de sérum glucosé.

Elle est associée à un traitement des torsades de pointes et de la restauration de la kaliémie.

52 l'adrénaline

Les objectifs du traitement

L'adrénaline (épinéphrine) est un sympathomimétique à action cardiaque. Elle permet la prise en charge de l'insuffisance cardiaque aiguë décompensée.

Elle stimule le cœur en augmentant la contractilité et le rythme cardiaque. En augmentant les résistances périphériques, elle provoque une élévation de la pression artérielle, favorable à la compensation d'une hypotension.

Elle est utilisée dans diverses situations :

- traitement de l'arrêt cardio-vasculaire ;
- traitement du choc anaphylactique ;
- traitement des détresses cardio-circulatoires avec états de choc anaphylactique, hémorragique, traumatique, infectieux ou secondaire à la chirurgie cardiaque.

L'arrêt cardio-circulatoire

Sans prise en charge immédiate, l'arrêt cardio-circulatoire conduit à la mort en quelques minutes. Une fois commencée, la réanimation cardio-respiratoire ne peut plus s'arrêter, sauf sur ordre d'un médecin qui déclare alors le décès du patient. Il faut alerter les services de réanimation avant de commencer tout acte de réanimation.

Les lésions cérébrales apparaissent après 3 minutes d'arrêt cardiaque, et les chances de survie sont presque nulles après 8 minutes d'absence de fonctionnement cardiaque. En cas de relance circulatoire réussie, un examen neurologique ultérieur évaluera les séquelles de l'anoxie (absence d'oxygénation du cerveau).

L'administration de l'adrénaline

Elle se fait sur prescription ou dans l'urgence selon le protocole écrit établi par le chef de service (art. R. 4311-14 du Code de la santé publique).

Face à l'arrêt cardiaque, l'adrénaline est administrée en intratrachéal, diluée au 1/10, par la sonde d'intubation, ou en bolus intraveineux de 1 à 5 mg pour obtenir le rétablissement de l'état hémodynamique. Après la mise en place d'une voie IV, l'adrénaline est utilisée à raison de 0,01 mg/kg.

En cas de relance circulatoire, il faut réduire ou suspendre les perfusions d'adrénaline.

L'utilisation du défibrillateur semi-automatique

L'utilisation du défibrillateur fait partie des actes du rôle propre (art. R. 4311-5). Le choc électrique provoque la re-synchronisation électrique des cellules cardiaques et la relance du cœur.

Le défibrillateur semi-automatique doit être vérifié quotidiennement et sa batterie chargée. Les électrodes autocollantes à usage unique doivent être collées sur un thorax nu, rasé si besoin (un rasoir accompagne toujours le défibrillateur), épilé. Les électrodes se posent en sous-axillaire gauche et sous-claviculaire droite.

L'apport d'oxygène

Il permet de préserver les cellules nerveuses cérébrales. L'intubation doit être la plus précoce possible, afin d'éviter l'inhalation du contenu gastrique (syndrome de Mendelson). La ventilation est effectuée en continu. La suppléance de la ventilation se fait également par ballon auto-gonflant à valve ou par bouche-à-bouche (2 insufflations pour 15 massages cardiaques). En cas de relance circulatoire réussie, il faut diminuer progressivement l'apport en oxygène.

Le massage cardiaque

Il supplée à l'arrêt cardiaque.

Il se pratique, sur plan dur en appuyant la paume de la main sur le 1/3 inférieur du sternum, à une fréquence de 100 battements par minute avec les bras tendus.

Un cycle de 2 insufflations, suivies de 15 battements sera réalisé 4 fois de suite. Il est suivi du contrôle de la reprise de l'activité cardio-pulmonaire par la prise du pouls carotidien ou fémoral pendant 5 à 10 secondes et l'observation du soulèvement du thorax. En cas d'échec d'un cycle, reprise de la réanimation puis contrôle à nouveau.

Le choc anaphylactique établi

Le choc anaphylactique est un choc hypovolémique accompagné d'une vasodilatation. Il est déclenché par des agents responsables, les allergènes ou antigènes.

Les antigènes

L'administration de la substance antigénique sera arrêtée. Les substances antigéniques sont les produits d'anesthésie, les antalgiques (noramidopyrine, aspirine etc.), les venins d'hyménoptère, certains aliments, les produits de contraste iodé, les pénicillines, les solutés de remplissage etc.

Les modalités d'emploi

L'adrénaline possède un effet bronchodilatateur, vasoconstricteur et antagoniste histaminique. On pratique des bolus intraveineux de 1 mL de solution diluée, provenant de la dilution de 1 mg d'adrénaline dans 10 mL de sérum physiologique, soit 0,1 mg d'adrénaline par injection. Les bolus sont répétés, mL par mL, pendant 5 minutes jusqu'à normalisation de la pression artérielle. Il peut également être pratiqué une administration par voie sous-cutanée de 1 mL de la solution (non diluée) d'adrénaline.

Relais en seringue électrique à 0,25 à 1 mg/heure.

Le traitement associé

L'administration d'adrénaline est complétée par de la corticothérapie (1 mg/kg de Solumédrol®) et par un anti-histaminique sédatif léger (Atarax® en IV lente 1 mg/kg dans 100 mL en 30 minutes).

L'amélioration

Elle apparaît généralement dans les 3 à 5 minutes suivant l'injection sous-cutanée. Elle est constatée devant la disparition des signes d'allergie tels que prurit généralisé des muqueuses, rougeurs, urticaire, œdème labial ou oropharyngé. Le choc anaphylactique doit voir ses symptômes s'atténuer rapidement : hypotension et chute tensionnelle, oppression thoracique, sueurs profuses et tachycardie.

La prévention

Elle repose sur l'éviction de l'agent antigénique ou, sur une prémédication de corticoïdes lors de l'injection de produit de contraste ou lors des anesthésies. Un test est réalisé ultérieurement pour confirmer l'allergie. Avant d'injecter une substance, il faut toujours demander au patient s'il est allergique à celle-ci.

La surveillance du traitement

La fonction cardiaque

Toute administration d'adrénaline par voie intraveineuse peut entraîner des troubles du rythme

ventriculaire avec risque de fibrillation ventriculaire, parfois mortel.
La surveillance comprend :
- la surveillance de l'apparition de troubles du rythme cardiaque par monitoring (ECG) ;
- la surveillance de la pression artérielle, en raison de l'effet hypertensif de l'adrénaline.

Dépister les effets secondaires

Les effets secondaires possibles sont les suivants :
- troubles cardiaques :
  – déclenchement d'un angor ou d'infarctus du myocarde chez un angoreux par vasoconstriction coronarienne,
  – apparition de troubles du rythme de type tachycardie sinusale, fibrillation ventriculaire et arythmie ventriculaire ;
- troubles allergiques : risque de réaction d'hypersensibilité (rare) ;
- bronchospasme : surveillance de la fréquence respiratoire ;

Il faut vérifier l'absence de contre-indications :
- absolues : hypersensibilité aux sulfites ; arythmie ventriculaire et cardiomyopathie obstructive,
- relatives : insuffisance coronarienne.

Les objectifs du traitement

Le remplissage vasculaire est indiqué afin de maintenir une pression artérielle suffisante.

Toute hypovolémie expose au risque d'effondrement du débit cardiaque et à une baisse de la pression artérielle. Les solutés de remplissage augmentent le volume vasculaire au cours des chocs hypovolémiques, de type hémorragique, traumatique, opératoire, toxi-infectieux ou chez les grands brûlés. Ils permettent le traitement des hypotensions artérielles au cours des anesthésies générales.

Il existe deux types de solutés de remplissage, les cristalloïdes et les colloïdes :

- Les cristalloïdes :
  - le soluté de Ringer lactate et le sérum physiologique isotonique (9 g de NaCl/litre) permettent des échanges hydriques,
  - les solutés hypertoniques de chlorure de sodium à 7,5 % améliorent les conditions hémodynamiques chez un sujet en état de choc hypovolémique ;
- Les colloïdes : ce sont des solutions visqueuses, isotoniques au plasma, indiquées pour le remplissage vasculaire en cas de défaillance circulatoire aiguë hypovolémique :
  - l'albumine en solution à 20 % crée un transfert d'eau vers le secteur vasculaire,
  - les gélatines sont des colloïdes artificiels, obtenues à partir de gélatine dénaturée (Gélofusine®, Plasmagel®…),
  - les dérivés de l'amidon sont des polysaccharides naturels modifiés (Elohès®),
  - les dextrans sont des polymères glucidiques.

La surveillance du traitement

Les modalités d'emploi

Il faut perfuser les premiers millilitres sous surveillance stricte pour dépister une réaction allergique imposant l'arrêt de la perfusion et si besoin injecter de l'adrénaline et des corticoïdes.

Ces produits sont contre-indiqués en cas de surcharge liquidienne et en cas de grossesse, car il y a un risque de choc anaphylactique chez la mère.

Réchauffer préalablement les gélatines en raison de leur gélification au froid.

Risque d'hypervolémie et d'OAP (œdème aigu du poumon) si les perfusions sont trop rapides.

La surveillance des paramètres vitaux

Elle comprend :

- surveillance de la pression artérielle : des chiffres de pression artérielle systolique d'environ 80-90 mmHg sont recherchés ;
- surveillance de la fréquence cardiaque : une tachycardie réactionnelle est recherchée et évaluée ;
- diurèse et fonction rénale : une diurèse horaire de 1 mL/kg/24 h atteste d'un bon équilibre aqueux.

La surveillance complémentaire

Elle comprend :

- l'échocardiographie Doppler : elle permet de préciser les volumes ventriculaires et d'éventuels troubles de la contractilité myocardique ;

- la pression veineuse centrale (PVC) : elle est un reflet de la volémie ;
- l'hémoglobine : elle doit être évaluée régulièrement. Les valeurs normales de la concentration d'hémoglobine sont de 7-8 g/dL et de 10 g/dL chez le sujet âgé ;
- l'auscultation pulmonaire (OAP) ;
- l'ionogramme sanguin.

Dépister les effets secondaires

Le risque d'hypervolémie

En cas de remplissage trop important, il y a risque de noyade alvéolaire et d'OAP.

Les réactions allergiques

Les effets secondaires des gélatines sont dominés par le risque anaphylactique.

Des signes évoquant une réaction anaphylactique (frissons, malaise, urticaire, rash cutané, dyspnée, choc) imposent l'arrêt immédiat et définitif de la perfusion.

Les troubles de l'hémostase

Il y a des risques d'hémodilution secondaire à un remplissage massif. Une surveillance de l'hémostase est recommandée par mesure du temps de céphaline activé. Après un remplissage important, un bilan d'hémostase et une numération plaquettaire sont demandés pour constater la nécessité de transfusion de plasma frais congelé, de fibrinogène et de plaquettes.

Les dérivés des amidons provoquent la perturbation de la lecture des groupes sanguins, ce qui nécessite un groupage sanguin préalable à l'emploi du soluté de remplissage de ce type. Elohès® est contre-indiqué en cas d'hémophilie.

Le risque d'insuffisance rénale

Elle est de type aigu oligoanurique par hyperviscosité urinaire (dextrans). Il ne faut pas dépasser 1 litre par jour et répéter plus de 5 à 8 jours, surtout chez les sujets âgés.

Exemples de prescriptions

Les prescriptions fréquemment rencontrées lors des évaluations et en stage sont les suivantes :

- **Gélatines :** Plasmagel® (gélatine fluide modifiée), Plasmion® (gélatine fluide modifiée), flacon plastique 500 mL, perfusion IV. Un débit de 50 à 80 gouttes par minute représente une vitesse moyenne. À augmenter selon les besoins jusqu'à 600 gouttes par minute ;
- **Amidons :** Elohès® (hydroxy-éthyl-amidons), injection limitée à 33 mL/kg. La dose maximale administrée doit être inférieure ou égale à 80 mL/kg/j. La durée du traitement est de moins de 4 jours.

Notes

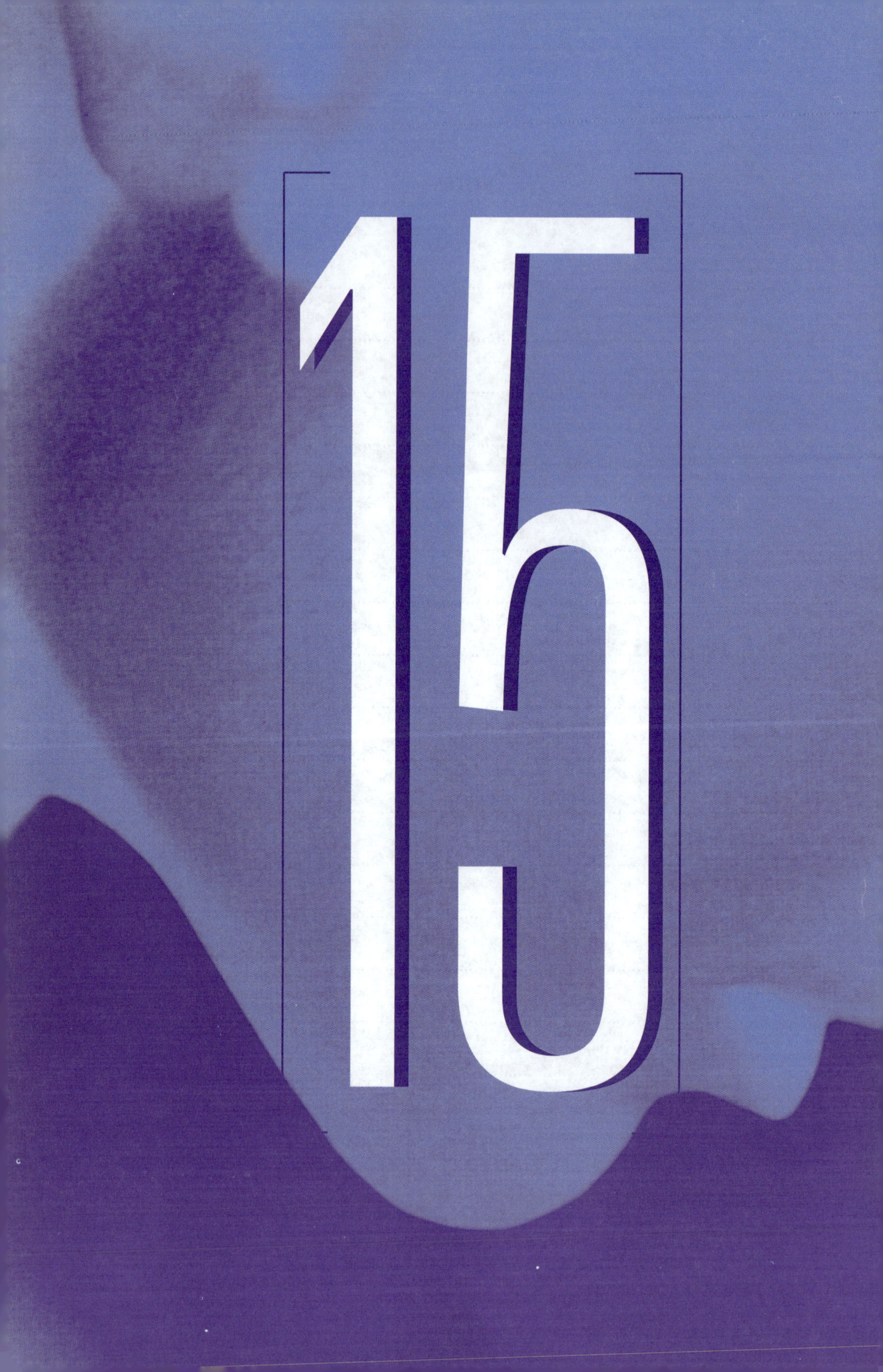

15

les médicaments du sang et la transfusion

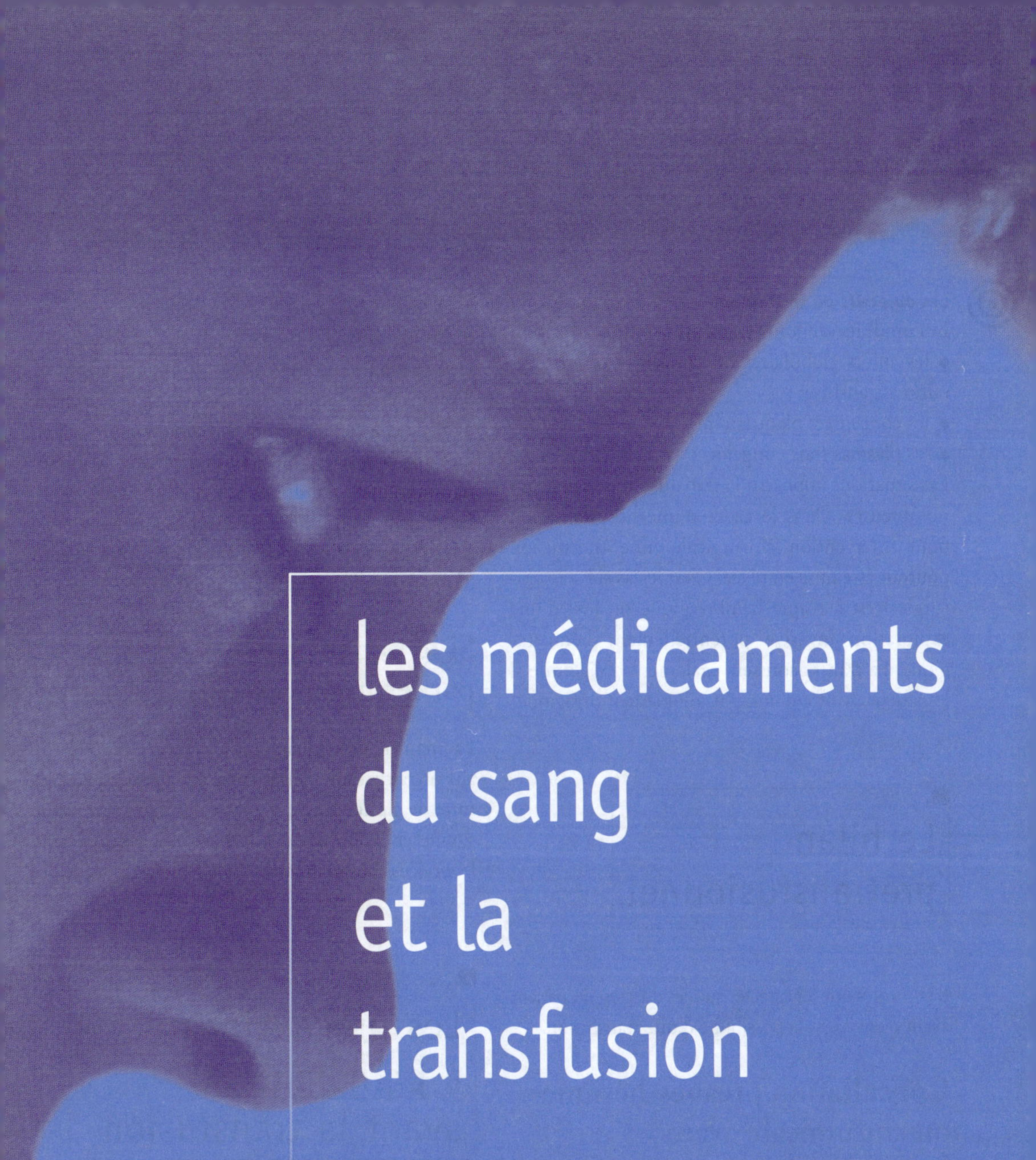

Les objectifs du traitement

Les produits sanguins transfusés sont :

- les culots globulaires ou concentrés érythrocytaires à transfuser ;
- les concentrés plaquettaires ;
- les plasmas frais congelés.

Les situations imposant la transfusion de sang sont nombreuses. Dans le cadre d'une hospitalisation pour intervention chirurgicale, une transfusion pourrait être mise en place. C'est le cas si l'acte chirurgical est à risque hémorragique ou lors d'une exploration invasive potentiellement hémorragique. La transfusion sera également obligatoire si le patient souffre d'une pathologie hémorragique.

Le bilan prétransfusionnel

Il faut connaître les caractéristiques du sang du patient avant d'envisager la possibilité d'une transfusion.

Consultation préanesthésique ou chirurgicale avant hospitalisation

Le groupage sanguin est effectué si une intervention est prévue. Le médecin prescrit la première détermination de groupe. La seconde détermination ainsi que les sérologies prétransfusionnelles seront réalisées lors de l'hospitalisation.

Le bilan prétransfusionnel comporte :

- groupage sanguin ABO Rhésus standard (deux déterminations ou deuxième détermination en cas de groupage sanguin antérieur) ;
- phénotypage érythrocytaire ;
- recherche d'agglutinines irrégulières ;
- sérologies virales (hépatites B et C, HIV).

Les prélèvements doivent être accompagnés de tous les documents transfusionnels en possession du patient et d'une feuille de renseignements cliniques (pré-imprimée) précisant les antécédents médicaux (d'intérêt transfusionnel), transfusionnels et obstétricaux.

Le patient doit donner son consentement écrit pour l'intervention après avoir été informé à l'aide d'une fiche d'information standardisée.

Si le patient passe par les urgences

La première détermination du groupage est prélevée aux urgences sauf si le patient a, en sa possession, une carte de groupe valide. Le reste du bilan prétransfusionnel et l'information au patient sont à réaliser dans le service d'hospitalisation où le patient est accueilli.

Les précautions à prendre avant la transfusion

La sécurité du receveur repose sur une stricte observance des règles d'administration et la mise en place d'une surveillance dès le début et en cours de transfusion. Il sera également assuré un suivi, notamment sérologique, de tout patient transfusé.

Vérifier la prescription

La prescription est réalisée sur l'ordonnance pré-imprimée.

Elle doit être au nom du receveur, datée et signée par le médecin prescripteur.

Elle comporte les informations complètes sur le sang à administrer, en quantité et qualité :

- nom et adresse de l'hôpital demandeur et désignation du service ;
- degré d'urgence de la transfusion ;
- nature et quantité des produits sanguins demandés ;
- précisions concernant la qualification des produits sanguins. Un produit sanguin déleucocyté permet de réduire le risque de transmission de virus et de limiter l'apparition des anticorps anti-leuco-plaquettes. L'indication « phénotypé » signifie qu'une détermination de groupes autres que les groupes A, B, O et Rhésus a été réalisée (C, E, K…) ;
- pour les plasmas frais congelés, l'ordonnance comporte l'heure exacte d'utilisation. Le plasma frais congelé est délivré décongelé par l'établissement de transfusion sanguine et doit être transfusé dans les 6 heures. En conséquence, la prescription doit comporter la date et l'heure souhaitées pour la délivrance de ce produit.

Un exemplaire de la prescription doit être conservé dans la pochette transfusionnelle du patient.

Vérifier la carte de groupe sanguin

Les documents de groupage sanguin sont la carte de groupe ou le dossier transfusionnel.

Cette carte comporte l'identité et la date de naissance du patient ainsi que l'existence de deux déterminations de groupe sanguin. Les résultats de la recherche d'agglutinines irrégulières doivent dater de moins de 72 heures.

Vérifier la poche de sang

Dès la réception de la poche, l'infirmière vérifie le respect des modalités de transport, la concordance entre la poche délivrée et la prescription.

Les documents à rassembler à la livraison de la poche

La poche de sang provient d'une livraison faisant suite à une commande pratiquée par un médecin, réalisée sur un formulaire signé par lui.

Les poches ne sont livrées qu'en échange de plusieurs documents et prélèvements :

- l'ordonnance du médecin prescripteur ;
- le dossier transfusionnel ;
- la fiche de distribution nominative. Elle sera remplie et renvoyée au centre de transfusion après transfusion.

Le devenir de tout produit sanguin distribué doit être connu (confirmation de transfusion, produit rendu, produit accidenté). Aucun stock n'est autorisé dans l'établissement de soins et tout produit distribué doit être transfusé ou retourné dans un délai maximal de 6 heures.

Les examens prétransfusionnels

Ils sont regroupés dans le dossier transfusionnel :

- le groupe sanguin ABO, Rhésus D ;
- la recherche d'agglutinines irrégulières de moins de 72 heures ;
- le phénotypage Rh Kell (C, c, E, e, K) ;
- les examens virologiques (sida, HBV, HCV) ;
- le dosage des transaminases (ALAT).

L'examen de la poche

Elle consiste en la vérification de l'étiquette de la poche (conforme à la commande), de la date de péremption. L'infirmière doit constater l'intégrité de la poche.

Le respect des conditions d'administration

Les conditions de conservation (continuité de la chaîne du froid) et des délais d'administration des poches doivent être respectés :

- **concentré globulaire** : conservé et transporté entre + 2 et + 8 °C, le transport doit être réalisé exclusivement dans les conteneurs isothermes de couleur rouge prévus à cet usage. Le passer dans les 6 heures qui suivent la distribution dans le service ;

- **concentré plaquettaire** : conservé entre + 20 et + 24 °C sur agitateur. Il doit être passé dès sa réception. Il est transporté dans les conteneurs isothermes de couleur jaune ;
- plasma frais congelé : conservé gelé à – 25 °C, il est décongelé à 37 °C en moins de 30 minutes au centre de transfusion et doit être passé au mieux dans les 3 heures et au maximum dans les 6 heures. Il est transporté dans les conteneurs isothermes de couleur jaune.

Les vérifications ultimes au lit du malade

Le contrôle ultime prétransfusionnel des compatibilités est obligatoire avant toute transfusion et engage la responsabilité de l'infirmière.

Le contrôle se réalise obligatoirement au lit du patient juste avant la pose de la poche. Il ne doit pas y avoir d'interruption de l'acte et une seule et même infirmière effectue la procédure dans son intégralité.

L'identité du patient

Il faut rechercher son nom, son prénom et sa date de naissance. Ils doivent être identiques à ceux présents sur la carte de groupe sanguin (ou le dossier transfusionnel).

La concordance entre les groupes sanguins

Ceux inscrits sur l'étiquette de la poche reçue et ceux mentionnés sur la prescription et sur la carte de groupes sanguins doivent concorder.

La compatibilité ABO donneur/receveur

La dernière vérification se réalise au moyen de la méthode de Beth-Vincent. Il s'agit de la mise en contact des globules rouges à tester avec des sérums-tests anti-A et anti-B.

Ces contrôles seront effectués sur la carte de contrôle prétransfusionnel et de suivi transfusionnel.

Le sang utilisé pour le contrôle du sang de la poche, provient des « tubulures soudées » prévues à cet usage.

Pour le contrôle du sang du receveur on peut utiliser soit les premières gouttes sortant de l'aiguille IV, soit du sang prélevé par piqûre du doigt ou de l'oreille.

Si un doute apparaît (agglutination), refaire le test, le faire contrôler par le médecin et le faire vérifier auprès du centre de transfusion.

La pose de la poche de sang

L'administration doit se faire en sachant qu'un médecin peut intervenir à tout moment.

L'infirmière procède de la manière suivante :

- utiliser pour la transfusion une tubulure à filtre ;
- s'assurer de la bonne perméabilité de la veine ;
- veiller à ce que le sang passe en une seule fois et seul (sans autre produit) ;
- respecter les durées d'administration des poches :

– concentré globulaire : en dehors de l'urgence, la durée de transfusion est de 45 minutes à 1 heure,

– concentré plaquettaire : la durée de la transfusion est d'environ 10 mL/min soit 40 minutes pour 400 mL,

– plasma frais congelé : il doit être transfusé dans les 6 heures ;

- les poches vides sont conservées pendant 2 heures après leur utilisation.

Le dépistage d'un accident transfusionnel hémolytique précoce

La présence d'une infirmière auprès du patient pendant les dix premières minutes est indispensable. Les accidents hémolytiques ou infectieux graves surviennent en début de transfusion, d'où la nécessité de surveiller dès les premières minutes de la transfusion.

La surveillance infirmière

Une surveillance systématique est mise en route dès la pose de la transfusion puis dix minutes après. Elle a pour objectif le dépistage de l'**accident hémolytique**.

Surveiller les paramètres vitaux

Les constantes de référence surveillées sont le pouls, la pression artérielle, la température, les urines (hémoglobinurie, anurie).

Rechercher l'altération de l'état général du patient

L'observation recherchera les signes suivants :

- hyperthermie, avec frissons, sensation de chaleur annonçant un accident hémolytique ;
- douleurs lombaires ;
- céphalées ;
- rougeur de la face puis pâleur cyanique ;
- chute tensionnelle, tachycardie ;
- dyspnée avec polypnée ;
- nausées, vomissements ;
- tremblements et sensation de malaise ;
- myalgie.

Autres accidents recherchés

➡ L'inefficacité transfusionnelle

Elle s'exprime par la persistance des signes de l'hémorragie.

➡ L'hémolyse retardée

Elle se signale par l'apparition d'un ictère retardé.

➡ L'accident allergique (rare)

Un érythème, un prurit, une urticaire d'apparition tardive et rare sont signes d'allergie.

Conduite à tenir en cas d'incident transfusionnel

En présence d'un accident transfusionnel il faut :

- arrêter immédiatement la transfusion ;
- appeler le prescripteur ou le médecin de garde et mettre en route une thérapeutique appropriée ;
- conserver la voie veineuse en branchant un soluté et une nouvelle tubulure ;
- conserver les poches au frigo avec la tubulure dans un contenant adapté ainsi que les cartes de contrôle et prélever un tube pour expertise.
- prévenir le centre de transfusion :

– signaler par écrit l'accident dans le dossier du malade et déclarer tout incident transfusionnel sans délai (8 heures) au correspondant d'hémovigilance de l'hôpital. Celui-ci rédige une fiche d'incident transfusionnel ;

– adresser le premier feuillet au centre de transfusion ;

– conserver le second dans le dossier du patient.

Les procédures post-transfusionnelles

En cas de transfusion il faut avertir le patient oralement et par écrit qu'il a reçu une transfusion durant l'intervention. Il ne faut pas oublier, dans le compte rendu d'hospitalisation, d'informer le médecin traitant et le médecin correspondant que leur patient a été transfusé.

Faire une ouverture de dossier transfusionnel et remplir la fiche d'hémovigilance. L'hémovigilance permet d'assurer la traçabilité des produits sanguins.

Il sera effectué plusieurs tests sur le sang transmis au centre de transfusion.

- dépistage des anticorps anti-VIH (Sida) ;
- dépistage des anticorps anti-VHC (Hépatite C) ;
- dosage des transaminases ;
- recherche d'agglutinines irrégulières.

En cas de positivité des tests, le médecin prévient le centre de transfusion afin de déclencher les enquêtes transfusionnelles ascendantes et descendantes.

Le dossier transfusionnel est conservé pendant 20 ans par l'hôpital.

Tout patient ayant été transfusé à l'hôpital doit recevoir à sa sortie, avec accusé de réception, la remise des documents suivants :

- une lettre l'informant qu'il a été transfusé et la nature des produits sanguins qu'il a reçus ;
- une ordonnance pour un contrôle des recherches des agglutinines irrégulières dans 10 jours ;
- une ordonnance pour le contrôle des transaminases et des sérologies (HIV, hépatites B et C), 4 à 6 mois plus tard.

Les conseils au patient

L'information transfusionnelle au patient est faite, bien avant la transfusion, lors de la consultation avec l'anesthésiste, oralement et par écrit.

Le médecin remet au patient un document écrit où il est précisé que, s'il doit être transfusé au cours de son séjour, un bilan biologique prétransfusionnel sera réalisé, comportant groupage sanguin, phénotypage érythrocytaire, recherche d'agglutinines irrégulières, sérologies virales (hépatites, HIV…) dont les résultats lui seront remis.

En cas de refus de la sérologie HIV, celle-ci ne sera pas réalisée mais le centre de transfusion sera prévenu afin qu'il conserve un prélèvement en sérothèque.

Il doit obtenir le libre consentement du patient qui signera ce document pour attester qu'il en a pris connaissance.

Le patient reçoit également un document informatif lui expliquant les risques actuels de la thérapeutique transfusionnelle.

Notes

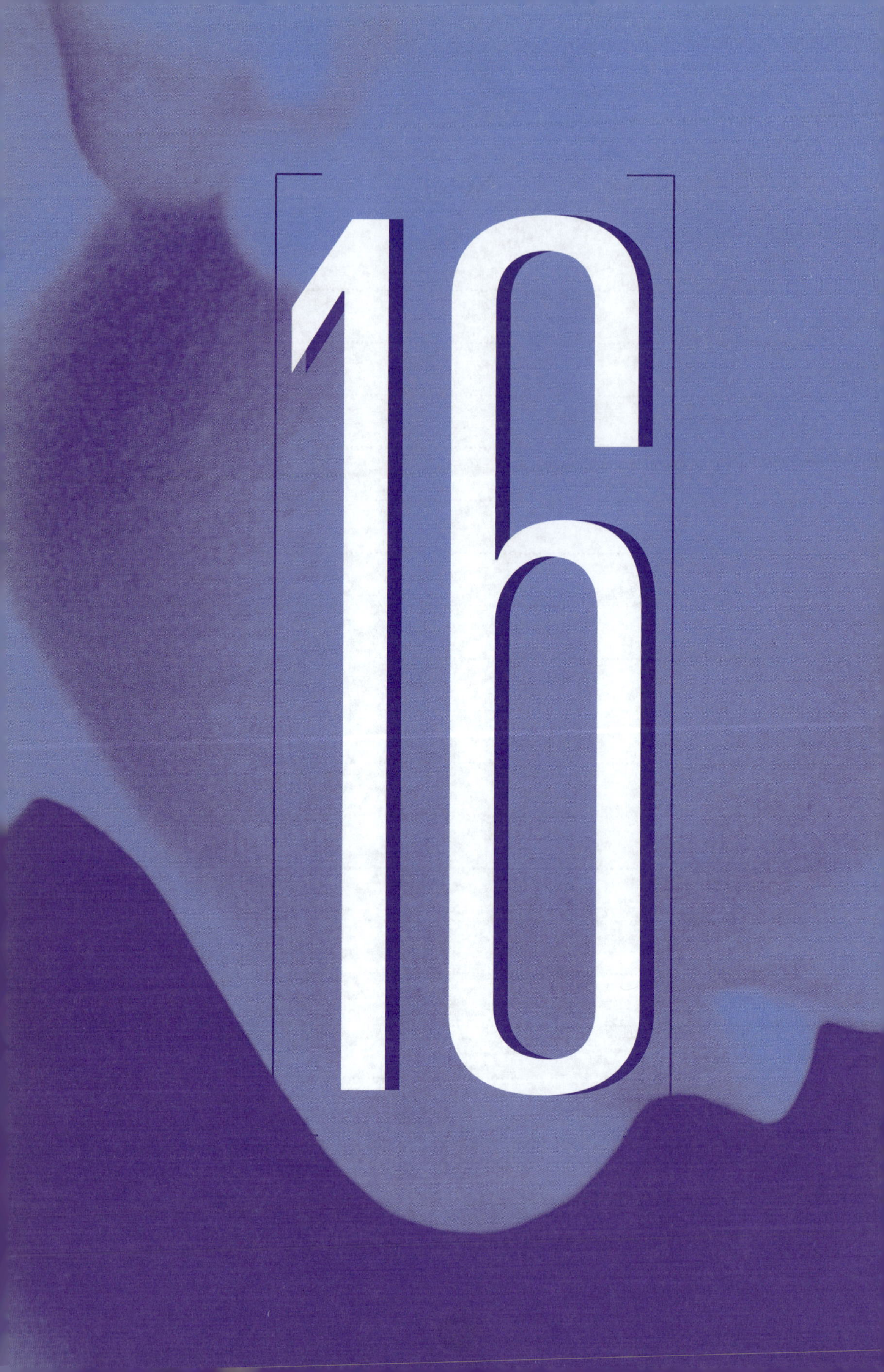

16

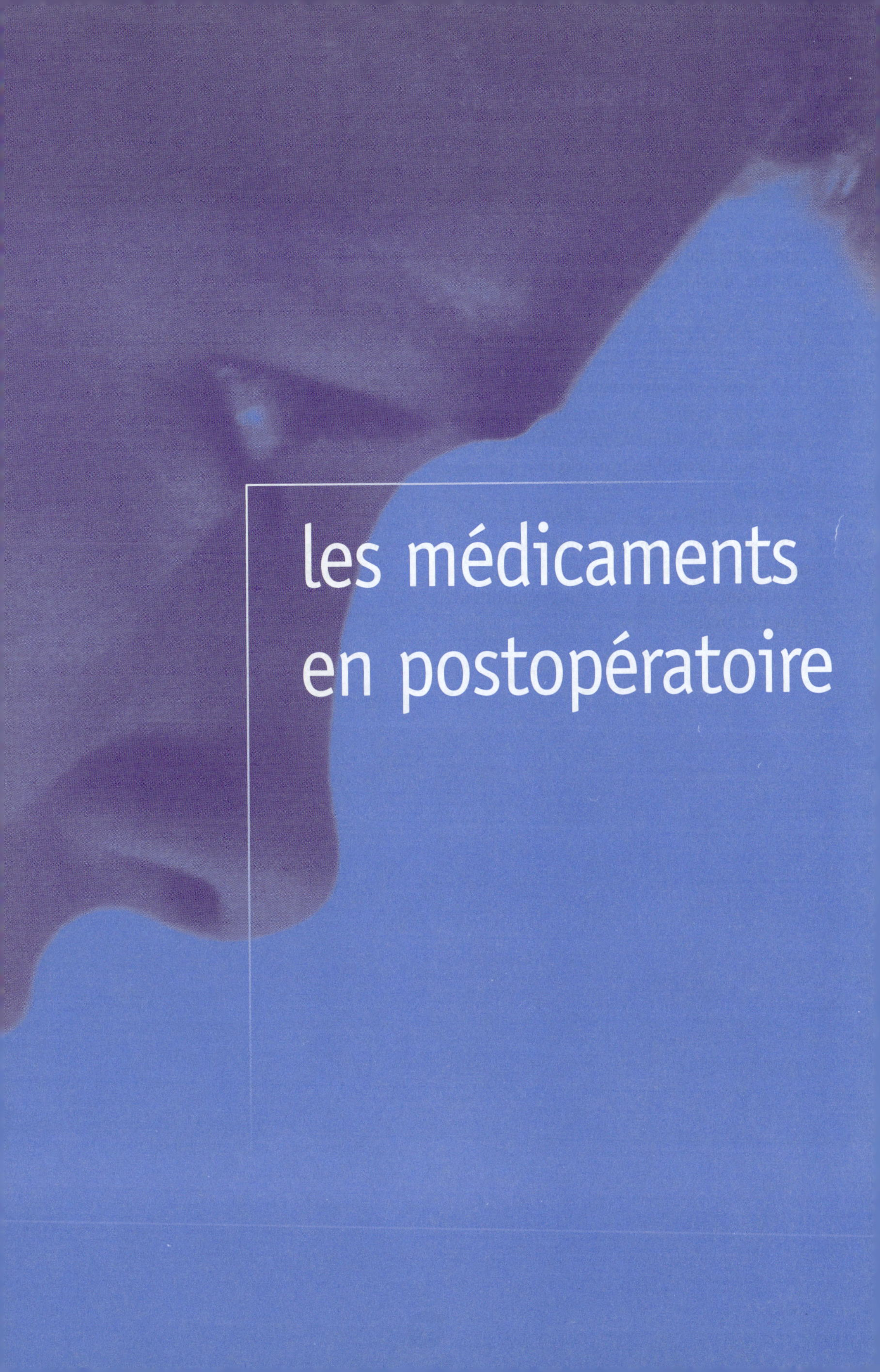

les médicaments en postopératoire

55 introduction

Après avoir subi une intervention sous anesthésie générale, il existe des risques importants pour le patient :

- en raison de l'intervention chirurgicale elle-même :
  - un risque d'encombrement bronchique,
  - un risque de choc hémorragique postopératoire,
  - un risque d'accident thromboembolique,
  - un risque de troubles hydroélectrolytiques et de dénutrition ;
- en raison de la rupture cutanéomuqueuse :
  - un risque d'infection nosocomiale lié au milieu hospitalier,
  - un risque infectieux lié à l'intervention ou au patient lui-même ;
- les conséquences de l'intervention doivent être corrigées :
  - soulager la douleur,
  - pallier l'impossibilité d'effectuer les soins d'hygiène,
  - prévenir le risque d'escarres dû à l'alitement,
  - faciliter la reprise du transit intestinal ;
- d'autres risques peuvent apparaître en fonction des cas :
  - un risque de décompensation de l'hyperglycémie,
  - un risque de complications urinaires,
  - un risque d'aggravation d'un syndrome dépressif.

L'évaluation du risque et les objectifs du traitement

Une détresse respiratoire peut se produire en présence d'**encombrement bronchique** important ou d'une insuffisance respiratoire. Le risque d'encombrement bronchique est lié à l'immobilisation et à la douleur, ce qui entraîne une diminution de l'amplitude respiratoire. Il est lié également à un éventuel terrain tabagique. Le risque de **bradypnée** est présent lorsqu'il y a eu anesthésie générale avec utilisation de dérivés morphiniques. Les dérivés morphiniques sont dépresseurs respiratoires, ils peuvent perturber la fonction ventilatoire et aggraver un encombrement bronchique préexistant.

Les objectifs du traitement

- Prescription d'un fluidifiant bronchique par voie intraveineuse ou en aérosol, pour **faciliter l'expectoration** (Bisolvon®, Mucomyst®, Rhinathiol®, Surbronc®, etc.). L'infirmière persuade le patient de cracher dans un crachoir ou dans des mouchoirs jetables.
- Les bronchodilatateurs **améliorent la respiration** en dilatant les bronches (Bricanyl®, Ventoline®, etc.).
- La kinésithérapie contribue à l'**amélioration de l'état respiratoire à l'aide de vibrations thoraciques pour décoller les sécrétions bronchiques**.
- Mise sous oxygène si nécessaire.

La surveillance du traitement

Constater l'efficacité du traitement

L'efficacité du traitement est évaluée sur la disparition progressive des signes de bradypnée et de la diminution de l'encombrement bronchique.

Les moyens de surveillance

Elle consiste à surveiller la fréquence, le rythme et l'amplitude respiratoires et à observer la peau (recherche d'une cyanose). La prise de température permet de dépister une éventuelle surinfection des voies respiratoires.

Dépister les effets secondaires

Dans les traitements prescrits en cas de détresse respiratoire, on constate les effets secondaires suivants :

- les fluidifiants bronchiques : troubles digestifs du type nausées, vomissements, gastralgie, diarrhées, etc. En cas de surdosage, le risque de fluidification excessive est possible ;
- les bronchodilatateurs : troubles neurosensoriels du type tachycardie, céphalées, nervosité et tremblements, irritation de la gorge, etc.

Exemples de prescriptions

Les prescriptions fréquemment rencontrées lors des évaluations et en stage sont les suivantes :

- Surbronc® (fluidifiant mucolytique), 1 ampoule en aérosol dans 20 mL de sérum physiologique, 4 fois par 24 heures ;
- Surbronc® injectable (fluidifiant bronchique), 1 ampoule, 3 fois par jour par voie intraveineuse ;
- Aérosol 3 fois par jour :
- Bricanyl® 5 mg (antispasmodique bronchique),
- Atrovent® 0,5 mg (antispasmodique bronchique) ;
- Bricanyl® 0,5 mg, 3 fois par jour par voie sous-cutanée.

57 prise en charge des risques hémorragiques

L'évaluation du risque et les objectifs du traitement

Le risque hémorragique est commun à toutes les interventions chirurgicales.
Une transfusion de sang en per- ou postopératoire permet de compenser les pertes en sang durant l'intervention. Elle corrige ainsi l'anémie et l'hypovolémie. L'administration de liquide de remplissage compense les pertes liquidiennes et évite la transfusion qui est maintenant plus rare sauf en cas d'urgence.

La surveillance du traitement

Mettre en place la surveillance

La prise de la pression artérielle et la prise du pouls permettent de rechercher une tachycardie, un pouls filant, une chute de la pression artérielle. En effet, la tachycardie va compenser la chute de pression due à la perte de sang, de façon à maintenir une circulation minimale. En outre, l'infirmière vérifie la perfusion veineuse ou la transfusion.

Dépister les signes d'un choc hémorragique

Vérifier l'état du pansement

L'aspect du pansement et sa couleur permettent de dépister une hémorragie sur le lieu de l'intervention. L'aspect des sécrétions des drains donne des renseignements concernant le lieu d'une éventuelle hémorragie.

Apprécier l'état clinique

L'hémorragie s'exprime par des modifications de l'apparence du patient : pâleur, sueurs, cyanose, lividité des lèvres, marbrures, froideur des extrémités sont les signes de dépistage externes d'une hémorragie interne en cours.

Observer l'état de conscience

Angoisse, agitation, torpeur sont les témoins d'une sensation de mal-être du patient. Il « se sent partir ».

Surveiller l'état respiratoire

La surveillance respiratoire permettra de rechercher une polypnée.

Surveiller les saignements

Un melaena, sang digéré dans les selles de couleur foncée, est un signe de saignement digestif. Il faut également surveiller la quantité et l'aspect des urines (oligurie, anurie, hématurie).

La surveillance biologique

La NFS permet d'estimer l'efficacité de la transfusion, et renseigne sur la chute des globules rouges et de l'hémoglobine. L'ionogramme est prescrit pour vérifier l'équilibre électrolytique et réajuster la prescription du soluté de remplissage, si nécessaire. L'infirmière doit établir une feuille de surveillance de diurèse avec le bilan des entrées/sorties.

Exemples de prescriptions

Les solutés de remplissage sont utilisés pour compenser la perte de liquide et restaurer la volémie (Plasmagel®, Elohes®, etc.).

L'évaluation du risque et les objectifs du traitement

Le risque thromboembolique postopératoire est lié à l'immobilisation. Il est en rapport avec le caractère emboligène de certaines interventions (sur le petit bassin, digestif, etc.) et des antécédents du patient (présence d'une insuffisance veineuse et de varices, etc.).

Le traitement a pour objectif la prévention de la constitution d'un thrombus à l'aide d'un anticoagulant du type héparine de bas poids moléculaire (HBPM), en sous-cutané, généralement une fois par jour. Il évite l'apparition d'embolie pulmonaire par obstruction de l'artère pulmonaire.

Si cela n'engendre pas de douleurs importantes, il faut solliciter le patient afin qu'il mobilise ses membres inférieurs, puis le lever dès que possible. En effet, en favorisant la circulation périphérique on limite la formation de thrombus.

La pose de bandes de contention facilite le retour veineux, en cas d'insuffisance veineuse. Elles sont systématiquement posées avant une intervention sur le petit bassin.

La surveillance

Le lever et la marche seront effectués dès que possible, en général le lendemain de l'intervention.

Dépister les signes de phlébite

On identifie une phlébite d'après les critères suivants :

- douleur du mollet à la dorsiflexion du pied (signe de Homans) ;
- abolition du ballottement du mollet ;
- dissociation du pouls et de la température ;
- jambes chaudes, douloureuses et rouges ;
- œdème de la jambe et de la cheville (pas toujours).

Dépister l'apparition d'une embolie pulmonaire

La respiration est superficielle et accompagnée de dyspnée. Le patient ressent une sensation d'oppression et de douleur en « point de côté » brutale. Il y a installation d'une angoisse majeure. L'embolie pulmonaire peut survenir avant même que n'apparaissent les signes de phlébite.

Dépister les effets secondaires

Les risques d'hémorragie et de thrombopénie font partie des effets secondaires, dus au surdosage en anticoagulant (gingivorragies, etc.).

On relève également un risque d'hématome au point d'injection, ce qui nécessite de varier les sites d'injection.

La surveillance biologique repose sur la recherche de l'activité anti-Xa et des plaquettes, si l'administration est supérieure à une semaine.

Le dosage de l'activité anti-Xa doit être compris entre 0,10 et 0,40 UI/mL.

Exemples de prescriptions

Les prescriptions fréquemment rencontrées lors des évaluations et en stage sont les suivantes :

- Lovenox® 20 mg (héparine de bas poids moléculaire), 1 injection par voie sous-cutanée par jour ;

- Lovenox® 40 mg (anticoagulant), 1 injection par voie sous-cutanée par 24 heures ;
- Fragmine® 5 000 UI (héparine de bas poids moléculaire), 1 injection par voie sous-cutanée par jour, le matin à 8 heures ;
- Fraxiparine® 0,6 mL (anticoagulant), 1 injection par voie sous-cutanée à 20 heures ;
- Fraxiparine® 0,4 mL (antithrombotique), 1 injection par voie sous-cutanée à 16 heures pendant 15 jours ;
- Innohep® 3500 (HBPM), 1 ampoule en sous-cutané à 17 heures.

prise en charge des risques de complications infectieuses

L'évaluation du risque et les objectifs du traitement

Le traitement chirurgical peut être responsable de complications infectieuses. Il y a un risque infectieux élevé si l'état général du patient est altéré, ou si ses défenses immunitaires sont diminuées.

La présence de sondes à demeure ou d'une voie veineuse profonde est source d'infections. L'alitement peut favoriser une infection bronchique.

Il faut prendre toutes les mesures pour éviter l'infection nosocomiale.

Le patient est exposé à l'infection nosocomiale s'il est porteur de matériel invasif (cathéter court, sonde vésicale, sonde nasogastrique), s'il présente une cicatrice (porte d'entrée de l'infection) ou s'il a une pathologie cancéreuse (mobilisation des défenses immunitaires pour lutter contre le cancer).

Il y a risque infectieux chez un patient cancéreux traité par chimiothérapie, en raison de la baisse d'immunité due aux anticancéreux (aplasie médullaire).

La prescription d'antibiotiques postopératoires par voie veineuse prévient le risque infectieux.

La surveillance du traitement

Mettre en place la surveillance des antibiotiques

Lors de complications infectieuses la surveillance du traitement s'effectue selon différents critères :

- la température : elle augmente en cas d'infection. Il faut planifier la prise de température 2 fois ou plus par 24 heures et établir la feuille de surveillance de température ;
- le bon fonctionnement du système de perfusion et surveiller le site d'injection ;
- le pouls à prendre 2 fois par jour et plus si besoin ;
- la bactériologie : les prélèvements bactériologiques prescrits sont réalisés ;
- l'aspect de la cicatrice ou des sécrétions des drains : il s'agit de rechercher l'absence d'infection locale et de noter la présence éventuelle de sérosités purulentes ou sanguinolentes.

Dépister les effets secondaires

Parmi les effets secondaires, on relève des allergies cutanées (rash cutané, prurit), des troubles digestifs (nausées, diarrhées), des effets secondaires spécifiques de l'antibiotique utilisé *(voir chap. 7)*.

Prévenir l'infection nosocomiale

L'équipe soignante doit être elle-même d'une parfaite propreté (main, cheveux, ongles, etc.) et doit organiser les soins afin de ne pas apporter de germes ni entretenir un foyer infectieux :

- elle assure l'hygiène des locaux, du mobilier, du matériel et aère la chambre ;
- elle assure la propreté cutanée du patient (toilette, toilette intime, soins de bouche, soins de nez, etc.) et l'installe seul dans une chambre ou auprès d'une personne ne présentant pas d'infection ;
- elle veille au respect de l'asepsie (désinfection et lavage des mains, gants, élimination des déchets, etc.) ;
- elle manipule du matériel invasif en respectant la stérilité (perfusion, sonde nasogastrique, sonde vésicale, etc.) ;
- elle recherche les signes d'inflammation ou d'infection au niveau du point d'injection du cathéter (œdème, traînée de lymphangite).

Exemples de prescriptions

Les prescriptions fréquemment rencontrées lors des évaluations et en stage sont les suivantes :

- Augmentin® 1 g (antibiotique), 1 g, 3 fois par 24 heures dans 100 mL de sérum physiologique, à passer en 30 minutes ;
- Clamoxyl® 1 g (antibiotique), 1 ampoule à diluer dans 100 mL de sérum physiologique, 3 fois par jour, à passer en 30 minutes ;
- Claforan® (antibiotique, bêtalactamine), 1 g par voie intraveineuse directe 3 fois par jour (infection nosocomiale).

Au niveau de l'appareil digestif, l'intervention chirurgicale est responsable de l'arrêt du transit intestinal et de la difficulté de sa reprise. En outre, il y a un risque d'ulcère de l'estomac (ulcère de stress).

Les risques de difficulté de reprise du transit

L'évaluation du risque et les objectifs du traitement

L'iléus paralytique entraînant un arrêt du péristaltisme intestinal est lié à l'ouverture du péritoine, ce qui est normal jusqu'au 3e ou 4e jour. Les antispasmodiques stimulent la reprise du transit intestinal (Débridat®, Duspatalin®, etc.). Un laxatif a pour but de lutter contre la constipation si elle persiste (Duphalac®, Lactulose®, etc.).
Le massage colique et la mobilisation peuvent également favoriser la reprise du transit.

La surveillance du traitement

Cela consiste à surveiller l'apparition des gaz et des selles (3e jour postopératoire, en général) et la survenue de vomissements qui fait craindre un début d'occlusion intestinale.

Exemples de prescriptions

Les prescriptions fréquemment rencontrées lors des évaluations et en stage sont les suivantes :
- Duphalac® (laxatif), 3 cuillerées à soupe par jour ;
- Débridat® (antispasmodique musculotrope), 1 cuillerée à soupe trois fois par jour.

La prévention de l'ulcère de stress

L'apparition d'un ulcère

Les sécrétions d'acide dans l'estomac sont continues alors que le patient reste allongé après l'intervention. De plus l'ulcère est activé par le stress de l'intervention, ainsi qu'en cas d'antécédents ulcéreux.

Les antisécrétoires

Les antisécrétoires (les anti-ulcéreux tels que Azantac®, Raniplex®, Pepdine®, Tagamet®, etc.) sont indiqués à titre préventif. On leur adjoint généralement des pansements gastriques pour soulager les douleurs (Maalox®, Phosphalugel®, gel de polysilane, etc.).

La surveillance du traitement

Le soignant surveille l'apparition de douleurs gastriques et rassure autant que possible le patient en l'informant de l'évolution de sa santé.

Exemples de prescriptions

Les prescriptions fréquemment rencontrées lors des évaluations et en stage sont les suivantes :
- Azantac® (anti-ulcéreux, antihistaminique), 1 ampoule toutes les 8 heures par voie intraveineuse directe ;
- Raniplex® 50 mg (antihistaminique, inhibiteur de la sécrétion acide), 1 ampoule 3 fois par jour ;
- Mopral® 40 mg (anti-ulcéreux), à 9 heures et 21 heures en intraveineuse lente.

L'évaluation du risque

Une intervention chirurgicale génère par elle-même de la douleur. En outre, la douleur n'est pas objective et dépend de nombreux facteurs (culturels, affectifs, etc.).

La mise en place du traitement

Elle consiste en la prescription d'antalgiques par voie veineuse.
Il peut y avoir une alternance d'antalgiques de première intention (paracétamol, etc.) et d'antalgiques majeurs du type morphine.
Dans le cadre du postopératoire, l'utilisation d'une pompe (PCA) permet l'emploi de la morphine, assurant ainsi une prise en charge efficace de la douleur aiguë (analgésie contrôlée par le patient). Le patient déclenche lui-même une injection IV (un bolus) de morphine en appuyant sur un bouton-poussoir. La répétition de l'administration par le patient n'est possible qu'après un délai appelé « période d'interdiction ». La douleur est contrôlée grâce à l'utilisation d'une réglette EVA (échelle visuelle analogique) permettant au médecin de moduler les doses de morphine administrables par la PCA.

La surveillance du traitement

Lors de l'administration

Le respect des horaires est le point important de l'administration car de lui dépend le risque de dépendance. L'alternance du traitement antalgique, majeur avec un antalgique d'efficacité moindre, si elle est instaurée, doit être suivie.

Constater l'efficacité du traitement

Il faut tenir compte des plaintes du patient et de toutes les modifications concernant la douleur qui seront notées sur le dossier de soins et transmises au médecin. Le patient évaluera l'intensité de sa douleur en utilisant une réglette d'évaluation du type EVA. Le résultat sera comparé aux évaluations précédentes.

Surveiller le patient

Il est important d'être à l'écoute du patient et de l'aider à trouver puis à se maintenir dans des positions antalgiques.
Il faut aussi veiller à assurer les soins le moins douloureusement possible (mobilisation et installation du lit) et disposer l'environnement du patient de telle sorte qu'il n'ait pas d'efforts douloureux à faire.

Dépister les effets secondaires

Ces effets secondaires dépendent de l'antalgique utilisé.

Exemples de prescriptions

Les prescriptions fréquemment rencontrées lors des évaluations et en stage sont les suivantes :

- Perfalgan® (antalgique), 1 ampoule dans 100 mL de sérum physiologique à passer en 20 minutes, 3 fois par jour ;
- protocole antidouleur :

– Perfalgan® (paracétamol, antalgique antipyrétique), 1 g dans 100 mL de sérum glucosé isotonique à 5 % à passer en 10 minutes, 4 fois par jour,

– Nubain® (nalbuphine, analgésique central), 15 mg dans 100 mL de glucosé isotonique à 5 % à passer en 30 minutes, 3 fois par jour,

- protocole antidouleur :

– Perfalgan® (antalgique), 1 ampoule avec 100 mL de sérum glucosé isotonique à 5 % à passer en 20 minutes, 3 fois par jour,

– Morphine 5 mg, par voie sous-cutanée toutes les 8 heures.

17

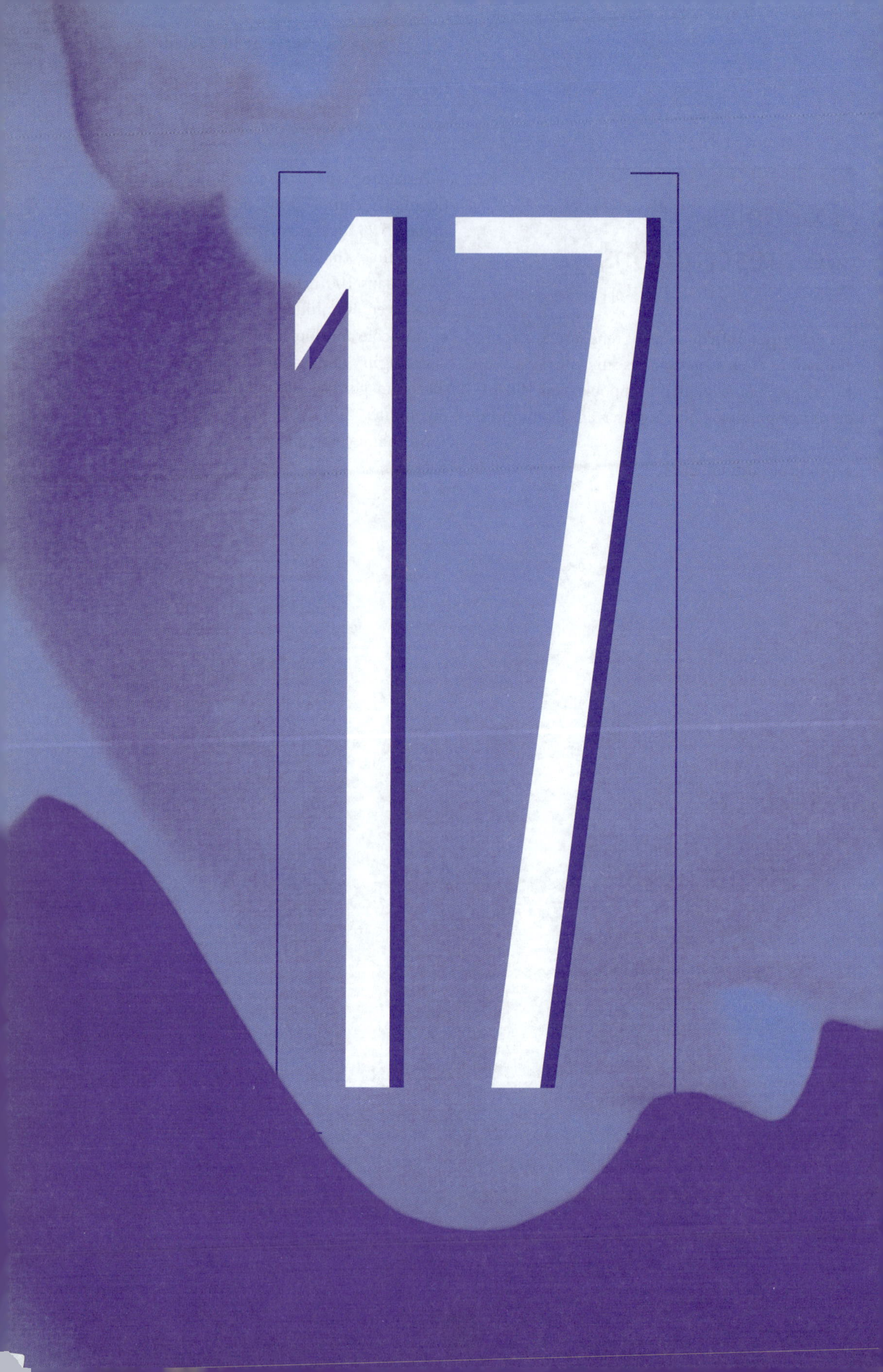

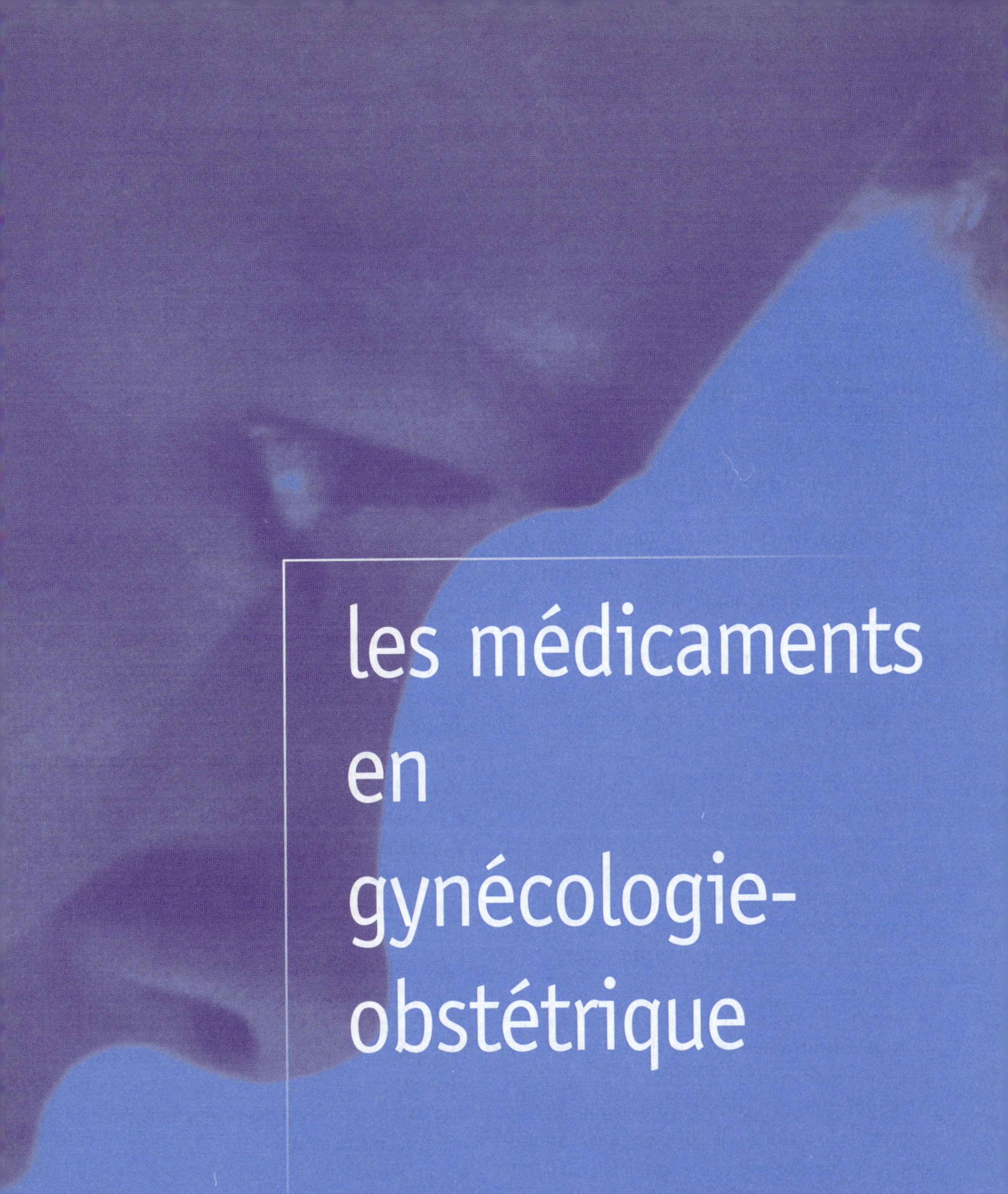

les médicaments en gynécologie-obstétrique

Les objectifs du traitement

La progestérone est une hormone sexuelle féminine sécrétée par les ovaires. Elle est produite par le corps jaune dans la seconde partie du cycle après l'ovulation. Elle a pour rôle physiologique de préparer l'utérus à l'implantation de l'ovule fécondé. L'usage thérapeutique de la progestérone est multiple :

- traitement de l'insuffisance lutéale : quand le fonctionnement ovarien ne permet pas un apport suffisant en progestérone, il y a déséquilibre avec les œstrogènes, qui continuent à être produits en quantité normale par le tissu interne de l'ovaire. Pour l'organisme, cette quantité est excessive puisque non compensée par la progestérone. Pour pallier ce manque de progestérone, on apporte, par substitution, de la progestérone au cours de la 2e partie du cycle ;
- les fibromes : ce sont des développements anormaux non cancéreux du tissu utérin œstrogénodépendants. La progestérone extérieure aura pour but de compenser les œstrogènes et d'éviter aux fibromes de se développer. Le traitement est chirurgical ;
- menace d'avortement précoce : l'œuf fécondé n'est pas maintenu en période d'imprégnation de progestérone. L'arrêt de sécrétion de progestérone est responsable de début de contraction rendant impossible le maintien de l'ovule fécondé. La progestérone doit être utilisée avec prudence car l'avortement spontané peut être également dû à une malformation fœtale ;
- les endométrioses : c'est le développement du tissu utérin (endomètre) hors de la cavité utérine sous l'influence des œstrogènes ;
- les mastopathies bénignes : une déficience en progestérone favorise le développement des glandes mammaires (par les œstrogènes) qui deviennent douloureuses et volumineuses.

La surveillance du traitement

En fin de cycle, l'arrêt de sécrétion de progestérone provoque les règles.

Respecter les posologies

On entend par 1er jour du cycle le 1er jour des règles. La posologie est fonction du dosage choisi par le médecin et de la pathologie à traiter :

- insuffisance lutéale : 1 ou 2 comprimés par jour du 16e au 25e jour du cycle ;
- préménopause : 1 ou 2 comprimés par jour du 16e au 25e jour du cycle ;
- endométriose : 1 comprimé par jour en continu ;
- après la ménopause : 1 comprimé par jour les 12 derniers jours du cycle, dans le cadre d'un traitement hormonal de substitution.

Les moyens de surveillance

La surveillance gynécologique

Des questions posées à la patiente permettent de préciser :

- la date d'apparition des premières règles hémorragiques, même minimes ;
- leur abondance, leur durée ;
- leur aspect (sang noir, sang rouge, caillots) ;
- le calendrier des règles et la courbe thermique ;
- les problèmes de seins ou de douleurs pelviennes.

Il sera pratiqué par le gynécologue un toucher vaginal, à la recherche d'une masse utérine (grossesse, fibrome, tumeur), ou des annexes (kyste ovarien).

La surveillance biologique

Elle comprend des dosages hormonaux : FSH, œstrogènes, progestérone.

Les examens complémentaires

Ils comprennent :

- échographie pelvienne ;
- hystérosalpingographie, permettant de rechercher la localisation des fibromes ;
- cœlioscopie en dernier recours, pour examiner les ovaires et les trompes.

Constater la réussite du traitement

Traitement de l'insuffisance lutéale

L'apport en progestérone compense le déséquilibre dû à une sécrétion ovarienne insuffisante en progestérone naturelle. La dominance en œstrogènes cesse, et les troubles observés suivants sont réduits : dysménorrhées (règles abondantes dues à l'excès d'œstrogènes), hémorragies utérines, douleurs prémenstruelles et tension mammaire, mastopathie bénigne.

Disparition des signes associés à la présence de fibromes

Ménorragies, associées à des métrorragies (saignements entre les règles), pesanteur pelvienne. Généralement, les saignements ne cèdent pas aux traitements et entraînent des anémies et des carences en fer.

Dépister les effets secondaires de la progestérone

Ce sont les suivants :

- troubles gynécologiques : saignements intermenstruels en cas de prise précoce dans le cycle (rare) ;
- troubles neurosensoriels : somnolence, vertiges, céphalées ;
- troubles digestifs : constipation, risques de troubles hépatiques (rares) ;
- troubles psychiques : aggravation d'un état dépressif.

Exemples de prescriptions

On distingue les produits à base de progestérone naturelle ou à base de progestatifs de synthèse. Actuellement, la progestérone naturelle est préférée aux progestatifs de synthèse.

Les prescriptions fréquemment rencontrées dans les cas concrets et en stage sont les suivantes :

- progestérone naturelle : la posologie est de 1 à 2 comprimés du 10e au 25e jour du cycle dans les troubles menstruels ou prémenstruels :
  - Duphaston® (dydrogestérone), comprimé 5 mg,
  - Utrogestan® (progestérone naturelle), comprimé 100 mg et 200 mg (génériques : Estima® Gé, comprimé 100 mg, Progestérone Biogaran® etc.) ;
  - Progestogel® gel (progestérone naturelle), utilisé dans le traitement des mastopathies bénignes par apport de progestérone en application locale ;
- progestatifs de synthèse : leur efficacité est considérée comme étant supérieure à celle de la progestérone naturelle :
  - Lutéran® 2 mg, 5 mg, 10 mg,
  - Lutényl® (nomégestrol) 5 mg,
  - Surgestone® comprimé 0,250 mg, 0,500 mg,
  - Orgamétril® (lynestrénol) comprimé 5 mg.

Les objectifs du traitement

La pilule œstroprogestative est une contraception hormonale fondée sur l'utilisation des hormones féminines, œstrogènes et progestérone.
Dans un cycle normal, la présence de progestatifs et d'œstrogènes au cours de la 2e moitié du cycle (phase lutéale) signifie que l'ovulation a eu lieu. En apportant dès le début du cycle des progestatifs et des œstrogènes, on place d'emblée l'organisme en phase lutéale.
L'action des œstroprogestatifs se manifeste donc par trois actions simultanées :

- perturbation de la maturation des ovocytes et donc blocage de l'ovulation (effet antigonadotrope) ;
- épaississement de la glaire cervicale (baisse du passage des spermatozoïdes) ;
- modification de l'endomètre (disparition de la capacité de nidation).

La surveillance du traitement

Modalités d'emploi

Prise de la pilule

Les œstrogènes et les progestatifs sont combinés pendant toute la durée de la période d'administration. Parmi ces pilules combinées, il peut y avoir des pilules normodosées ou minidosées en œstrogènes. Selon l'échelonnement de la dose de progestatif, on distingue trois types de pilules combinées : monophasique, biphasique et triphasique.
La pilule se présente sous forme d'une plaquette de 21 ou 28 comprimés.
Il faut débuter une première fois le traitement le 1er jour des règles et poursuivre pendant 21 jours à heure fixe, matin ou soir. Il y a ensuite un arrêt des prises pendant 7 jours qui déclenche des règles, appelées « saignement de privation ». Le 28e jour, on recommence une seconde plaquette.

En cas d'oubli

En cas d'oubli de la pilule de moins de 12 heures, prendre le comprimé oublié immédiatement puis prendre le suivant à l'heure prévue.
En cas d'oubli supérieur à 12 heures, poursuivre la contraception orale à heure prévue en y associant une contraception par préservatif les 14 jours suivants. Il faut reprendre un comprimé en cas de vomissements se produisant aux environs de la prise de la pilule.

Réglementation

Toutes les pilules contraceptives sont inscrites sur la liste I. Elles sont délivrées pour une période de 3 mois avec possibilité de renouvellement dans la limite de 6 mois. Elles ne sont pas toutes remboursées par l'Assurance maladie. Certaines mutuelles prennent en charge une partie du coût des pilules non remboursées.

Les moyens de surveillance

Des examens s'imposent avant de débuter la prescription de la pilule, en raison des contre-indications d'une contraception œstroprogestative.

Bilan avant la prise de la pilule

Avant la première prescription, un examen clinique et gynécologique ainsi qu'un bilan biologique préalable devront être réalisés.
L'examen clinique comporte la mesure de la pression artérielle et du poids ainsi qu'un toucher vaginal. Le bilan biologique est constitué du

dosage de la glycémie à jeun, des lipides sanguins. Le bilan est complété d'un frottis de dépistage.

Surveillance au cours du traitement

Il s'agit d'un bilan semestriel, puis annuel. Un bilan biologique, au moins annuel, doit surveiller la glycémie, le cholestérol et les triglycérides. De plus, un examen médical et gynécologique annuel est recommandé.

Un frottis cervico-vaginal et une mammographie seront pratiqués tous les 2 ou 3 ans.

En raison du risque d'accident artériel (rare), l'obstruction d'une artère peut faire craindre chez les femmes à antécédent thromboembolique trois pathologies : l'accident vasculaire cérébral, la phlébite, et l'embolie pulmonaire. L'apparition de céphalées importantes et inhabituelles, de troubles visuels, de vertiges, une HTA (hypertension artérielle), des signes de phlébite, d'infarctus doivent être signalés immédiatement au médecin.

Si la patiente doit subir une intervention chirurgicale ou être immobilisée, la pilule sera arrêtée en raison de l'augmentation du risque thromboembolique.

Il y a toujours suspicion de cancer du sein généré par la pilule bien que les données actuelles ne permettent pas de l'affirmer. Des douleurs importantes au sein (mastopathie) doivent être signalées.

Dépister les effets secondaires

Tous les contraceptifs possèdent un certain nombre d'effets indésirables :

- Troubles digestifs :
  - nausées, vomissements,
  - lithiases biliaires ;
- Troubles métaboliques :
  - modifications métaboliques (hyperlipidémie, diabète),
  - prise de poids modérée ;
- Troubles cardiovasculaires :
  - complications cardiovasculaires (HTA),
  - hypercoagulabilité, thromboses veineuses,
  - sensation de jambes lourdes par perturbation de la circulation veineuse ;
- Troubles gynécologiques :
  - aménorrhée et saignements intermenstruels (en dehors des règles),
  - mastodynie (tension douloureuse des seins),
  - candidoses vaginales,
  - les œstroprogestatifs peuvent induire à long terme une tumeur du sein ou de l'utérus ou provoquer l'évolution rapide d'un cancer préexistant ;
- Troubles dermatologiques :
  - acné,
  - chloasma (taches pigmentaires au niveau du visage, exacerbées par le soleil),
  - hypertrichose ;
- Troubles psychiques :
  - irritabilité, nervosité,
  - céphalées,
  - modification de la libido ;
- Contre-indications :
  - maladies ou antécédents thromboemboliques (AVC),
  - troubles cardiovasculaires (HTA, insuffisance coronarienne) et oculovasculaires,
  - diabète, hyperlipidémie, tabagisme, obésité,
  - affections hépatiques graves, insuffisance rénale,
  - personnes sujettes aux migraines avec aura,
  - cancer du sein ou de l'utérus, tumeurs hypophysaires,
  - grossesse, allaitement,
  - hémorragies génitales non diagnostiquées.

Exemples de prescriptions

Les prescriptions fréquemment rencontrées lors des évaluations et en stage sont les suivantes :

- Pilules monophasiques minidosées : l'œstrogène et le progestatif sont à dose constante dans chaque comprimé :

– Minidril®, Ortho-Novum®, Cilest® : elles ont un climat progestatif prédominant ; employées en cas de règles abondantes ou douloureuses, de mastopathie et de syndromes prémenstruels ; générique de Minidril® : Ludeal® Gé ;

– Cycléane® 30 et 20, Varnoline®, Harmonet®, Moneva®, Méliane®, Minulet® : il s'agit de pilules bien tolérées, sans prise de poids ni troubles circulatoires ;

– Diane 35® : elle contient un progestatif à effet anti-androgène. Pilule contraceptive utilisée chez la femme ayant de l'acné ; génériques : Holgyeme®, Evepar®, Lumalia®, Minerva 35®, Cyprotérone + Éthinylestradiol Sandoz® ;

- Pilules biphasiques minidosées : l'œstrogène et le progestatif ont un dosage plus élevé dans la seconde partie du cycle :

– Adepal®,

– Miniphase®, etc. ;

- Pilules triphasiques minidosées : le progestatif est à des doses variables réparties en trois phases croissantes correspondant aux trois couleurs des comprimés de la plaquette de pilule :

– Triella®,

– Trinordiol®, générique : Daily® Gé ;

– Tri-Minulet®.

Les conseils à la patiente

Le risque d'accident trombo-embolique s'accentue avec l'âge (à partir de 35 ans) et l'usage du tabac. Il est fortement recommandé d'arrêter de fumer.

Rappel : la contraception ne prévient pas des risques du sida. L'usage du préservatif est alors recommandé.

Les objectifs du traitement

On l'appelle « la pilule du lendemain ». La contraception d'urgence est mise en place dans un délai de 72 heures après un rapport sexuel non ou mal protégé ou en cas d'échec d'une méthode contraceptive. Elle est en vente libre.

Elle agit avant le phénomène de nidation en modifiant l'ovulation. Elle n'a aucun effet sur une grossesse débutée (œuf implanté dans la cavité utérine). La contraception d'urgence est réservée aux cas exceptionnels et ne doit pas remplacer une contraception habituelle :

- rupture ou oubli de préservatif ;
- victime de viol ;
- oubli de plus de deux pilules contraceptives ;
- expulsion d'un dispositif intra-utérin ;
- déplacement ou ablation trop précoce d'un diaphragme vaginal ;
- échec de la méthode du coït interrompu (éjaculation en dehors du vagin).

La surveillance du traitement

Lors de l'administration

Modalités d'emploi

Le traitement (Norlevo® 750 mg) comporte la prise du comprimé le plus tôt possible après le rapport sexuel non protégé, et dans les 72 heures (3 jours) au plus tard après le rapport.

Réglementation

Le Norlevo® est en vente libre sans ordonnance. Les mineures peuvent obtenir en pharmacie le Norlevo®, gratuitement et anonymement, en fournissant une preuve de leur âge.

Dépister les effets secondaires

Les effets secondaires sont les suivants :

- Troubles digestifs : nausées, vomissements ;
- Troubles neurosensoriels : vertiges, fatigue, céphalées ;
- Troubles gynécologiques :
  – retard des règles par rapport au jour prévu : si elles ne sont pas apparues 5 jours après la date normalement prévue, un test de grossesse doit être pratiqué ;
  – possibilité de douleurs abdominales basses, de métrorragies (saignements survenant en dehors des règles) et de tensions mammaires.

Les conseils à la patiente

Il faut insister sur la manière de prendre le comprimé, c'est-à-dire le plus tôt possible et au plus tard dans les 72 heures après le rapport sexuel. Il faut expliquer qu'en cas de vomissements dans les deux heures qui suivent la prise, il est nécessaire de reprendre un comprimé.

La patiente doit être prévenue de la nécessité d'utiliser un contraceptif local (préservatif) efficace jusqu'à ses règles.

Insister sur les précautions à prendre pour prévenir les maladies sexuellement transmissibles.

Orienter la patiente vers un médecin ou vers un centre de planning familial.

Les objectifs du traitement

La ménopause a pour définition l'arrêt constaté définitif du fonctionnement ovarien. Il sera proposé à la femme, selon son choix et sa décision, un traitement hormonal de substitution (THS). Ce traitement reproduit artificiellement le cycle féminin. Cela permet à la femme de conserver une bonne ossification (prévention de l'ostéoporose), des caractères féminins inchangés ainsi que le maintien de son état psychique.

L'ovaire ne produit plus du tout d'œstrogènes ni de progestérone, qui sont les hormones sécrétées en 1re et 2e phase du fonctionnement ovarien.

Le début de la ménopause se traduit par une modification de l'aspect général et des troubles de l'humeur.

La préménopause est caractérisée par l'irrégularité des règles, avec ménorragie et tension des seins. Elle s'accompagne d'irritabilité et de tristesse. Elle n'est pas du domaine du THS.

La surveillance du traitement

Mise en place du traitement hormonal de substitution (THS)

Les œstrogènes et la progestérone sont apportés à l'image physiologique de l'organisme, dans le même ordre que celui-ci.

Il y a dans un premier temps apport d'œstrogène seul (simulation de la phase folliculaire), puis dans un second temps apport d'œstrogène et de progestérone ensemble (simulation de la phase lutéale).

Il est possible de maintenir ou pas des règles en fin de cycle.

Le premier jour du cycle sera choisi arbitrairement ; c'est généralement le premier jour du mois.

Il existe donc deux types d'hormones administrées pour un THS : les œstrogènes, les progestatifs.

Apport en œstrogènes

Il peut se faire à l'aide de différentes formes :

- **Les patchs :** les œstrogènes sont suspectés de cancérogenèse. Pour limiter ce risque, ils sont administrés de préférence par voie transdermique ; les patchs seront collés au niveau des cuisses, de l'abdomen, des épaules, des bras, deux fois par semaine pendant 3 semaines selon prescription (Estraderm® TTS 25 µg, 50 µg, 100 µg ; Œsclim® 25 µg, 50 µg, 100 µg ; Systen® 50 µg, etc.) ;
- **La crème ou le gel :** 1 ou 2 doses/jour du 1er au 25e jour : Œstrogel®, Œstrodose®, Estreva®, etc. ;
- **La voie orale** est utilisée, en discontinu ou en continu, 21 à 28 jours par mois (Estrofem® comprimé 1 mg, 2 mg ; Estreva® comprimé 1,5 mg ; Provames® comprimé 2 mg ; Progynova® comprimé 1 mg, 2 mg, etc.) ;
- **La voie vaginale** est utilisée dans le traitement de la sécheresse vulvo-vaginale due à la carence œstrogénique de la ménopause : Trophygil® capsules gynécologiques.

Apport de progestatifs

En complément de l'apport œstrogénique, il y a apport de progestatifs pendant les 10 derniers jours du cycle puis arrêt de 7 jours si la femme veut des règles maintenues.

Les produits disponibles sont les progestatifs de synthèse ou les produits à base de progestérone naturelle (*voir chap. 62*).

Association d'œstrogènes et de progestatifs par voie orale

Ils se présentent sous forme de comprimés oraux à prendre 21 jours par mois (Divina®, etc.).

Ils sont composés de 21 comprimés répartis en 11 comprimés à base d'œstrogènes et 10 comprimés contenant des œstrogènes et de la progestérone.

L'arrêt des comprimés provoque les règles.

Cas particulier de la préménopause

Pendant cette période, l'ovaire annonce son arrêt prochain et définitif. Il fonctionne mais de manière déréglée. La sécrétion de progestérone est irrégulière et de temps en temps absente. En revanche, l'expression des œstrogènes est particulièrement marquée. En période préménopausique, avant la confirmation de la ménopause, l'apport d'œstrogènes n'est pas recommandé, voire interdit.

Constater la réussite du traitement

Le THS doit faire cesser les troubles dus à la ménopause. Si les résultats sont insuffisants, les dosages seront revus par le gynécologue :

- l'appareil génital : le THS favorise l'hydratation vaginale, évitant ainsi les rapports sexuels douloureux ;
- le métabolisme : le THS augmente la synthèse des glycoprotéines (prise de poids) et la coagulabilité. Il favorise la fixation du calcium et la production des triglycérides ;
- la peau : les œstrogènes favorisent une répartition harmonieuse des graisses sous-cutanées. Ils maintiennent la qualité hydro-protéique idéale de la peau et favorisent sa tenue et son élasticité, ralentissant ainsi l'apparition des rides et de la sécheresse de la peau. Les cheveux ne sont plus ternes, secs et cassants ;
- le comportement : diminution des troubles de l'humeur avec dépression, d'autant plus que cette période peut être celle de la maladie, de la solitude ou du départ des enfants. Diminution des crises d'angoisse avec palpitations et sueurs accompagnant les bouffées de chaleur de la ménopause ;

Les moyens de surveillance

Les examens biologiques

On réalise :

➡ Des dosages hormonaux :

Les taux en œstradiol sont effondrés à la ménopause confirmée. Le taux de progestérone est presque nul ;

➡ Un test au progestatif :

Il consiste à administrer un progestatif (prégnane ou norprégnane) 10, 15 ou 20 jours par mois :

– la survenue de saignements de privation après la séquence progestative témoigne d'une sécrétion œstrogénique endogène persistante : le test est dit positif ;

– en l'absence de règles pendant trois mois malgré la prise régulière du progestatif, le test est dit négatif et signe la ménopause.

Les examens complémentaires

Ils permettent une surveillance gynécologique régulière :

- examen gynécologique à 3 mois puis tous les ans ;
- frottis cervico-vaginal tous les 2 ans ;
- mammographie tous les 2 ans.

Dépister les effets secondaires

- Les effets secondaires des **œstrogènes** sont les suivants :

– troubles gynécologiques : tension mammaire, mastopathies sévères, tension abdomino-pelvienne, risque d'aggravation de tumeur du sein ou de l'utérus ;

– troubles neurosensoriels : céphalées ou migraines violentes, vertiges et troubles visuels ;
– troubles psychiques : nervosité, irritabilité ;
– troubles cardio-vasculaires : accident thromboembolique dû à l'hypercoagulabilité du sang, HTA ;
– troubles endocriniens et métaboliques : prise de poids, diabète, hyperlipidémie, œdème dû à une rétention hydrosodée.

• Rappel des effets secondaires du progestatif : somnolence, céphalées, constipation.

Les conseils à la patiente

Si un patch se décolle, il sera remplacé par un autre et retiré au moment prévu pour le premier. Bien respecter l'ordre de prise des comprimés dans le cas des associations.

Éviter le tabac en raison du risque athérogène des œstrogènes.

Notes

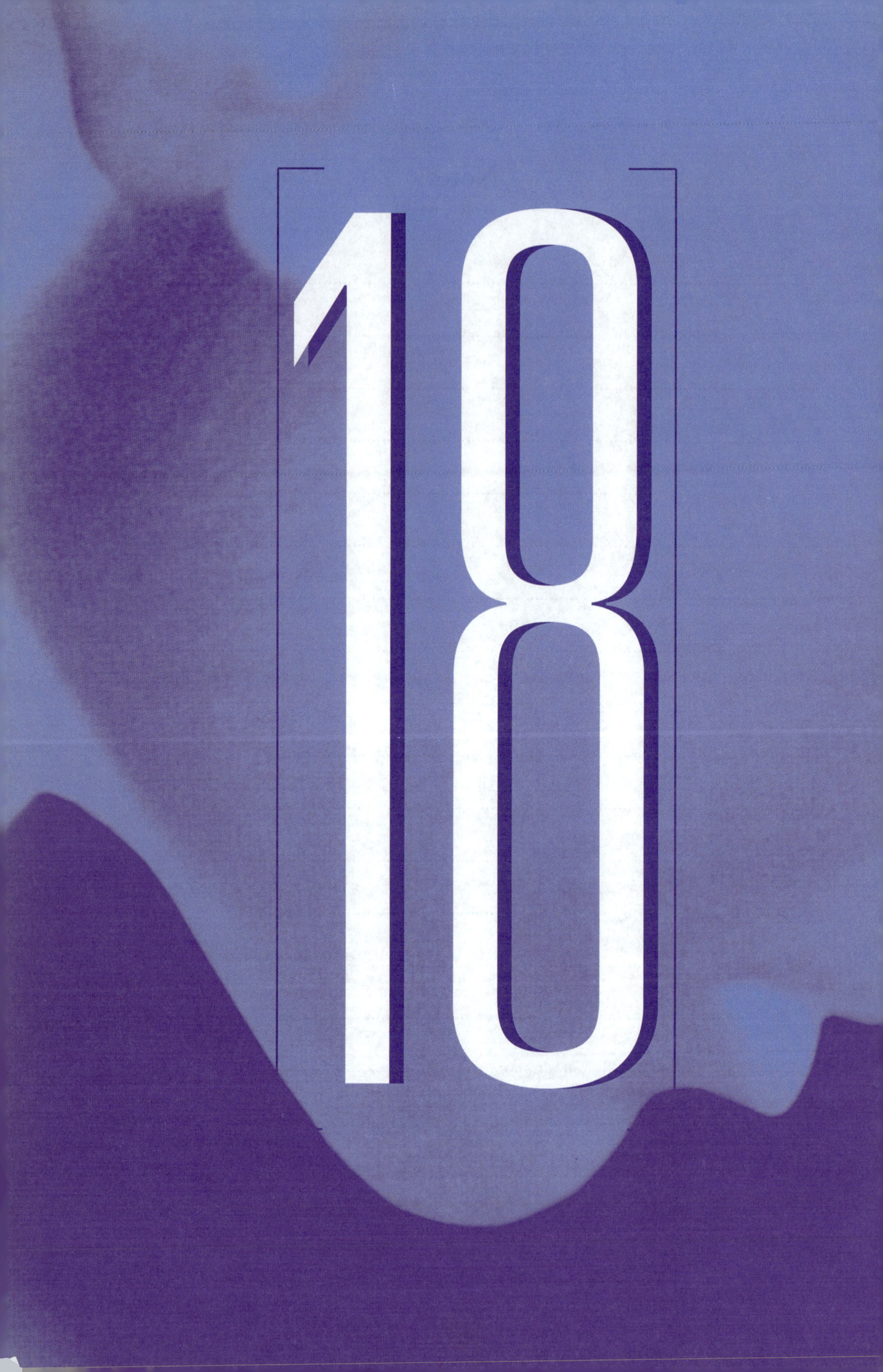

18

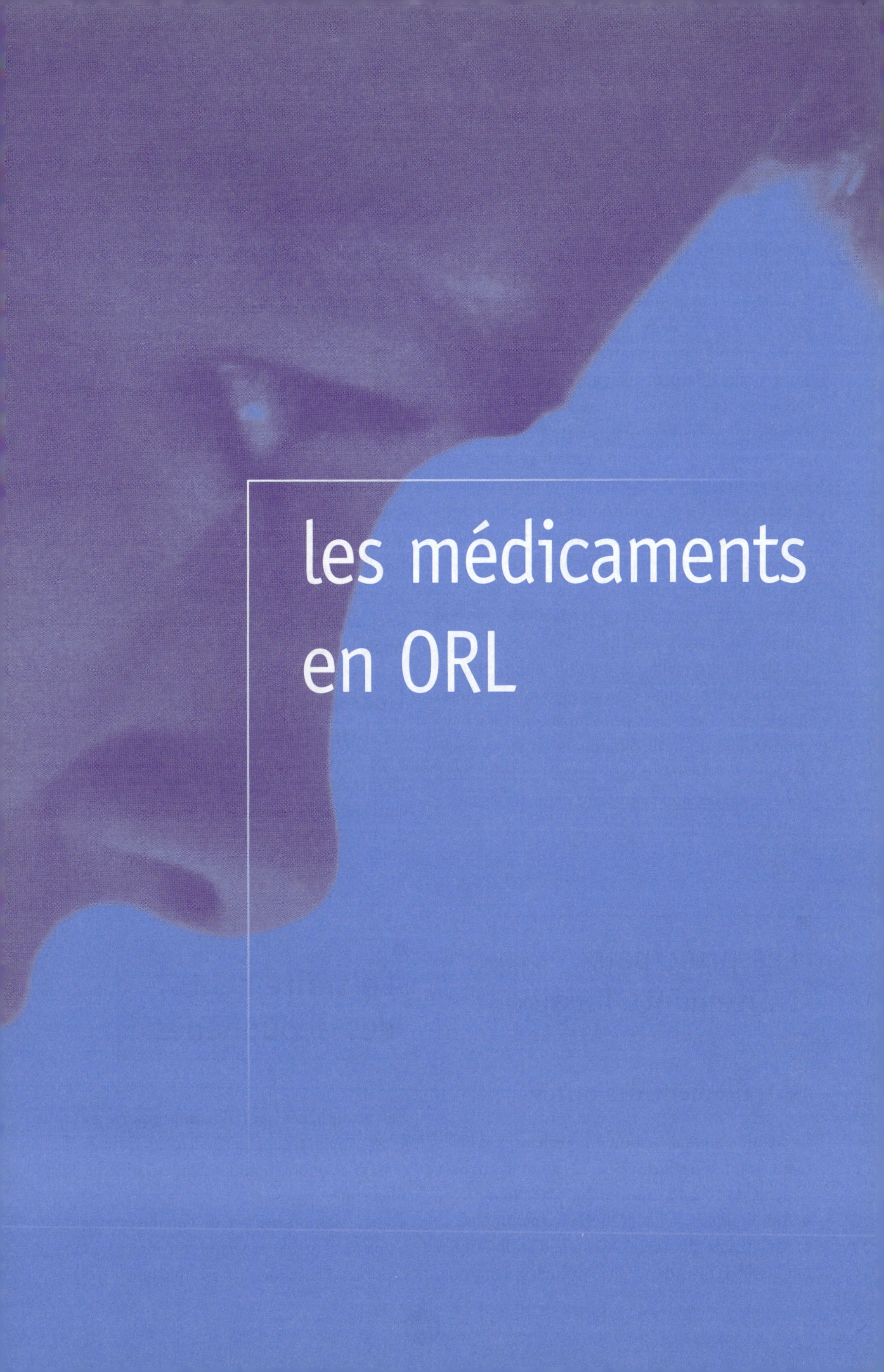

les médicaments en ORL

Les objectifs du traitement

L'otite : une otite est l'inflammation du tympan, de l'oreille externe et du conduit auditif. Elle peut être, une fois sur deux, une infection bactérienne (otite séreuse) ou une infection non bactérienne (otite virale). Elle peut avoir aussi pour origine une inflammation des tissus situés à proximité de l'oreille (poussées dentaires, sinusite).
Le traitement des otites bactériennes repose sur l'antibiothérapie. On distingue : les otites aiguës à Haemophilus ou pneumocoques et les otites chroniques bactériennes à streptocoque, pyocyanique ou à anaérobie. Le choix de l'antibiotique nécessite alors un antibiogramme.
Les otites accompagnées de vertiges peuvent être traitées par la corticothérapie.
Les bouchons d'oreille : le conduit auditif est protégé par un mélange de cérumen et de sébum appelé cire. Cette cire peut provoquer des bouchons, cause de surdité (temporaire) et de bourdonnements. Le coton-tige mal utilisé peut être à l'origine de ces bouchons (cire enfoncée et tassée dans le conduit).

Les principaux traitements locaux

Le traitement des otites

La solution auriculaire doit être réchauffée dans la main avant d'instiller 10 à 12 gouttes en bain d'oreille de 10 à 15 minutes 2 à 3 fois/jour :

- Antibiotiques : Oflocet® (ofloxacine) unidoses ;
- Association de corticoïdes et d'antibiotiques (aminosides) : Polydexa® (néomycine, polymyxine, dexaméthasone), Antibio-Synalar®, Panotile® (néomycine, polymyxine, fludrocortisone, lidocaïne). Ces produits d'usage local sont accompagnés la plupart du temps d'un traitement antibiotique et anti-inflammatoire (AINS) par voie orale. On peut aussi y adjoindre un antalgique.

Le lavage de l'oreille

Il se fait à l'aide de sérum physiologique tiédi et d'une poire pour oreille. Il existe des produits pour dissoudre le cérumen (tiédir avant instillation). Instiller 10 à 12 gouttes en bain d'oreille de 10 à 15 minutes 2 à 3 fois/jour : Cérulyse® (xylène) solution auriculaire, flacon compte-gouttes. Ne pas employer sur un tympan lésé.

L'eczéma du pavillon de l'oreille

Il est traité par l'application d'une crème à base de corticoïdes. La cause est difficile à cerner et l'abus de corticoïdes aboutit à des rechutes chroniques.

Le traitement des acouphènes

Les acouphènes sont des impressions auditives. C'est la perception généralement erronée d'une sensation sonore (bourdonnement, sifflement, grésillement).
Toute lésion obstructive de l'oreille externe, toute lésion de l'oreille moyenne ou interne sont susceptibles d'entraîner des acouphènes.

Le traitement des acouphènes est difficile car aucune méthode n'a jusqu'ici fait preuve d'une efficacité évidente. Toutefois, il est souvent envisagé un traitement avec les vasodilatateurs périphériques :

- Iskédyl® (raubasine et dihydroergocristine, dopaminergique), comprimés, 2 comprimés par jour en deux prises ;
- Sermion® (nicergoline, vasodilatateur alphabloquant), gélules et lyophilisat, 15 à 30 mg 3 fois/jour ;
- Rivotril® (anxiolytique), gouttes, 2 à 5 gouttes le soir au coucher semblent donner de bons résultats dans certains cas.

Le traitement des vertiges

Les vertiges sont liés à un dérèglement de l'équilibre. Ils s'expriment par la sensation de tournoiement et de dérobement des jambes. C'est dans l'oreille interne que se situe le centre de l'équilibre. De plus, les vertiges peuvent être dus à une atteinte cérébrale, une cause traumatique ou une mauvaise vascularisation. Ils sont également induits par certaines catégories de médicaments, dans ce cas interrompre la prise du médicament en cause.

Ils sont traités par Serc® 8 mg (bétahistine, antivertigineux), 8 à 16 mg 2 ou 3 fois par jour (génériques : Lectil® Gé, Bétahistine G Gam® etc.).

Le traitement peut nécessiter plusieurs cures de 2 à 3 mois pendant l'année.

Les effets secondaires fréquents sont des troubles digestifs (gastralgies, nausées, etc.) et de l'asthénie.

67 les médicaments des affections nasales

Les objectifs du traitement

Ils concernent :

• **La rhinite ou rhume commun :** la rhinite constitue une réponse inflammatoire de la muqueuse nasale à la présence de virus, de bactéries ou d'allergènes (pollen, poussières…). L'hypersécrétion nasale claire avec des épisodes d'éternuements est le signe classique du rhume. Des picotements précèdent un éternuement en salve. Puis une obstruction nasale s'installe. La température est souvent normale ou modérément élevée.

On distingue :

– les rhinites épidémiques (rhume de cerveau, coryza) qui sont généralement épisodiques, non infectieuses et non allergiques. Le patient se plaint de maux de tête, qu'il décrit comme une sensation de tête pleine, une sensation d'être dans du coton ou d'avoir le cerveau embrumé. Il s'agit d'une infection virale bénigne mais très contagieuse,

– les rhinites allergiques saisonnières, dues au pollen, qui arrivent chaque année à la même époque et peuvent ainsi être prévenues,

– un traitement antibiotique n'est mis en place qu'en présence de surinfection : écoulement purulent ou sinusite ;

• **La sinusite :** la sinusite est une atteinte infectieuse et inflammatoire de la muqueuse des cavités qui communiquent avec les fosses nasales, c'est-à-dire des sinus. Il peut y avoir atteinte d'un sinus maxillaire, habituellement d'un seul côté, puis extension à d'autres sinus ou à tous les sinus. Les sinusites frontales ou maxillaires sont les plus fréquentes. Les sinusites aiguës se traduisent par des signes caractéristiques. La fièvre est modérée (autour de 38 °C). La douleur est hémifaciale, péri-orbitaire ou en forme de barre frontale et s'exprime de manière pulsatile. Elle est augmentée à l'effort ou lorsque l'on se penche en avant. Elle est maximale en fin de journée. Il y a obstruction nasale et trouble de l'odorat. Le mouchage ramène des sécrétions jaunes purulentes du côté douloureux. Le traitement des sinusites repose sur l'antibiothérapie, complétée d'antalgiques et d'anti-inflammatoires. Un traitement local accompagne presque toujours l'antibiotique.

Le traitement local

Il doit être le moins agressif possible. Il a pour but de décongestionner la muqueuse et de drainer les fosses nasales. L'évacuation du pus est ainsi favorisée. On rencontre :

➡ **Le soluté physiologique et l'eau de mer :**

Ils sont très utiles pour laver les fosses nasales. Ils permettent le drainage et l'élimination des sécrétions muco-nasales (Gifrer®, Prorhinel®, Stérimar®, Physiomer®…).

➡ **Les nébuliseurs désinfectants :**

Les pulvérisations nasales servent à désinfecter et à nettoyer les fosses nasales. Il s'agit d'antiseptiques (Nécyrane®, Soufrane®…).

➡ **Les huiles essentielles de plantes antiseptiques :**

Elles se présentent sous forme de gouttes nasales (Balsamorhinol®, Huile goménolée®…).

➡ **Les vasoconstricteurs associés aux corticoïdes diminuent l'œdème local :**

Les nébuliseurs à base de dérivés de cortisone ne doivent pas, en principe, être utilisés plus de 5 jours en continu en raison de risque de dépendance au niveau de la paroi nasale (Déturgylone®, Dérinox®…).

➡ **Les vasoconstricteurs par voie nasale :**

Ils sont prescrits pour soulager un rhume (Aturgyl®…). L'usage prolongé du vasoconstricteur était responsable de la rhinite allergique des nébuliseurs. Elle était due à l'automédication excessive, et provoquée par l'effet rebond après chaque pulvérisation. Les vasoconstricteurs à usage local ne sont pas recommandés, car ils affaiblissent la muqueuse nasale et provoquent un phénomène d'accoutumance et de rebond à l'arrêt du traitement (liste II) ;

➡ **Les aérosols :**

Ils sont souvent bénéfiques. On utilise un nébuliseur pneumatique ou à ultrasons, pour faire parvenir jusqu'à la muqueuse nasale diverses substances :

– Mucomyst® (acétylcystéine) soluté, ampoule de 5 mL ;

– associés à des antibiotiques : Gentalline® et Gentamicine® injectable ;

– associés à des corticoïdes : dexaméthasone, Célestène® (bétaméthasone).

➡ **Les nébuliseurs de fluidifiants bronchiques :**

Rhinoflumicil® (acétylcystéine, tuaminoheptane, benzalkonium).

➡ **Les inhalations :**

Elles contiennent des essences de plantes appelées également huiles essentielles (thym, eucalyptus, romarin, benjoin, menthol, lavande) susceptibles de désinfecter les fosses nasales et de décongestionner les voies aériennes supérieures. On utilise un inhalateur ou un bol recouvert d'une serviette, laissant passer la vapeur d'eau dégagée par le mélange d'eau bouillante et d'essences balsamiques (Balsofulmine®, Pérubore®...).

Le traitement général par voie orale

L'antibiothérapie

Elle est nécessaire pour traiter efficacement la sinusite. Elle permet de lutter contre les germes les plus fréquemment incriminés. Il s'agit de l'Haemophilus, du pneumocoque ou du staphylocoque. En raison de cette diversité, l'antibiotique est à spectre large.

On emploie :

- les pénicillines :

– Clamoxyl® (amoxicilline) (générique : Amoxicilline Winthrop® etc.),

- les céphalosporines de 2e ou 3e génération comme par exemple :

– Zinnat® (céfuroxime),

– Oroken® (céfixime),

– Orelox® (cefpodoxime), etc.

La durée du traitement est d'au moins 8 jours, si ce n'est 10 jours. Il faut toujours vérifier la guérison pour éviter le passage à la chronicité, à partir d'un foyer résiduel.

En cas d'échec de l'antibiothérapie, il faut ponctionner les sinus et effectuer un drainage. Ce lavage a pour but de vider les sinus et de soulager le patient. La chirurgie peut même être envisagée dans certains cas.

Les antalgiques

Ils calment la douleur le temps nécessaire pour que les antibiotiques commencent à agir.

Exemples :

- Dolipran® (paracétamol) 500 mg, 1 à 2 comprimés par jour en cas de fièvre ou de douleurs (maximum 6 comprimés par jour) (générique : Paracétamol Zydus® etc.) ;
- Advil® (ibuprofène) 200 mg, 2 à 6 comprimés par jour en cas de fièvre ou de douleurs (générique : Ibuprofène Arrow® etc.). Ils sont déconseillés en présence d'ulcère ou de gêne gastrique.

Les anti-inflammatoires

Les corticoïdes réduisent l'œdème des muqueuses, mais leur emploi doit être de courte durée afin d'éviter de léser la paroi nasale.

Exemples :

- Déturgylone® ;
- Dérinox® ;
- Nasacort®.

Les mucolytiques

Ils fluidifient les sécrétions nasales et bronchiques par voie orale :

- Fluimucil®, sachet ;
- Mucomyst®, sirop ou sachet…

Les décongestionnants oraux

Les décongestionnants oraux sont de deux types.

➡ Les vasoconstricteurs

Ils diminuent les sécrétions nasales et réduisent l'obstruction nasale. Ils sont déconseillés en cas d'HTA et d'insuffisance coronarienne. Ils provoquent quelquefois une sécheresse de la bouche, et de la tachycardie (Sudafed® anti-éternuement, Actifed® rhume, Rhinadvil® rhume, Rhinureflex®, etc.).

➡ Les antihistaminiques

Ils s'opposent aux phénomènes spasmodiques tels que les éternuements et diminuent les rhinorrhées. Les substances utilisées sont associées au paracétamol et à la vitamine C (Rhinofébral®, Fervex®, Humex® rhume, Actifed® jour et nuit, etc.). Les antihistaminiques sont responsables de somnolence. L'alcool accroît l'effet sédatif. Ils ne sont pas conseillés chez le conducteur et l'utilisateur de machines.

Le traitement d'appoint

Les mouchoirs font partie intégrante de l'arsenal thérapeutique. Pour des raisons d'hygiène et pour limiter l'épidémie, les mouchoirs en papier sont préférables aux mouchoirs en tissu. Il existe des mouchoirs simples (Stérilux®, Polivé®…) ou imprégnés d'essence de plante aromatique (Valda®…

Lorsque les parois du nez sont irritées, il faut y appliquer une crème cicatrisante : Homéoplasmine®, Pommade HEC® pommade nasale…)

Les inhalers sont des mèches imprégnées de substances antiseptiques telles que le menthol, le camphre, l'essence de pin (Vicks inhaler®, Humex inhaler® bâton…). Dans certaines formes récidivantes de sinusite, la cure thermale conserve toute sa valeur et apporte des améliorations incontestables.

Les objectifs du traitement

La gorge peut être le lieu d'infections pharyngées telles que l'angine, la pharyngite ou la rhino-pharyngite.

Les maux de gorge sont bénins, en l'absence d'atteinte ou de surinfection bactérienne. Dans ce cas, il n'y a pas de fièvre ni de ganglions, et la rougeur (angine érythémateuse) y est modérée. La gêne à la déglutition de la salive et des aliments (dysphagie) est supportable. La gorge démange et elle est un peu douloureuse. On constate l'absence de signes généraux, de complications locorégionales et de toute altération de l'état général. La cause est virale huit fois sur dix.

Les rhino-pharyngites sont fréquentes chez l'enfant entre 6 mois et 6 ans. Elles sont, d'une certaine manière, nécessaires pour créer un capital immunitaire. La fièvre y est brutale, accompagnée de rhinorrhée parfois purulente. Ces angines sont retrouvées en toute saison sous forme de petites épidémies mais surviennent plus souvent pendant l'hiver.

L'antibiothérapie et les traitements associés

Les antibiotiques

(Voir chap. 7).

Les angines dues aux streptocoques sont graves. Elles peuvent être responsables de rhumatisme articulaire aigu. Devant une angine infectieuse, la règle de prudence est de prévoir le streptocoque dans le spectre d'action de l'antibiotique utilisé :

- Oracilline® (phénoxyméthylpénicilline) : adulte, 2 000 à 4 000 000 UI/jour ; enfant et nourrisson, 50 000 à 100 000 UI/kg/jour ; en 3 ou 4 prises ;
- Clamoxyl® (amoxicilline) gélules, comprimés, soluté buvable flacon et sachet : adulte, 1 à 1,5 g/jour ; enfant, 25 à 50 mg/kg/jour ; nourrisson, 50 à 100 mg/kg/jour ; en 2 ou 3 prises. Les autres familles d'antibiotiques choisis en deuxième intention sont les macrolides ou les céphalosporines.

Les anti-inflammatoires

Ils luttent contre la congestion de la gorge.

Exemples : Maxilase ® 3000 comprimé et 200 soluté buvable, Mégamylase® 3000 comprimé et 200 UI soluté buvable ; générique : alpha-amylase 3000 comprimé et 200 UI soluté buvable.

Lorsque la dysphagie est importante, il faut conseiller à la personne de manger légèrement et de boire beaucoup.

Les antipyrétiques

Ils sont une aide essentielle contre la fièvre et la douleur (paracétamol, aspirine, ibuprofène).

Le traitement local

Un traitement d'appoint peut être ajouté localement.

Les collutoires

Ce sont des préparations médicamenteuses (bombe pressurisée) que l'on applique sur les muqueuses buccales, par pulvérisation. Ils sont constitués d'une association d'antiseptique, d'anti-inflammatoire et éventuellement d'anesthésique, à usage local.

Exemples : Eludril® collutoire, Hexaspray®…
Les collutoires sans anesthésique local permettent le traitement lorsqu'il y a risque d'allergie à l'anesthésique ou lorsque la personne désire conserver intactes ses capacités gustatives.

Les pastilles à sucer

Elles contiennent un antiseptique. Elles peuvent être associées à un anesthésique local. Les pastilles contenant un anesthésique provoquent un engourdissement passager de la langue. La posologie est de 1 à 6 pastilles par jour : Drill® (chlorhexidine, tétracaïne), Strepsil® (lidocaïne, amylmétacrésol), Hexaspray® (biclotymol).
Elles sont contre-indiquées aux enfants de moins de 6 ans en raison d'un risque de fausse route par anesthésie de la gorge.

Les gargarismes antiseptiques

Ils diminuent l'inflammation et l'infection localement. Ce sont des solutions médicamenteuses utilisées pour rincer la bouche et la gorge. Ils ne doivent pas être avalés. Ils s'emploient purs ou dilués, en gargarisme ou bain de bouche, 2 ou 3 fois/jour (Hextril®, Eludril®, Alodont®…). Ces traitements d'appoint peuvent suffire dans les affections du type pharyngite et rhinopharyngite ou si l'angine est d'origine virale sans fièvre.

Les conseils au patient

Le patient doit veiller à :
- supprimer les facteurs irritants comme le tabac et les poussières ;
- éviter autant que possible les brusques variations thermiques.

Le repos vocal en cas de laryngite, est recommandé.
L'humidification de l'air de la chambre à coucher ou mieux, la désinfection de l'air par l'essence d'eucalyptus est un bon traitement d'appoint.
On doit se couvrir la gorge, boire abondamment et manger légèrement.

Notes

19

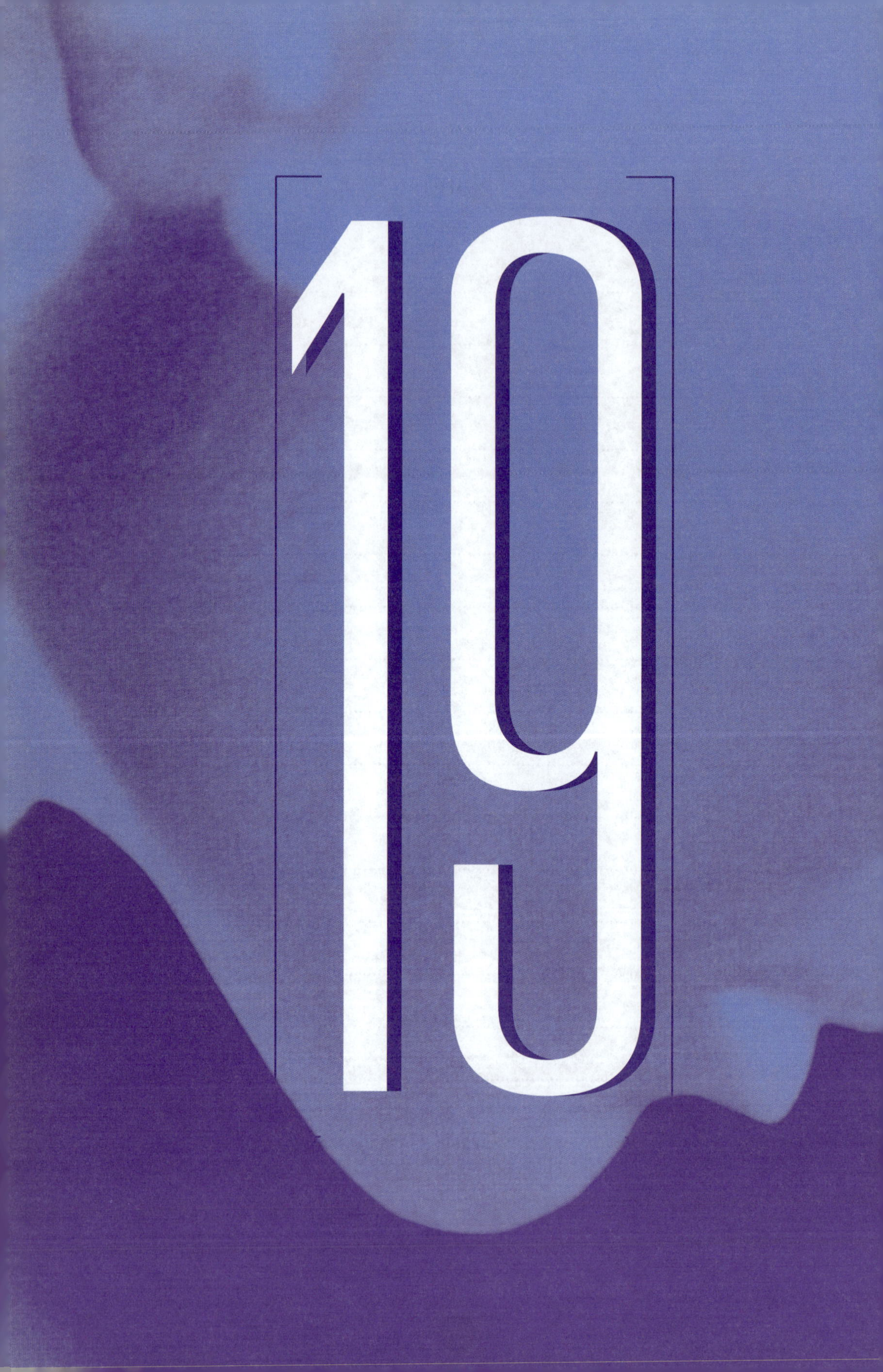

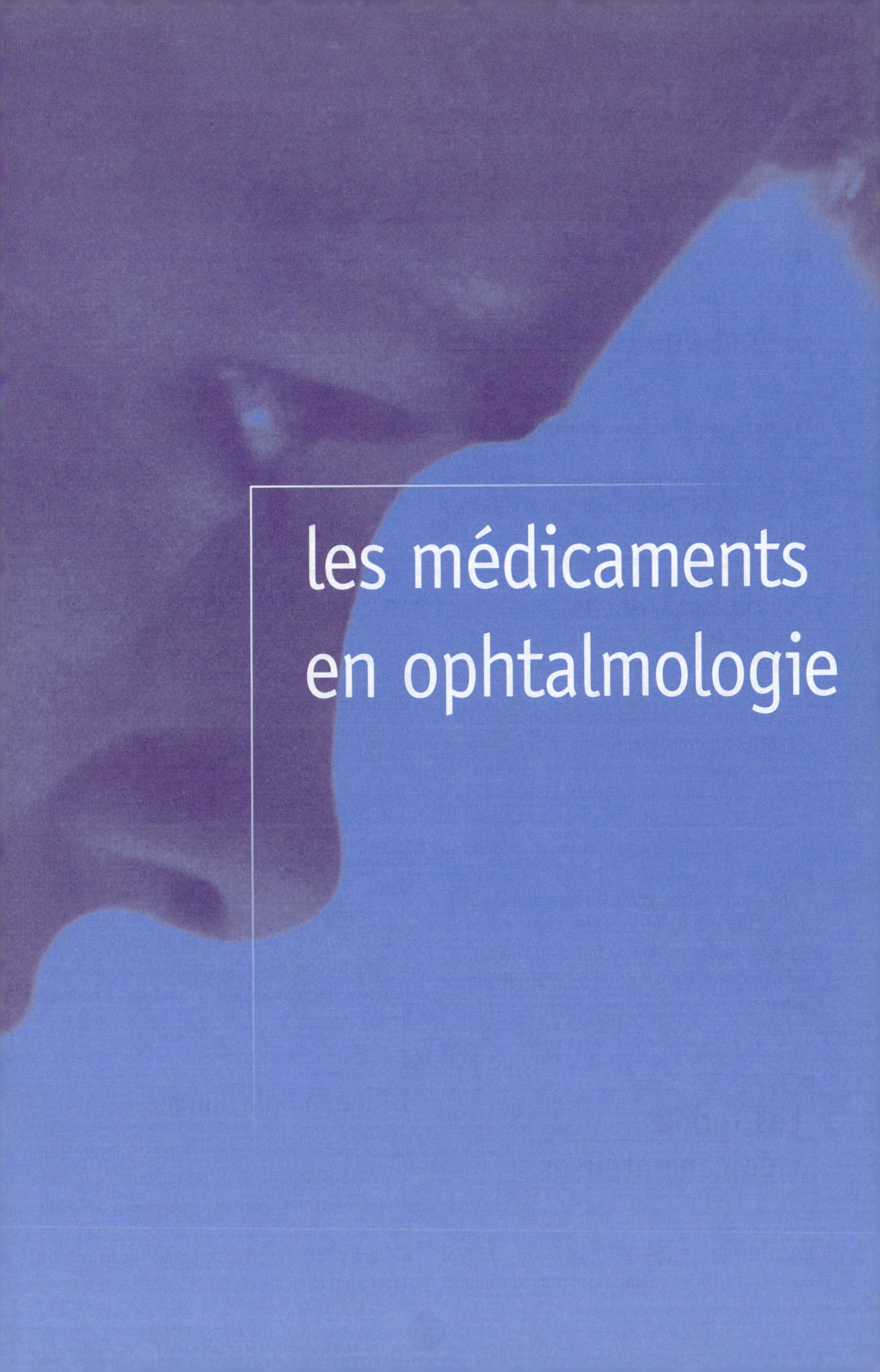

les médicaments en ophtalmologie

69 généralités sur les traitements en ophtalmologie

Les principales affections rencontrées

Les principales affections rencontrées en ophtalmologie sont :

- Les affections du nerf optique :
  - névrite du nerf optique traitée par la vitamine B et la corticothérapie,
  - glaucome ; une atteinte prolongée du nerf optique aboutit à la cécité ;
- Les affections du globe oculaire :
  - cataracte (atteinte du cristallin),
  - décollement de la rétine ;
- Les affections de la conjonctive :
  - conjonctivite infectieuse ou allergique,
  - kérato-conjonctivite et kératite,
  - plaies cornéennes,
  - hémorragie sous-conjonctivale ;
- Les affections des annexes du globe oculaire :
  - blépharite (inflammation ou infection des paupières),
  - chalazion (inflammation ou infection des follicules et des glandes à la base des cils),
  - orgelet (inflammation ou infection ciliaire),
  - dacryocystite (inflammation des glandes lacrymales).

Les formes médicamenteuses

Les traitements ophtalmiques sont souvent externes. La bonne vascularisation de la conjonctive permet d'absorber efficacement des substances actives. On rencontre :

- des collyres mydriatiques, anti-allergiques, antiglaucomateux, cicatrisants, anesthésiques ;
- des collyres et pommades antibiotiques, anti-inflammatoires, antiseptiques, anti-herpétiques.

Les collyres

Ils sont utilisés en instillation oculaire. Ils possèdent comme excipient du sérum physiologique qui leur permet d'être isotoniques aux larmes.

Ils doivent être stériles et ne pas être utilisés plus de quatre semaines après ouverture du flacon, voire quinze jours ou quelques jours pour certains collyres.

Plusieurs collyres sont à conserver au réfrigérateur, en raison de la fragilité de la substance active.

La pommade ophtalmique

L'intérêt de la pommade ophtalmologique antiseptique est de prolonger le temps de contact du principe actif sur le lieu de l'infection (par exemple : antibiotiques ou antiseptiques), en application dans le cul-de-sac conjonctival inférieur de l'œil, ou sur le bord de la paupière lésée.

La lotion ophtalmique

Elle permet le lavage de l'œil. Elle est constituée de sérum physiologique et d'antiseptiques :

- Dacryosérum® (borate de sodium, acide borique) ;
- Optrex® (bains d'œil) lavage oculaire 3 à 4 fois/jour, etc.

Instillation du collyre

Lors de toute instillation de collyre, il convient de prendre les précautions suivantes :

- vérifier la prescription : un des deux yeux ou les deux yeux seront traités en même temps. Le médecin précise alors s'il s'agit de l'œil droit ou gauche du patient. Le nombre de gouttes et le nombre de prises par jour doivent être indiqués ;
- vérifier la date de péremption du collyre et son temps de conservation après ouverture, indiqués par le fabricant (2 à 3 semaines) ;
- noter la date de l'ouverture du flacon car la durée de conservation est de 2 à 3 semaines après ouverture (dans la majorité des cas) ;
- se laver les mains avant et après l'instillation ;
- prendre une compresse, baisser la paupière inférieure et instiller le collyre vers le coin externe de l'œil ;
- tenir le corps du flacon et non l'embout, pour éviter de contaminer le collyre. Ne pas mettre en contact le flacon avec la paupière ou les cils ;
- refermer le flacon de collyre ; certains collyres doivent être conservés au réfrigérateur ;
- respecter un intervalle de 2 à 5 minutes entre deux instillations de collyres différents.

Les objectifs du traitement

Le glaucome est une maladie de l'œil caractérisée par une augmentation de la pression à l'intérieur de l'œil.
L'augmentation de la pression intra-oculaire de l'œil est causée par l'accumulation de l'humeur aqueuse.
L'humeur aqueuse, située entre la cornée et le cristallin, permet de nourrir et d'entretenir les structures internes de l'œil. Elle est sécrétée et éliminée constamment et s'évacue par l'angle irido-cornéen. Celui-ci est d'ouverture normale, mais le « filtre » au travers duquel l'humeur aqueuse doit passer pour s'évacuer est de mauvaise qualité.
L'écoulement de l'humeur aqueuse est alors entravé et la pression intra-oculaire s'élève pour forcer cet obstacle. La pression intra-oculaire atteint alors un niveau élevé capable de comprimer la rétine et le nerf optique, provoquant une atrophie progressive du nerf optique et une perte à long terme du champ de vision. Si le glaucome n'est pas traité, il peut causer la cécité.
Les antiglaucomateux servent à limiter la production de l'humeur aqueuse et à augmenter son écoulement. Grâce à ces propriétés ils peuvent abaisser la pression intra-oculaire et protéger ainsi le nerf optique. Le glaucome atteint généralement les deux yeux.

La surveillance du traitement

Lors de l'administration

L'application du collyre doit être régulière. Le but du traitement du glaucome est de faire baisser la pression à l'intérieur de l'œil afin d'éviter tout dommage au nerf optique dans le temps et ainsi de préserver la vue.

Les instillations de collyre seront effectuées une à trois fois par jour, selon la durée d'efficacité du collyre et selon la prescription.

Constater l'efficacité du traitement

Les signes du glaucome

Le glaucome s'accompagne de très peu de signes fonctionnels et ne possède pratiquement pas de signes d'appel. On doit distinguer le glaucome à angle fermé, plus rare et d'évolution aiguë, qui est une urgence et le glaucome à angle ouvert d'évolution plus sournoise. Glaucome à angle ouvert : l'hyperpression est due à l'obstruction du filtre situé au niveau de l'angle irido-cornéen, celui-ci restant ouvert ; Glaucome à angle fermé : l'hyperpression est due au mauvais positionnement de l'iris faisant blocage de l'angle par rapport à la cornée.

L'absence de signes de complications

Le glaucome à angle ouvert entraîne progressivement des lésions irréversibles du nerf optique. Celui-ci s'altère au niveau de son origine rétinienne, c'est-à-dire la papille optique. Cette atteinte se traduit par des altérations lentes du champ visuel et une perte de vision progressive.

La surveillance ophtalmologique

Les examens ophtalmologiques assurent le contrôle de la réussite du traitement.
L'examen ophtalmologique est composé principalement de trois examens qui servent à la fois au diagnostic et à la surveillance du glaucome. Ils permettent de juger de l'évolution de la maladie et d'ajuster le traitement.

La mesure de la pression intra-oculaire

La pression intra-oculaire de l'œil sera mesurée par le tonomètre. Ce test est indolore. La tension oculaire normale est comprise entre 10 et 21 mm de mercure. Elle ne dépend pas directement de la pression artérielle générale. La prise de tension intra-oculaire est réalisée généralement deux fois par an :

- la méthode au tonomètre classique consiste à appliquer sur la cornée un petit prisme en plastique permettant de mesurer cette pression intra-oculaire ; elle nécessite l'instillation d'une goutte de collyre anesthésique dans chaque œil par l'ophtalmologue ;
- la méthode du tonomètre à air pulsé est une méthode sans contact avec l'œil. Un petit jet d'air est envoyé sur la cornée.

Le fond d'œil

La papille, tête du nerf optique au niveau de la rétine, est observée lors de l'examen du fond d'œil. L'ophtalmologiste en apprécie l'aspect, la forme et la couleur.

L'évaluation du champ visuel

Lors de cet examen annuel, encore appelé périmétrie, des points lumineux, dont on fait varier l'intensité et la disposition, sont présentés au patient qui doit répondre de leur perception en appuyant sur un bouton. Cela permet d'établir une cartographie des zones conservées du champ visuel et des zones déjà perdues (scotomes).

Dépister les effets secondaires

On distingue différentes classes de médicaments dans le traitement du glaucome.

Les bêtabloquants

Ils diminuent la production d'humeur aqueuse. Ils constituent le traitement de référence du glaucome en première intention. Leur tolérance locale est bonne. Cependant, leur efficacité diminue avec le temps. Ils ont des effets secondaires locaux, de fréquence variable, tels que des sensations de brûlure, sécheresse oculaire ou eczémas des paupières. Plus rarement, ils peuvent engendrer des troubles généraux de type neurosensoriel (fatigue, cauchemar, insomnie, etc.) et cardiaque (bradycardie…) chez des patients prédisposés :

- Timoptol® (timolol), 0,1 %, 0,25 %, 0,50 % et Timoptol® LP, 0,025 %, 0,50 % (générique : Timolol Téva® etc.) ;
- Betoptic® (bétaxolol) 0,25 %, 0,50 % et unidoses, Cartéol® (cartéolol), Timabak® (timolol), etc. ;

Prudence lors de la conduite de véhicules ou de l'utilisation de machines en raison du risque de troubles de la vision. Attendre 15 minutes après l'instillation pour que les troubles s'estompent.

Les myotiques

Ils sont appelés ainsi car ils provoquent une diminution de taille de la pupille (myosis). Ils agissent donc en augmentant l'écoulement de l'humeur aqueuse, ce qui permet d'avoir une pression intra-oculaire moins élevée. Ils peuvent provoquer des troubles de la vision à la lecture, de même que des maux de tête. Ils sont prescrits :

- seuls : Isopto-Pilocarpine® collyre 0,5 %, 1 %, 2 %, Pilocarpine Faure®, etc.

Les sympathomimétiques

Ils facilitent l'écoulement de l'humeur aqueuse. Ils sont souvent prescrits avec les bêtabloquants. Il y a des risques d'allergie locale (Iopidine® 0,5 % et 1 %, Alphagan®, Propine®, etc.).

Les inhibiteurs de l'anhydrase carbonique

L'anhydrase carbonique est une enzyme qui assure la constitution de l'humeur aqueuse. En inhibant cette enzyme, l'antiglaucomateux (Trusopt®, dorzolamide, etc.) diminue la sécrétion d'humeur aqueuse et donc la pression intra-oculaire. Les effets secondaires sont des picotements, une vision trouble, des larmoiements et de rares effets généraux (allergie, goût amer, etc.).

Les analogues des prostaglandines

Ils favorisent l'écoulement de l'humeur aqueuse (Xalatan®...). La tolérance locale est bonne, mais ils peuvent entraîner une modification de la couleur de l'iris chez des personnes dont les yeux sont de couleur bleu-marron, gris-marron ou vert-marron. La couleur des yeux va foncer par concentration de la mélanine brune dans l'iris. On peut également constater une irritation de la conjonctive en début de traitement. Ce collyre est stocké au réfrigérateur avant ouverture.
Ils sont de plus en plus prescrits en alternance avec les bêtabloquants.

Les conseils au patient

Actuellement, on équilibre et on contrôle le glaucome, mais on ne le guérit pas, car il n'existe pas de traitement de la cause du glaucome à angle ouvert. Les gouttes administrées sur une base régulière permettent de diminuer la pression intra-oculaire et de la contrôler. Le succès du traitement repose sur la rigueur avec laquelle la prescription sera respectée. Le traitement étant à vie, le patient doit veiller à :

- mettre des gouttes dans les yeux plusieurs fois par jour ;
- respecter les horaires de prise : si plusieurs collyres sont à utiliser en même temps, un délai de 5 à 15 minutes doit être respecté entre chaque instillation ;
- ne pas interrompre le traitement ;
- signaler tous les effets secondaires éventuellement ressentis au niveau des yeux, de la vision ou sur le plan général ;
- informer le médecin généraliste et les spécialistes (cardiologue, pneumologue, etc.) de l'existence du glaucome et du traitement prescrit. De son côté, l'ophtalmologiste devra être prévenu des traitements éventuels suivis par le patient. Si le traitement par un ou plusieurs collyres devient insuffisamment efficace, il peut être adjoint aux collyres un traitement par voie orale avec l'acétazolamide (Diamox®...) qui appartient à la famille des diurétiques.

Les objectifs du traitement

La cataracte est une opacification du cristallin, responsable de la baisse de l'acuité visuelle. Le cristallin se modifie avec l'âge, il s'épaissit et s'use progressivement.

Le traitement de référence est la chirurgie. L'intervention se pratique sous anesthésie locorégionale. Le chirurgien implante un cristallin synthétique sous microscope. L'opération est suivie d'un passage en salle de réveil. Les traitements locaux avant l'intervention chirurgicale permettent de favoriser la réussite de l'intervention.

Les collyres utilisés

Avant la chirurgie

Les collyres anti-cataracte permettent de soulager le patient dans l'attente de l'intervention chirurgicale. Ils sont présumés apporter des substances favorisant la régénération du cristallin et une hydratation correcte et prolongée de l'œil. Ils permettent de retarder l'opération. Ils sont appelés traitement d'appoint des opacités cristalliennes. Les collyres utilisés en pré- ou péri-chirurgie de la cataracte sont : Catacol® 1 goutte 2 à 4 fois/jour ; Catarstat®, Dulciphak®, Vitaphakol®, collyre à la vitamine C, etc.

Préparation de l'intervention

Elle est effectuée par un collyre anti-inflammatoire 24 heures avant l'opération (Indocollyre® indométacine…) qui permet d'améliorer le maintien de la dilatation. Celle-ci est réalisée par les collyres mydriatiques (Mydriaticum®…) quelques heures avant l'intervention.

Pendant l'intervention

L'intervention se pratique sous microscope en milieu chirurgical stérile après dilatation de la pupille. Le chirurgien remplace le noyau du cristallin par un implant :

- L'anesthésie est réalisée à l'aide d'un collyre anesthésique (Novésim® : oxybuprocaïne…) permettant l'intervention sans douleur ;
- La mydriase sera maintenue par les mydriatiques qui dilatent la pupille pendant l'opération et préviennent du risque de rétraction réactionnelle de la pupille (Chibro-Atropine® 0,5 % et 1 %, Atropine Faure® 1 %).

Après l'intervention

On effectue des lavages oculaires pluriquotidiens au sérum physiologique (sérum physiologique, Dacryosérum®, etc.) :

- Les collyres antibiotiques permettent de prévenir l'infection (15 à 30 jours) : Tobrex® (tobramycine), etc. ;
- Les collyres à base de corticoïdes diminuent les œdèmes et l'inflammation consécutifs à l'intervention. La durée du traitement est limitée à 1 ou 2 semaines. On utilise des collyres qui associent des antibiotiques et des corticoïdes :
  – Chibro-Cadron® (dexaméthasone, néomycine) collyre,
  – Maxidrol® collyre (dexaméthasone, néomycine),
  – Sterdex® (dexaméthasone, oxytétracycline) pommade, etc. ;
- Les collyres AINS prennent le relais des corticoïdes et préviennent les réactions inflammatoires postopératoires. Ils sont prescrits pendant 1 à 3 mois : Indo-Collyre® (indométacine) ; Indocid® (indométacine) collyre ; Voltarène® (diclofénac) collyre, etc.

La surveillance de l'intervention

Une visite préanesthésique permet de faire un bilan clinique et biologique minimum. Le patient devra à cette occasion signer un formulaire de consentement éclairé.

Après l'intervention :

• Le passage en salle de réveil permet la surveillance du patient dans les heures qui suivent. Il est systématique et généralement bref et comprend : prise de la pression artérielle, du pouls et recherche des nausées ;

• Pendant quelques jours il faut porter une coque la nuit pour éviter tout contact avec l'œil pendant le sommeil. La position du sparadrap (Micropore®, etc.) maintenant la coque sera modifiée, afin d'éviter une allergie à celui-ci ; la coque peut être conservée également de jour pour éviter de se frotter l'œil ;

• Rappel des dates de consultation :

– le lendemain de l'intervention,

– 8 à 10 jours après l'intervention, une visite post-opératoire permet de constater l'absence d'endophtalmie qui est une inflammation interne de l'œil,

– à 30 jours, à 3 mois et tous les ans.

Les conseils au patient après l'intervention chirurgicale

Le patient doit veiller à :

• prévenir son ophtalmologue en cas de douleur vive ou de rougeur oculaire après l'intervention ;

• ne pas se pencher en avant : il est recommandé de s'agenouiller si l'on veut se baisser ;

• ne pas porter d'objets lourds ;

• traiter une constipation pour éviter l'effort de défécation ;

• à l'extérieur, protéger l'œil des poussières par des lunettes ou un pansement oculaire ;

• ne mettre ni savon ni shampooing dans l'œil lors de la toilette.

Les objectifs du traitement

Les collyres mydriatiques permettent la dilatation de la pupille. Ils sont utilisés pour préparer les examens de fond d'œil. Ils sont également employés pour préparer la chirurgie ophtalmologique. Il s'agit de collyres à base d'atropine ou de dérivés d'atropine :

- Chibro-Atropine® (atropine) 0,3 %, 0,5 % et 1 % : le dosage pédiatrique est souvent 0,3 %, mais il faut agir avec prudence chez l'enfant ;
- Skiakol® (cyclopentolate) ;
- Mydriaticum® (tropicamide) 0,5 % (surtout en préparation opératoire de la cataracte).

La réalisation du fond d'œil

L'examen du fond d'œil est pratiqué systématiquement lors de tout examen ophtalmologique complet. Il est indiqué pour diagnostiquer une affection de la rétine, étudier l'état du nerf optique et visualiser sa vascularisation.

- L'examen est effectué à l'aide d'un biomicroscope (lampe à fente) qui nécessite d'interposer devant l'œil une lentille de contact ou un verre d'examen (verre à trois miroirs). Il permet d'examiner la périphérie rétinienne pour rechercher un décollement de la rétine. L'ophtalmoscope sert à examiner le centre de la rétine, la papille et la macula.
- La dilatation pupillaire préalable est provoquée par l'instillation de 1 ou 2 gouttes de collyre mydriatique 15 minutes avant l'examen afin de permettre à l'ophtalmologue une vision plus large. Cet examen n'est pas douloureux, mais le patient risque d'être ébloui par la lumière surtout après dilatation de la pupille par un collyre à base d'atropine.

Les effets secondaires

Les effets secondaires sont les suivants :

- Troubles oculaires : vision trouble, rendant impossible la conduite automobile, voire la mobilisation ;
- Risque de déclencher une crise de glaucome aiguë chez les patients prédisposés ;
- Effets atropiniques généraux (rares) :
  - sécheresse de la bouche, céphalées,
  - rétention urinaire,
  - troubles de l'accommodation visuelle,
  - tachycardie et hypotension artérielle réactionnelle,
  - constipation.

Il faut comprimer les voies lacrymales, surtout chez l'enfant, pour éviter le passage du médicament par voie générale.

Les précautions d'emploi

Le patient doit être raccompagné chez lui en raison de la vision trouble qui persiste pendant 1 à 2 heures après l'instillation du collyre. La pupille reprend son diamètre normal au bout de 5 à 8 heures.

73 le traitement d'une infection oculaire

Les objectifs du traitement

Une infection oculaire est due à la présence de plaies ou de lésions au niveau de l'œil. Il s'agit d'une conjonctivite infectieuse ou d'une kérato-conjonctivite avec atteinte de la cornée.

Les infections seront traitées par un collyre ou des pommades antibiotiques. Le traitement pourra être accompagné de collyre ou pommade cicatrisants et d'anti-inflammatoire à base de corticoïde.

La conjonctivite simple avec œil rouge est traitée par un collyre antiseptique.

La surveillance du traitement

Les précautions lors de l'administration

Se laver soigneusement les mains avant de pratiquer l'instillation. Des gants seront utilisés en cas de présence de pus, de brûlures, ou lors des soins postopératoires.

Il faudra effectuer le lavage des paupières collées au moyen d'une compresse humidifiée par du sérum physiologique ou une solution oculaire antiseptique.

Instiller 1 ou plusieurs gouttes dans l'œil en évitant le contact de l'embout du flacon avec l'œil ou les paupières.

Respecter la prescription

Il ne faut pas arrêter prématurément le traitement, malgré la disparition des symptômes. La guérison des signes d'infection ne correspond pas toujours à la guérison bactériologique avec disparition de tous les germes pathogènes.

Il ne faut pas réutiliser un collyre antibiotique sans avis du médecin, même si les symptômes sont semblables à ceux pour lesquels il a été prescrit.

Le flacon de collyre une fois ouvert ne peut pas être utilisé plus de 15 jours à 4 semaines selon le produit.

La durée du traitement ne dépassera pas 8 jours en raison de l'apparition rapide des résistances croisées.

Constater la réussite du traitement

Les collyres antiseptiques améliorent l'apparence d'un œil rouge irrité par la conjonctivite. Le larmoiement, la brûlure et la sensation de sable dans l'œil vont cesser rapidement.

Un collyre ou des pommades antibiotiques font disparaître la surinfection des conjonctivites (cils collés le matin au réveil) ou la présence de pus en cas de plaies.

Les infections des annexes de l'œil sont traitées par des bains d'œil et l'application locale d'une pommade ophtalmique antibiotique :

- blépharite (inflammation ou infection des paupières) ;
- chalazion (inflammation ou infection des follicules et des glandes à la base des cils) ;
- orgelet (inflammation ou infection ciliaire).

Un orgelet est un mini-furoncle de la glande s ébacée situé à la base d'un cil. Le germe responsable est souvent un staphylocoque. Il se manifeste par une petite tuméfaction jaunâtre centrée sur un cil, parfois marquée par un œdème local.

Les collyres antiseptiques et les collyres cicatrisants

Les collyres antiseptiques

Ils se présentent soit avec une seule substance, soit en association avec un vasoconstricteur.

Les antiseptiques seuls

Exemples :
- Vitabact® (picloxydine) collyre ;
- Biocidan® (céthexonium) collyre, flacon et unidose ;
- Vitableu® (bleu de méthylène), collyre coloré à ne pas appliquer chez les porteurs de lentilles, etc.

Les solutions ophtalmiques antiseptiques

Elles permettent un bain d'œil :
- Dacryosérum® 150 mL, flacon et unidose (légèrement violet) : il doit être présent dans toutes les trousses d'urgence ; il sera utilisé pour éliminer les projections dans l'œil ;
- Optrex® : 3 à 4 lavages/jour.

Les antiseptiques avec vasoconstricteurs

Exemples : Sedacollyre® collyre ; Visiodose® unidoses, etc.

Les collyres cicatrisants

Ils sont constitués de vitamine A ou B12. Ils sont adoucissants :
- Vitamine B12®, collyre et pommade ;
- Vitamine A®, collyre et pommade ;
- Kératyl® (nandrolone) collyre : 1 ou 2 gouttes 4 ou 5 fois/jour, etc.

Les collyres et les pommades antibiotiques

Les principales familles d'antibiotiques rencontrées sont les aminosides, les tétracyclines, et de plus en plus les quinolones, ou encore le chloramphénicol, qui est réservé à l'hôpital, aux cas graves. La durée du traitement ne dépasse pas 8 jours, en raison de l'apparition rapide des résistances. La possibilité d'irritation ou de sensibilisation peut nécessiter l'arrêt du traitement. Ils peuvent être utilisés à titre préventif, en postopératoire. La forme pommade ophtalmique permet une action prolongée de l'antibiotique, pendant la nuit par exemple. On rencontre :
- parmi les quinolones :
  – Chibroxine® (norfloxacine) collyre, pommade,
  – Exocine® (ofloxacine) collyre, etc. ;
- parmi les aminosides :
  – Gentalline® (gentamicine) pommade et collyre,
  – Auréomycine® (chlortétracycline) pommade ophtalmique,
  – Tobrex® (tobramycine) collyre, pommade, etc. ;
- parmi les apparentés : Rifamycine® (rifamycine) collyre pour les conjonctivites surinfectées, chez l'enfant surtout.

Les collyres anti-inflammatoires corticoïdes

Ils ont une action anti-inflammatoire, antidouleur, cicatrisante, décongestionnante, anti-allergique puissante.

Ils sont utilisés en association avec des antibiotiques ou des antiseptiques dans le même flacon.

Produits disponibles

En application 1 ou 2 fois/jour :

• Chibro-Cadron® (dexaméthasone, néomycine), collyre, 1 goutte 3 à 6 fois/j pendant 7 jours ;

• Maxidrol® (dexaméthasone, néomycine) :

– pommade : 1 ou 2 applications par jour de l'équivalent d'un grain de riz de pommade pendant 7 jours,

– collyre : 1 goutte 3 à 6 fois par jour pendant 7 jours. En début de traitement 1 goutte toutes les heures ;

• Sterdex® (dexaméthasone, oxytétracycline), pommade unidose, 1 à 3 applications par jour pendant 7 jours ;

• Cidermex® (triamcinolone, néomycine), pommade ophtalmique, tube 3 g, 1 ou 2 applications par jour de l'équivalent d'un grain de riz de pommade pendant 7 jours.

Précautions d'emploi

Étant immunosuppresseur, le corticoïde est responsable de retard de cicatrisation, d'aggravation de certaines infections, d'hypertonie oculaire, de risque d'aggravation d'un glaucome.

Il faut éviter l'usage prolongé, surtout si le collyre est utilisé en usage anti-allergique.

Notes

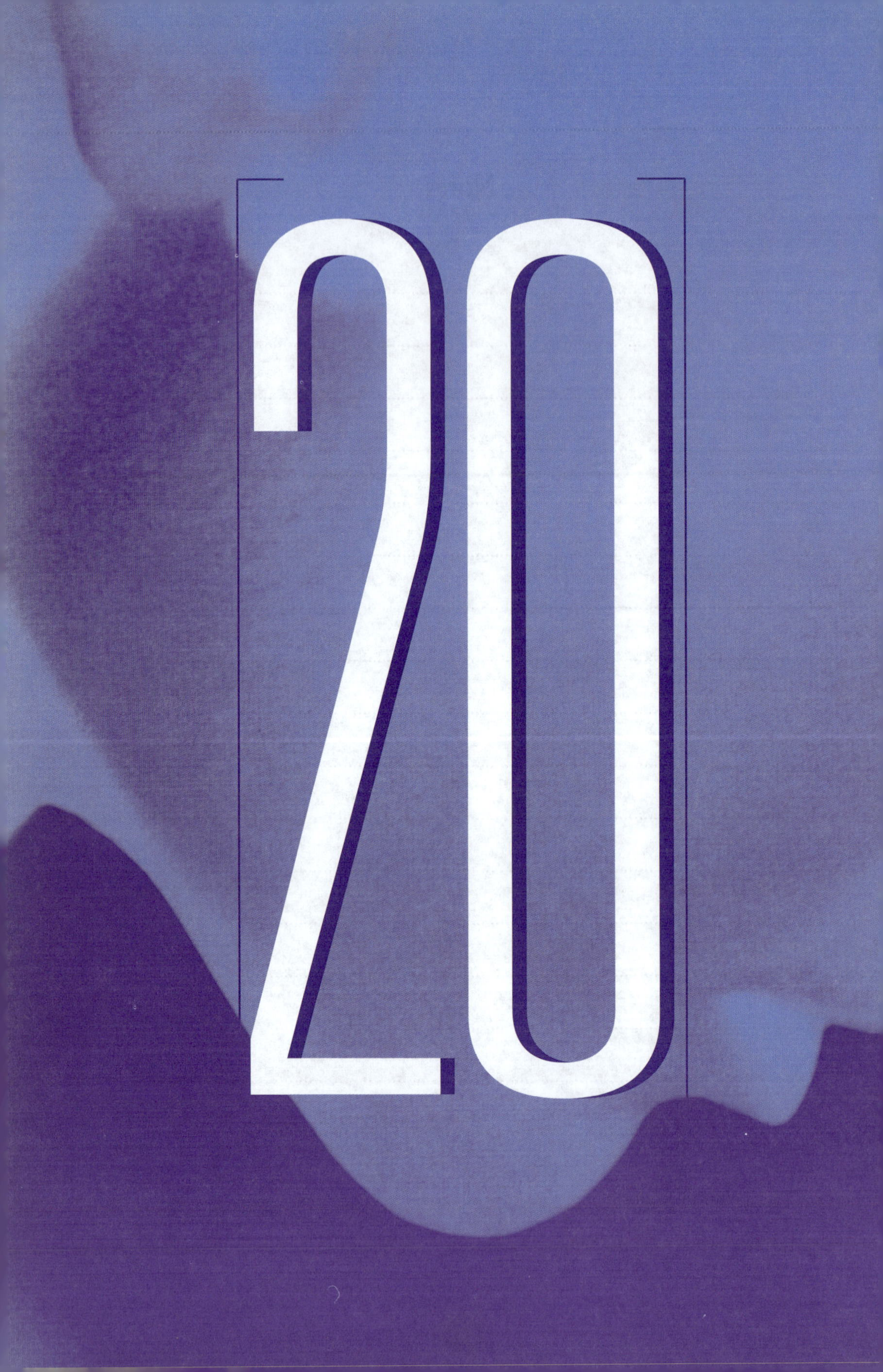

20

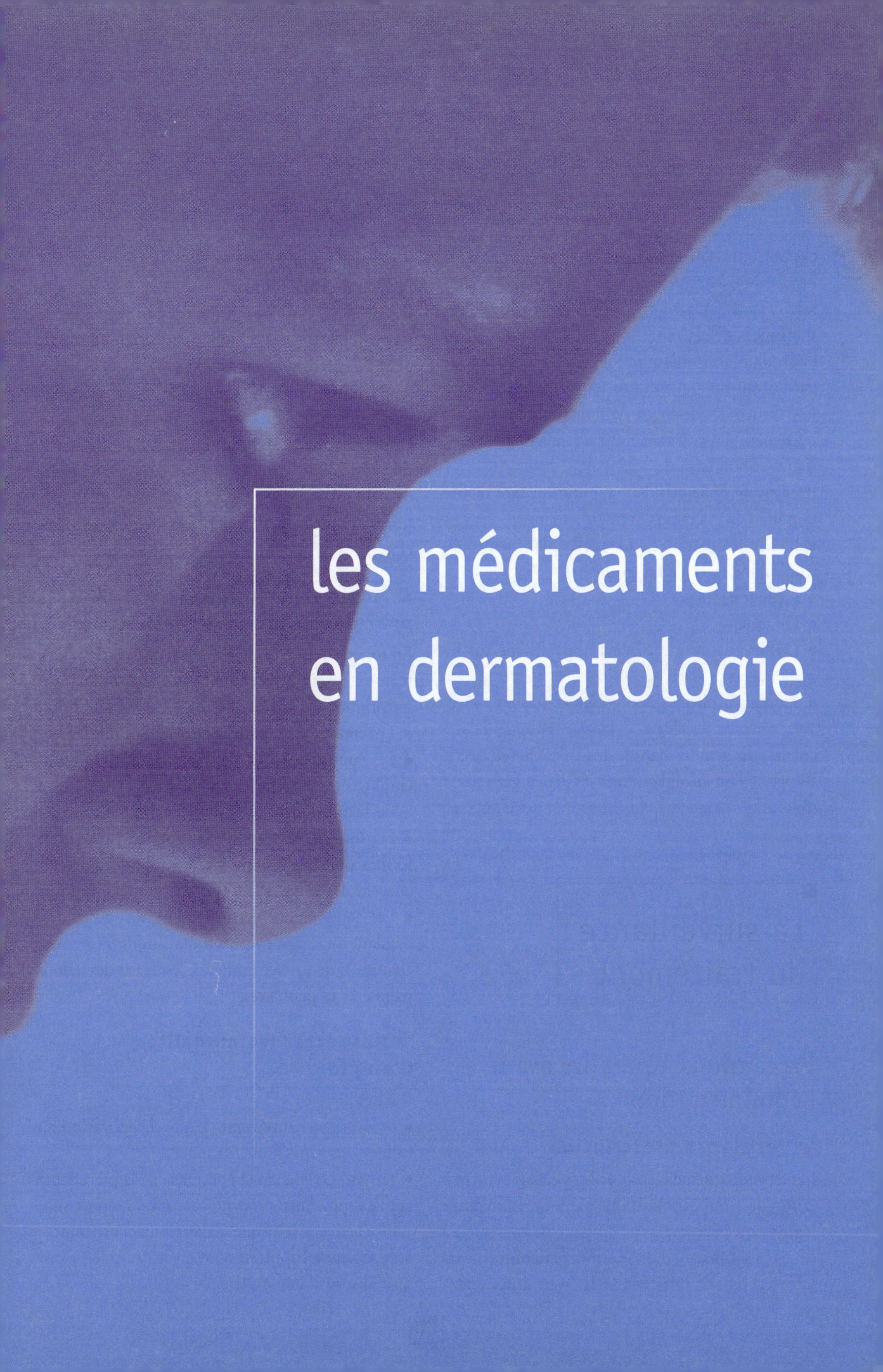

les médicaments en dermatologie

Les objectifs du traitement

Les dermocorticoïdes ont une activité anti-inflammatoire puissante et locale. Ce sont des dérivés synthétiques de la cortisone. La cortisone est l'hormone anti-inflammatoire naturelle produite par l'organisme (glandes surrénales).

Les corticoïdes donnent de bons résultats dans le traitement des eczémas, dont ils traitent les symptômes et non la cause.

Ils trouvent également leur application dans de très nombreuses infections dermatologiques :

- Lichen (formation de plaques saillantes de couleur violine, avec démangeaisons) ;
- Lichénification ;
- Dermite ;
- Dysidrose (sorte d'eczéma apparaissant sur les mains et les pieds) ;
- Psoriasis à plaques peu étendues (taches rouges avec squames localisées à la face postérieure des coudes, des genoux, dans le dos et les cheveux), etc.

Ils permettent aussi de calmer les démangeaisons et sont utilisés dans le traitement des piqûres d'insectes.

La surveillance du traitement

Précautions à prendre avant l'administration

Vérifier la prescription

Les dermocorticoïdes sont utilisés classiquement à raison de 1 ou 2 applications par jour, en massage léger jusqu'à l'absorption complète de la crème ou de la pommade. Les dermocorticoïdes forts (classe I) ou très forts (classe II) sont utilisés pendant une période brève (5 ou 6 jours) sur des plaques de taille limitée.

Il faut éviter l'utilisation des dermocorticoïdes de classe I ou II chez l'enfant, notamment sur de grandes surfaces, et sur le visage.

Après le traitement d'attaque, le relais est assuré par l'utilisation d'un corticoïde moins incisif et par l'espacement des applications (un jour sur deux). On doit éviter l'arrêt brutal qui cxpose aux effets de rebond (reprise des phénomènes inflammatoires), au-delà de 10 jours de traitement en principe.

Adapter la forme pharmaceutique à la pathologie

En fonction du type de lésion ou du lieu de la dermatose, il sera utilisé une forme pharmaceutique spécifique :

- Les **crèmes** sont destinées aux lésions suintantes ;
- Les **pommades** et les crèmes épaisses sont employées pour traiter les dermatoses sèches ou hyperkératosiques ;
- Les **lotions**, gels, sprays sont préférés aux autres formes pour les lésions macérées des plis, le cuir chevelu, les zones pileuses et les muqueuses ;
- Les pansements occlusifs sont recommandés, pendant un temps court, sur des lésions résistantes, épaisses et de surface limitée. C'est le cas des lésions palmaires et plantaires.

Respecter les modalités d'emploi

Il faut :

- se laver les mains avant et après l'application ou utiliser des gants à usage unique ;
- retirer la crème ou la pommade de la précédente application. Ainsi on évite l'accumulation de substance active et le risque d'allergie aux corticoïdes ;
- faire suivre l'application d'un massage léger jusqu'à absorption complète.

Constater l'efficacité du traitement

Disparition des signes physiques de la pathologie

Ils permettent de limiter le phénomène inflammatoire se traduisant habituellement par :

- des rougeurs ;
- des œdèmes ;
- de la chaleur ;
- du prurit.

Néanmoins ces signes ne sont pas forcément présents en même temps.

L'eczéma est rapidement maîtrisé mais il peut récidiver si sa cause n'est pas déterminée.

L'eczéma est caractérisé par des zones prurigineuses, rouges et surmontées de petites vésicules.

Absence de signes de complications

Certaines dermatoses corticosensibles peuvent se surinfecter dès les premiers jours du traitement, en raison des lésions dues au grattage.

À long terme, l'emploi de corticoïdes est responsable de l'apparition d'une mycose de type dermite rosacée corticodépendante.

Dépister les effets secondaires

Ils résultent de la mauvaise utilisation des dermocorticoïdes, en raison soit d'une durée excessive, soit de l'utilisation d'un corticoïde de force trop importante, qui nécessite de procéder à un sevrage corticoïde, lors de l'arrêt du traitement.

Sur le plan local

➡ Atrophie cutanée

Il risque de se produire à long terme un amincissement de l'épaisseur de la peau et de la couperose.

Si le dermocorticoïde est appliqué sur le visage, l'atrophie apparaît plus rapidement. Cette atrophie est responsable de la constitution d'une dermite rosacée corticodépendante. Il peut y avoir un retard de cicatrisation des plaies, des escarres et des ulcères de jambes en raison de la diminution de l'activité mitotique dont ils sont responsables.

➡ Extension d'une dermatose infectieuse

Les dermocorticoïdes possèdent un effet immunodépresseur. Il y a diminution des défenses immunitaires par inhibition des fonctions leucocytaires. Une surinfection microbienne ou à levures est due à la diminution de la résistance cutanée aux agents pathogènes. Pour la même raison, il ne faut pas appliquer de corticoïdes sur une plaie sans y adjoindre un antibiotique ou un antiseptique. Ne pas appliquer sur un herpès.

➡ Troubles de la pigmentation

Lorsque les dermocorticoïdes sont utilisés en excès, on observe des taches dépigmentées, une décoloration de la peau (hypomélanose).

➡ Modification de la pilosité

De l'hypertrichose (développement excessif des zones pileuses) et des ecchymoses (hématomes) sont possibles. Des vergetures, d'apparition parfois rapides, à la racine des membres, risquent d'être définitives.

Sur le plan général

Le passage dans le sang a pour conséquence d'induire les effets secondaires d'une corticothérapie générale. Ce phénomène est à redouter avec les corticoïdes très forts. Il est favorisé par l'application sur de grandes surfaces ou sous pansement occlusif.

Les effets secondaires généraux s'observent surtout chez le nourrisson et le jeune enfant. Il faut se méfier, chez le nourrisson, des phénomènes d'occlusion spontanés pouvant survenir dans les plis ou sous les couches imperméables.

Exemples de prescriptions

Force des corticoïdes

L'activité anti-inflammatoire du produit utilisé permet de distinguer les dermocorticoïdes en quatre classes d'efficacité et d'effets secondaires décroissants.

Les prescriptions fréquemment rencontrées lors des évaluations et en stage sont les suivantes :

- classe I, très forts : Dermoval® (clobétasol), crème, gel 0,05 %, etc. ;
- classe II, forts :

– Diprosone® (bétaméthasone) pommade, crème et lotion 0,05 %,

– Betneval® (bétaméthasone) pommade, crème et lotion 0,10 %,

– Nérisone® (diflucortolone) pommade, crème et lotion 0,10 %,

– Locoïd® (hydrocortisone) pommade, crème et lotion 0,10 %, etc.,

– bétaméthasone crème (générique) ;

- classe III, modérés :

– Locapred® (désonide) crème 10 %,

– Ultralan® (fluocortolone) pommade 0,25 %, etc. ;

- classe IV, faibles :

– Hydrocortisone Astier® (hydrocortisone) crème 1 %,

– Hydracort® (hydrocortisone) crème 0,5 %, etc.

Association

Les dermocorticoïdes peuvent être associés à d'autres substances pour renforcer le traitement :

- aux antibiotiques locaux :

– Betneval Néomycine® crème, pommade et lotion,

– Diprosone Néomycine® crème, pommade,

– Cidermex® (triamcinolone, néomycine) crème dermique (10 g), ophtalmique (3 g), etc. ;

- à l'acide salicylique :

– Diprosalic® pommade et lotion : c'est un kératolytique, utilisé en particulier au niveau du cuir chevelu pour limiter et traiter les croûtes,

– Localone® lotion (faible), etc. ;

- aux antifongiques, kératolytiques, cicatrisants : Mycolog®, etc. ;
- à d'autres substances telles que les cicatrisants et les topiques veineux.

Les conseils au patient

Le patient devra veiller à :

- respecter la durée de la prescription en raison des risques de dépendance de la peau au dermocorticoïde ;
- respecter le nombre d'applications par jour ainsi que la quantité de crème à appliquer. Une augmentation du nombre d'applications quotidiennes par soi-même risque de créer une corticodépendance et d'aggraver les effets indésirables ;
- consulter son médecin après le traitement, surtout si celui-ci est un traitement supérieur à 10-15 jours, afin que le médecin puisse instaurer si nécessaire un sevrage au dermocorticoïde par paliers dégressifs. La fréquence des applications est diminuée et le corticoïde est remplacé par un corticoïde moins fort ou moins dosé.

Les objectifs du traitement

Les antiacnéiques font disparaître ou atténuent les symptômes de l'acné.

L'acné évolue spontanément vers la guérison à partir de 18-20 ans. Des conseils d'hygiène et des produits antiacnéiques d'entretien sont associés au traitement de base. Les cicatrices sont difficiles à traiter. Seule la prévention permet d'éviter leur apparition. Les traitements n'entraînent pas la guérison immédiate et définitive de l'acné en raison de sa dépendance androgénique. Ils donnent un coup de frein aux éruptions, permettant de retrouver, pour un temps, une peau saine et nette.

Le traitement repose sur trois axes :

- L'antibiothérapie : les cyclines de 2e génération sont indiquées dans l'acné juvénile inflammatoire ou étendue. Le traitement d'attaque est suivi d'un traitement d'entretien à doses plus faibles ;
- L'isotrétinoïne appelée encore vitamine A acide (Roaccutane®, 10 mg, 20 mg, etc.) : elle agit par trois modes d'action : diminution de la production de sébum, réduction de l'hyperkératose et effet anti-inflammatoire ;
- Les traitements locaux : ils sont constitués d'une toilette régulière de la peau atteinte à l'aide d'un savon adapté. La prescription peut être complétée par un kératolytique.

La surveillance du traitement

Vérifier l'absence de contre-indications

L'isotrétinoïne possède des effets tératogènes interdisant son emploi chez la femme enceinte (malformation chez le fœtus).

L'ordonnance doit mentionner « Réalisation récente du test de grossesse et mise en place d'une contraception œstroprogestative ». La contraception doit être instituée un mois avant le début du traitement et poursuivie un mois ou plus après la fin de celui-ci, même si la patiente n'a pas d'activité sexuelle.

Chez la femme en âge de procréer, les prescriptions initiales et de renouvellement sont limitées à 1 mois. Chaque nouvelle prescription de 1 mois devra comporter la date du test de grossesse et l'attestation de la mise sous contraception.

La patiente doit signer un document montrant qu'elle est informée par le médecin de ce problème et qu'elle accepte la réalisation de tests de grossesse et une contraception.

Il ne faut pas faire de don de sang pendant le traitement ni dans le mois qui suit.

Constater l'efficacité du traitement

Les signes de l'acné doivent s'atténuer

Acné pubertaire

L'acné pubertaire siège surtout au niveau des joues, du menton, du front. Les acnés de l'adolescent associent comédons, microkystes et lésions inflammatoires. La production de sébum chez l'adolescent est importante. La peau est alors grasse, d'aspect brillant et les pores sont dilatés. L'évolution des lésions se fait par poussées successives.

➡ Acné des adultes

Les acnés des adultes se présentent sous les formes inflammatoires. Elles se situent essentiellement sur le menton chez la femme et sur le dos pour l'homme.

➡ L'acné grave

L'acné siège au niveau des zones séborrhéiques de la face, mais aussi dans la région du dos et des épaules. Quand l'acné prend des aspects plus graves, les lésions sont étendues au dos, au haut des bras, aux fesses. Les lésions sont constituées de gros comédons et de nodules.

➡ Les cicatrices d'acné

Par manque d'information ou pour des raisons névrotiques, le patient pratique l'excoriation non stérile des boutons ce qui aboutit à des cicatrisations indélébiles. Elles peuvent être de différentes formes (en creux, punctiformes, chéloïdiennes…). En raison de la difficulté à les faire disparaître, la prévention semble être le principal remède.

L'élargissement des conduits folliculaires pour permettre l'élimination du sébum ou l'extraction des comédons sera fait, si nécessaire, par un dermatologue ou à l'hôpital (nettoyages de peau dermatologiques).

Dépister les effets secondaires

L'antibiothérapie

Les cyclines ont comme principaux effets indésirables des troubles digestifs, un risque de photosensibilisation ou des hépatites. Le traitement est long.

L'isotrétinoïne (antiacnéique)

Pour pallier la sécheresse des muqueuses due au traitement, conseiller au patient l'utilisation d'une crème hydratante, d'un baume pour les lèvres et de larmes artificielles pour les yeux. Contre-indication : grossesse. Risque d'élévation du cholestérol et apparition d'épisodes dépressifs.

Exemples de prescriptions

Les prescriptions fréquemment rencontrées lors des évaluations et en stage sont les suivantes :

- Antibiotiques :

– Vibramycine N® (doxycycline) comprimé 100 mg : 100 mg par jour pendant 15 jours, puis 100 mg tous les 2 jours pendant 1 à 3 mois (génériques : Doxy® Gé ; Doxycycline Merck® etc.),

– Doxy® Gé (doxycline) 50 mg, 100 mg comprimé : 100 mg par jour pendant les 15 premiers jours, puis 50 mg par jour pendant 3 mois,

– Mynocine® (minocycline) 100 mg : 100 mg par jour pendant les 15 premiers jours, puis 50 mg par jour pendant 3 mois (génériques : Yelnac® Gé, Minolis® Gé, Zacnan® Gé, Minocycline Trex® etc.) ;

- Antiacnéiques : Roaccutane® (isotrétinoïne) 5 mg, 10 mg, 20 mg capsules (liste I) :

– acné modérée : 0,5 mg/kg par jour en 1 ou 2 prises, pendant 4 à 6 mois,

– acné importante : 1 mg/kg par jour en 1 ou 2 prises, pendant 4 à 6 mois,

– le traitement pourra être prolongé au-delà de 6 mois, car plus il est long, plus la probabilité de rechute est faible,

– génériques : Curacné® Gé, Procuta® Gé.

Les conseils au patient

Le jeune patient doit être informé que le traitement seul ne résoudra pas tout et qu'une bonne hygiène et une bonne observance feront le reste.

Les règles d'hygiène

Le patient devra veiller à :

- éviter tout produit aggravant la séborrhée comme les savons agressifs, les produits alcoolisés (alcool à 60°, lotion après-rasage, parfum ou eau de toilette), les crèmes grasses et occlusives ;
- effectuer des soins réguliers et biquotidiens, mais sans plus ;
- se laver les mains avant toute application lors des soins, pour éviter la surinfection. L'utilisation de savons non adaptés ou l'usage abusif de nettoyants aboutissent à l'élimination excessive du film protecteur lipidique. La peau réagit alors en produisant encore plus de sébum.

Au soleil, la peau s'épaissit rendant l'élimination du sébum plus difficile. Il faut modérer l'exposition au soleil et utiliser un écran total (Anthélios®, Vichy®, etc.).

Il existe des maquillages non comédogènes qui n'étouffent pas les glandes sébacées et permettent de masquer les boutons.

L'eau de la piscine et l'eau de mer agressent la peau. Il faudra bien se rincer et appliquer une crème hydratante après la baignade.

L'alimentation doit être saine mais ne nécessite pas de mesures strictes.

Les cicatrices

Les cicatrices sont dues à des manœuvres pour enlever, à la main ou avec les ongles, les points noirs ou les microkystes. On ne répétera donc jamais assez de ne pas toucher sa peau. Le problème est d'autant plus grave s'il s'agit d'une jeune fille ou d'une femme.

Les kératolytiques

Ils permettent de limiter les conséquences de l'hyperkératinisation présente au niveau des glandes sébacées.

Définition

Ils provoquent une accélération du renouvellement de la peau. Ils sont le plus souvent irritants, desséchants, nécessitant l'emploi de produits d'hygiène et de soins adaptés compensant cette agression. Ils seront appliqués le soir, car souvent irritants. La peau doit être bien sèche et les mains seront lavées, après son application, pour éviter toute irritation.

Le matin le patient utilisera une crème adoucissante ou anti-irritante.

Ils sont souvent prescrits en association avec des antibiotiques locaux : Eryfluid® (érythromycine) solution à 4 %, Erythrogel® (érythromycine) gel dermique à 4 %, etc.

Produits disponibles

La fréquence des applications et le mode d'emploi restent à l'appréciation du médecin traitant. En moyenne deux fois/jour.

Trétinoïne

Il s'agit de l'acide rétinoïque ou vitamine A acide. Elle est active sur l'obstruction du follicule pilosébacé :

- Effederm® crème et lotion 0,05 % ;
- Rétitop® crème 0,05 % ;
- Rétacnyl® crème 0,025 et 0,05 %, etc.

Isotrétinoïne

Présentée sous forme de gel, elle a une tolérance améliorée par rapport à la trétinoïne :

- Isotrex®, gel 0,05 % ;
- Roaccutane® (isotrétinoïne) gel 0,05 %, etc.

Acide salicylique

Il est utilisé dans des formules magistrales en cas d'acné légèrement rétentionnelle.

Peroxyde de benzoyle

Il agit sur l'obstruction du follicule pilo-sébacé. Il est utilisé dans les acnés inflammatoires :

- Cutacnyl® gel dermique à 2,5 %, 5 % ou 10 %, lotion à 5 % ou 10 % ;
- Eclaran® gel dermique 5 % ou 10 % ;
- Uvacnyl® gel dermique, etc.

Signaler au patient que le peroxyde fait déteindre les couleurs des vêtements et qu'il y a possibilité de sécheresse cutanée. Le peroxyde est un oxydant, proche de l'eau oxygénée.

Les soins d'entretien

Les produits conseils antiacnéiques se présentent par gammes : La Roche-Posay®, Lutsine®, RoC®, Avène®, Clearasil®, etc. Il faut tenir compte de l'âge, du sexe, du type de peau du patient, de l'ancienneté de son acné et des traitements antérieurement suivis :

Le zinc

Le zinc par voie orale est efficace dans l'inflammation du follicule pilo-sébacé ; il a l'avantage de ne pas provoquer de troubles digestifs et de ne pas être sensibilisant ; Rubozinc®, (gluconate de zinc) 15 mg, gélules, 2 gél/j pendant 3 mois puis 1 gél/j : il n'agit qu'après un délai d'action de 6 à 8 semaines.

Le nettoyage de peau

Il ne doit pas être irritant :

– utiliser un pain de toilette doux, un savon surgras, un pain sans savon : Kéfrane compact®, pain A-Derma®, nettoyant doux de RoC®, pain Normaderm®… ; le savon de Marseille, irritant et desséchant, est à proscrire en raison de son pH très basique ;

– les gels nettoyants nettoient l'épiderme en douceur et réduisent la prolifération bactérienne (Bactopur®) ; deux nettoyages par jour suffisent pour enlever l'excès de sébum et les impuretés ; l'Eau précieuse®, par ses composants, est un remède complet de l'acné ; elle n'est plus à présenter et séduit encore aujourd'hui autant la maman que sa fille ;

– les nettoyants les plus utilisés se présentent sous forme de solution moussante (Cytéal®, Septivon®, etc.).

Le rinçage

Il doit s'effectuer avec une eau peu calcaire, par pulvérisation d'eau thermale par exemple (Eau d'Avène®, Eau micronisée La Roche-Posay®, etc.). Les toniques astringents doux apportent les acides aminés indispensables pour reconstituer la protection cutanée, ils procurent une agréable sensation de fraîcheur et tonifient la peau.

Les crèmes traitantes

Elles sont capables de régulariser le flux de sébum. Elles combattent l'hyperséborrhée, limitent les pores bouchés, diminuent les infections et hydratent la peau (Effaclar®, Kerafnia®, Élubiol®, etc.).

Les crèmes apaisantes

Les crèmes apaisantes et adoucissantes calment et hydratent la peau, procurent un apaisement et un confort aux peaux irritées par les traitements kératolytiques (Lutsine® crème anti-irritante, etc.).

Les crèmes désincrustantes ou gommantes

Les crèmes désincrustantes ou gommantes, les masques et les gels purifiants permettent de débarrasser en douceur la peau des cellules mortes qui la ternissent, renforçant ainsi, en période d'entretien, l'action des agents nettoyants (Lutsine®, RoC®, Clearasil®, etc.).

Le maquillage

Il doit se faire avec des produits non comédogènes (fond de teint et crèmes teintées spéciales peaux grasses Lutsine®, RoC®, etc.). Il faut bien sûr préciser à la jeune femme de ne pas oublier de se démaquiller tous les soirs avec des produits antiacnéiques ou destinés aux peaux grasses.

Les crèmes couvrantes

Elles masquent les imperfections de la peau. Il s'agit d'une base disponible dans plusieurs teintes (RoC®, Lutsine®, Couvrance® d'Avène®, Tolériane®, etc.).

Les mousses à raser

Les mousses à raser utilisables en cas de poussée d'acné possèdent des antibactériens, des substances filmogènes et lubrifiantes, des adoucissants et des hydratants (Avène®, Basic® de Vichy®, Nobacter®, etc.).

Notes

Index

A

D

E

F

G

H

Index des médicaments